ESPECTRO AUTISTA **FEMININO**

Invisibilidade, diagnóstico e perspectivas

Coordenação editorial
LYGIA PEREIRA &
DR. THIAGO CASTRO

ESPECTRO AUTISTA **FEMININO**

Invisibilidade, diagnóstico e perspectivas

Literare Books
INTERNATIONAL
BRASIL · EUROPA · USA · JAPÃO

PRESIDENTE DO CONSELHO
Maurício Sita

PRESIDENTE
Alessandra Ksenhuck

VICE-PRESIDENTES
Julyana Rosa e Claudia Pires

DIRETORA DE PROJETOS
Gleide Santos

CONSULTORA DE PROJETOS
Amanda Leite

EDITOR
Enrico Giglio de Oliveira

ASSISTENTES EDITORIAIS
Felipe de Camargo Benedito e Júlia Almeida

REVISORES
Daniela Braz e Débora Zacharias

CAPA E DESIGN EDITORIAL
Gabriel Uchima

DIAGRAMAÇÃO
Ana Paula Nunes Medeiros e Luis Gustavo da Silva Barboza

IMPRESSÃO
Printi

Dados Internacionais de Catalogação na Publicação (CIP)
(eDOC BRASIL, Belo Horizonte/MG)

E77 Espectro autista feminino / Organizadores Thiago Cesar Tavagini Castro, Lygia de Oliveira de Jesus. – São Paulo, SP: Literare Books International, 2024.
456 p. : foto. : 16 x 23 cm

ISBN 978-65-5922-856-0

1. Autismo. 2. Psicologia. I. Castro, Thiago Cesar Tavagini. II. Jesus, Lygia de Oliveira de.
CDD 616.85

Elaborado por Maurício Amormino Júnior – CRB6/2422

LITERARE BOOKS INTERNATIONAL LTDA.
Rua Alameda dos Guatás, 102
Vila da Saúde — São Paulo, SP. CEP 04053-040
+55 11 2659-0968 | www.literarebooks.com.br
contato@literarebooks.com.br

MISTO
Papel | Apoiando o manejo florestal responsável
FSC® C196274

AGRADECIMENTOS

Meu agradecimento especial à minha amiga Lygia Pereira, parceira desta obra. Uma pessoa única, singular, que qualquer um de nós teria o imenso prazer de chamar de amiga, e com quem tive a oportunidade de compartilhar muitas experiências ao longo desses anos. Lygia vem se dedicando muito a estudar o espectro feminino, tornando-se uma referência, pois não mede esforços para levar o que há de melhor em conhecimento técnico, científico e material humano para que o leitor tenha a melhor qualidade de conteúdo. Obrigado, Lygia! Agradeço ao meu amigo Djalma pela paciência e carinho ao permitir a ausência de sua linda amada.

Quero agradecer também a cada um dos mais de 40 autores que se dedicaram para que esta obra nascesse e fosse, de fato, um verdadeiro divisor de águas — existirá o antes e o depois do *Espectro autista feminino.* O livro é uma obra feita com amigos por quem tenho verdadeira admiração e é totalmente destinado ao público feminino, para ajudar a compreender a dor de tantas meninas e mulheres que não recebem seu diagnóstico.

Agradeço a cada mulher autista que tem lutado por dias melhores para todos, incluindo você, que nos lê, e sua família.

Agradeço também à minha família, que está sempre me apoiando em todos os momentos, e a Deus por me permitir, mais uma vez, deixar uma bela semente neste mundo, o livro *Espectro autista feminino!* E que, desta semente, nasçam bons frutos.

Dr. Thiago

Para esta obra colaborativa, em primeiro lugar sou imensamente grata às autistas, que tanto nos ensinam e inspiram. Por elas, sonhamos com o livro Espectro autista feminino. Agradeço ao Dr. Thiago Castro e sua esposa, Gabriela Daros, a amizade e confiança. Além disso, parabenizo-os pelo belíssimo trabalho de conscientização sobre o autismo infantil. Também estendo o meu reconhecimento a cada um dos autores por compartilharem os resultados de suas experiências, pesquisas e reflexões sobre o tema.

Finalmente, gostaria de expressar a minha profunda gratidão aos meus familiares e amigos por compreenderem a minha ausência ao longo do período de produção.

Espero que as nossas contribuições tragam mais clareza a respeito da neurodiversidade!

Lygia Pereira

SUMÁRIO

PREFÁCIO

Agradecemos a você por decidir estudar conosco e aprender mais sobre como a experiência espectral pode ser diversa no sexo feminino. Mesmo tendo como referência os critérios diagnósticos oficiais, a manifestação de cada traço autístico pode fugir ao estereótipo de autismo registrado pelo ideário popular. Por isso, este livro foi escrito para guiar os leitores pelas etapas do desenvolvimento humano, apresentando os desafios vividos pelas autistas desde a fase de rastreio até a conquista de suporte após o diagnóstico. Além de tratarmos dessas e de outras dificuldades, o intuito desta obra é também apresentar possibilidades! Sendo assim, traremos relatos reais de pessoas que nos ensinam os caminhos para superar alguns dos obstáculos mais conhecidos.

Os capítulos foram escritos de modo independente, oferecendo ao leitor liberdade para apreciar os textos na ordem que desejar. Eventualmente, os profissionais compartilharão a sua experiência clínica, educacional ou pessoal sobre o espectro feminino para que você possa conhecer mais sobre a discussão científica e sobre as questões práticas relativas à saúde mental das meninas e mulheres autistas. Embora o propósito seja o mesmo, ao escrever, cada autor revela sua forma singular de pensar e de enxergar o mundo a partir de suas referências bibliográficas e dos depoimentos em primeira pessoa que mais tocaram seu coração.

Sugerimos que tenha este livro em mãos para facilitar o raciocínio a respeito das suas próprias características (se você é autista), para tornar o seu trabalho ainda mais acolhedor e para participar da missão de conscientizar a nossa comunidade sobre esse grupo populacional tão negligenciado, que precisa ser mais bem compreendido e acolhido nos diversos espaços.

Fizemos o melhor para apresentar o *Espectro autista feminino* em termos claros, práticos e simples de assimilar, inclusive para estudantes e profissionais de outras áreas. Ao mesmo tempo, se você tem vasta experiência nas áreas da saúde ou da educação, certamente reconhecerá o nosso esforço para citar trabalhos científicos atualizados, bem como propostas recentes de equipes internacionais dedicadas a estudar a heterogeneidade do autismo e aprimorar o processo de investigação em todas as fases da vida.

Se, após ter lido o *Espectro autista feminino*, você identificar tópicos relevantes não abordados aqui, por gentileza, escreva-nos. Todos nós, autores, deixamos nossos contatos no início do respectivo capítulo e teremos alegria em conversar com você, leitor. Em alguns casos, poderemos sugerir recursos e respostas para suas dúvidas. A partir de opiniões e comentários construtivos, as produções futuras poderão ser mais abrangentes, capazes de contribuir tanto para o aprimoramento do exercício profissional quanto oportunizar suporte a número ainda maior de pessoas.

Lygia Pereira

NTRODUÇÃO

Embora os manuais diagnósticos de psiquiatria descrevam o autismo como uma entidade clínica associada "apenas" a prejuízos em diversas áreas da vida, existe um grande número de pessoas autistas que assume seus traços autísticos como capital identitário. Atentos a essa questão, em respeito à comunidade neurodivergente, usaremos, muitas vezes neste livro, somente a palavra autismo, em vez do termo transtorno do espectro autista (TEA), como determina a quinta edição do *Manual de Transtornos Mentais - Texto Revisado (DSM-5-TR)* - e a Classificação Internacional de Doenças (CID-11).

Critérios diagnósticos de referência

Ao longo dos capítulos, trataremos de sinais sutis observados em pessoas autistas, sobretudo quando estão no nível 1 de suporte. A apresentação de tais sinais ou traços autísticos menos clássicos e a escolha por um vocabulário mais inclusivo, entretanto, não se configuram como uma tentativa de desqualificar o manual produzido pela Associação Americana de Psiquiatria. Portanto, seguindo a descrição proposta pelo *DSM-5-TR* (APA, 2023), o TEA é um transtorno do neurodesenvolvimento caracterizado por:

> "...déficits persistentes na comunicação e na interação sociais em múltiplos contextos, incluindo déficits em reciprocidade social, em comportamentos não verbais de comunicação usados para interação social e em habilidades para desenvolver, manter e compreender relacionamentos. Além dos déficits na comunicação social, o diagnóstico do transtorno do espectro autista requer a presença de padrões restritos e repetitivos de comportamento, interesses ou atividades. Considerando que os sintomas mudam com o desenvolvimento, podendo ser mascarados por mecanismos compensatórios, os critérios diagnósticos podem ser preenchidos com base em informações retrospectivas, mesmo que a condição presente esteja causando prejuízos significativos.

No diagnóstico do transtorno do espectro autista, as características clínicas individuais são registradas por meio do uso de especificadores (com ou sem comprometimento intelectual concomitante; com ou sem comprometimento da linguagem concomitante; associado a uma condição genética conhecida ou outra condição médica ou fator ambiental; associado a uma alteração do neurodesenvolvimento, mental ou comportamental), bem como especificadores que descrevem os sintomas autistas. Esses especificadores fornecem aos clínicos a oportunidade de individualização do diagnóstico e a possibilidade de comunicar de maneira mais rica a descrição clínica dos indivíduos afetados. Por exemplo, muitos indivíduos anteriormente diagnosticados com transtorno de Asperger atualmente receberiam um diagnóstico de transtorno do espectro autista sem comprometimento linguístico ou intelectual." *(DSM-5-TR*, APA, 2023, p. 133)

Linguagem utilizada nesta obra

Quanto à linguagem escolhida para nos referirmos às pessoas, escolhemos usar de forma intercambiável a priorização da identidade (exemplo: pessoa autista) e da pessoa (exemplo: pessoa com autismo), sempre tendo em mente a importância do respeito e da inclusão de todos. Evitamos os rótulos como "autismo leve", "autismo de alto funcionamento", "autismo de baixo funcionamento" e "asperger" (termo anacrônico e aversivo para muitos autistas). Usamos a palavra sexo quando nos referimos a características biológicas e gênero para especificar, por exemplo, atributos psicológicos e socioculturais, por exemplo. Compreendemos as limitações lexicais para abordar os matizes do espectro autista nas diferentes populações e alcançar todas as possíveis variações observadas na clínica e na vida. De maneira bastante simplificada, frequentemente utilizaremos as palavras meninas, mulheres e feminino para falar dos indivíduos designados como meninas ao nascimento (em inglês, *assigned female at birth* - AFAB) e, meninos, homens e masculino, para nos referirmos aos indivíduos designados meninos ao nascer (em inglês, *assigned male at birth* - AMAB). Mesmo sabendo que esses conceitos são mais inclusivos e captam melhor as necessidades da população que visamos atender, os autores optaram pelos termos mais recorrentes na comunicação cotidiana. Reforçamos, aqui, nossa missão de acolher e incluir pessoas não binárias e transgênero, mesmo porque os estudos sugerem uma maior proporção de variações de gênero em pessoas autistas designadas como meninas ao nascer. Caso o vocabulário não contemple as suas preferências, pedimos desculpas antecipadamente e esperamos que esse não seja um obstáculo para que possamos aprender juntos!

Por que é importante conversarmos sobre gênero e sexo?!

Porque quase sempre o sexo de uma pessoa é atribuído na maternidade, a partir da anatomia genital externa, por exemplo, sem incluir avaliações gonadais e cromossomiais. A partir daí – dos dados obtidos por uma interpretação dos caracteres sexuais visualmente observáveis ao nascer –, o nome de registro e a forma como a criança será tratada são definidos. As expectativas de gênero sobre como cada indivíduo deve pensar e agir seguem essas informações observadas quando ele ainda era um bebê, contudo, geram impacto ao longo de toda a vida e são bastante relevantes para a nossa discussão. No caso da camuflagem, por exemplo, as demandas de maior amabilidade no sexo feminino parecem ter impacto direto no comportamento. Outros aspectos da apresentação feminina do autismo estão mais conectados a fatores biológicos e serão especificados de acordo com a necessidade de esclarecimento.

Objetivos da equipe

Mesmo depois de tantos avanços técnico-científicos, infelizmente, ainda hoje, ouvimos queixas de experiências traumatizantes para as mulheres autistas que procuram suporte psiquiátrico ou solicitam algum tipo de acomodação simples. Uma amiga autista me disse que foi constrangida justamente em um evento elaborado especialmente para autistas porque tentou "furar a fila". Outra moça mencionou que, diante de sua hipótese diagnóstica de autismo, seu médico chegou à conclusão de que ela só queria aparecer. Em outra situação, os pais foram orientados a usar a "vara" para tratar a seletividade alimentar e as crises sensoriais da filha. Sem condições de amamentar o seu filho por hiper-reatividade sensorial, uma mãe autista foi julgada como má e foi obrigada a expor as mamas na frente das enfermeiras, as quais afirmavam que toda mulher nasceu para isso e ela iria descobrir com a prática. Assim como essas condutas iatrogênicas ou descuidadas, existem inúmeras outras que nem chegam aos nossos ouvidos, mas que podem ferir crianças, adolescentes, adultos e famílias inteiras.

Acontece que, na maior parte das vezes, os profissionais das áreas da saúde ou educação estão bem intencionados. Eles não desejam fazer mal às autistas, apenas não compreendem que a necessidade de suporte e adaptações é real mesmo quando a pessoa tem a cognição preservada.

Acreditamos que o livro *Espectro autista feminino* poderá auxiliar estudantes, profissionais, famílias e indivíduos que se identificam com a apresentação feminina do autismo. Em vez de buscar apagar as diferenças, esta obra pretende ampliar o conhecimento sobre a heterogeneidade do espectro autista e oferecer a compreensão necessária para, realmente, apoiar e respeitar as diversas necessidades das pessoas autistas.

Os capítulos deste projeto colaborativo cobrem tópicos que vão desde procedimentos de avaliação interdisciplinar, diferenças de comunicação e linguagem, funções psíquicas, comorbidades, diferenças de aprendizagem, realidade brasileira, hormônios e sexualidade. Assim, poderemos acessar melhor as sutilezas e diferentes modos de apresentação dos critérios diagnósticos descritos pelos manuais oficiais e enriquecidos pelos resultados das pesquisas mais recentes.

Ao longo desta obra, você irá compreender melhor os muitos desafios enfrentados pelas autistas e também conseguirá refletir sobre recursos personalizados para atendê-las em cada fase da vida. Para tanto, cada autor foi responsável por trazer referências bibliográficas atuais somadas às suas experiências clínicas e pessoais, além de relatos das próprias autistas.

Excelente leitura!

Lygia Pereira

01

O COMEÇO DE TUDO

O autismo tem uma prevalência historicamente maior entre os meninos. Os sintomas do autismo podem ser manifestados de forma diferente no sexo feminino, o que faz com que essas mulheres recebam o diagnóstico somente mais tarde ou que não sejam sequer diagnosticadas. Mulheres podem mascarar seus sintomas, mas por um preço alto. São pessoas que crescem se sentindo diferentes e por vezes só após o diagnóstico conseguem se encontrar.

THIAGO CASTRO

Thiago Castro

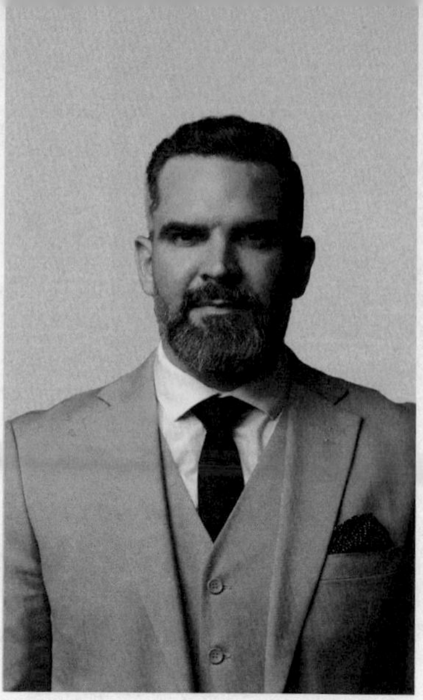

Graduado em Medicina, especialista em Pediatria, pós-graduado em Emergências e Urgências Pediátricas pelo Instituto de Ensino Albert Einstein. Pós-graduado em Transtorno do Espectro Autista pela CBI of Miami. Mestre em Neurociência. Pai de 3 amados filhos. Realiza palestras pelo Brasil há anos, levando conhecimento de forma acessível. Já capacitou centenas de médicos, milhares de terapeutas e mais de 50 mil pais em seus cursos em mais de 30 países. É responsável pelo Congresso Espectro, CEO e idealizador da BLUA Pediatria, Autismo e Famílias Integradas. É coordenador do best-seller *Simplificando o autismo* e coautor de vários outros livros.

Contatos
drthiagotcastro@gmail.com
Instagram: @dr.thiagocastro

Quero contar aqui sobre uma menina que conheci em meu consultório. A Helena, que estava ali não para ser atendida, mas acompanhava seu irmão caçula de 18 meses com autismo, daqueles que rodam rodinhas, não apontam, não olham e têm estereotipias – o autismo clássico. Perguntei, então, sobre ela, a Helena, pois quando há um autista na família, existe uma probabilidade real de o irmão vir a receber um diagnóstico também. Ela tinha 5 anos, muito singular, com alguns comportamentos – mas totalmente diferente, nada a ver com seu irmão. Segundo os adultos, era só seu jeito de ser. Uma pequena de cabelos lisos, pele morena, face menos expressiva, que respondia a tudo o que eu perguntava durante a consulta. Helena sabia brincar, mas dificilmente compartilhava ou aceitava perder. Socializava, mas sempre com as poucas e mesmas amigas. Sorria, mas para as pessoas que tinha muita confiança. Não era raro as pessoas terem dificuldade de entender o que ela falava e pedirem para ela repetir de maneira mais clara, alto e devagar – uma prosódia ruim.

A doce menina estava sempre pronta a fazer o que lhe pediam, uma criança funcional – "não poderia ser autista". Em alguns momentos com certa rigidez, que a fazia sofrer – por vezes, não colocar o sapato velho e cor-de-rosa se tornava motivo de choros e desregulação. Esses sofrimentos passavam por fases. Era normal ter dificuldades como cortar as unhas e incômodo em pentear o cabelo. Ela podia passar semanas falando sobre o mesmo desenho animado, sobre o mesmo filme ou personagem.

Ela tinha muitas habilidades. Sentava-se à mesa na hora das refeições como uma pessoa adulta e se alimentava bem; contudo, não gostava de carne pelo fato de deixar resíduos em seus dentes. Também não gostava da textura das frutas ou dos vegetais. Uma menina alegre, mas a mais desastrada na educação física. Gostava de andar de bicicleta, porém sempre estava cansada demais para mais uma volta.

Assim como Helena, atendi muitas meninas autistas que sempre estiveram à margem de um diagnóstico, pois pareciam "normais" de mais. Há tantas outras com sintomas tão diferentes, que ainda assim sofrem e sofrerão por terem seus prejuízos e singularidades banalizados.

Existe, sim, um grupo de autistas do gênero feminino que terá os sintomas clássicos do TEA. Entretanto, indiscutivelmente, estamos falhando com o grupo de meninas que precisa de suporte, mesmo sem manifestar traços óbvios de autismo. Quantas mães somente começaram a se entender após o diagnóstico do filho? Quantas meninas sofreram até chegar o diagnóstico? Inclusive, em uma outra ocasião, a presença da avó na consulta de um menino autista me chamou a atenção. Não porque os avós não sejam bem-vindos à clínica, mas porque, nesse caso, a avó materna falava pela mãe da criança. Enquanto eu fazia a entrevista e perguntava à mãe sobre sua gestação, amamentação e marcos do desenvolvimento do filho, ela simplesmente ficava paralisada enquanto as pessoas falavam por ela, sobretudo a sua própria mãe. A minha primeira inferência foi de que aquela avó poderia ser intrusiva demais e roubar o espaço de fala da filha. Depois de algum tempo acompanhando a família, percebi duas demandas. A primeira é que a mãe do meu paciente autista de fato precisava de mediação, o que não me foi óbvio à primeira vista. A segunda demanda estava relacionada ao diagnóstico tardio de autismo, indicando que o meu atendimento deveria ser diferente, pensado para oferecer mais tempo de processamento e elaboração de respostas.

Esse é o propósito do livro *Espectro Feminino*: dar voz às meninas e às mulheres autistas. Ao fazer que o autismo feminino deixe de ser negligenciado como algo irrelevante e passe a ser mais bem compreendido por todos, imagino que o suporte possa evitar que os outros falem pela autista. A mediação é importante e desejada em muitos momentos; contudo, o trabalho em pediatria me mostra a necessidade de ouvir o que cada uma das minhas pacientes têm a comunicar, da sua forma. Aliás, essa é a melhor fonte de aprendizagem sobre o autismo não clássico.

Vale ressaltar aqui que os transtornos do neurodesenvolvimento se apresentam como um conjunto de condições de início precoce, no período do desenvolvimento do ser humano, e podem ser caracterizadas como problemas neurológicos que causam impacto na aquisição, retenção e aplicabilidade das habilidades e informações relacionadas à memória, percepção, linguagem, solução de problemas e interação social em diferentes níveis, comprometendo o desenvolvimento cognitivo e social do indivíduo. Essas alterações ocorrem nos processos iniciais do desenvolvimento cerebral e podem cursar com prejuízos ao longo da vida.

De acordo com o DSM-5-TR, o autismo pode vir com uma série de comorbidades, sendo:

> O transtorno do espectro autista é frequentemente associado com transtorno do desenvolvimento intelectual e transtorno da linguagem (i. e., incapacidade de compreender e construir frases gramaticalmente corretas). Dificuldades específicas de aprendizagem (leitura, escrita e aritmética) são comuns, assim como o transtorno do desenvolvimento da coordenação. Comorbidades psiquiátricas também ocorrem no transtorno do espectro autista. Cerca de 70% das pessoas com o transtorno podem ter um transtorno mental comórbido, e 40% podem ter dois ou mais transtornos mentais comórbidos. Transtornos de ansiedade, depressão e TDAH são especialmente comuns. Transtorno alimentar restritivo/evitativo é uma característica que se apresenta com bastante frequência no transtorno do espectro autista, e preferências alimentares extremas e reduzidas podem persistir. Entre indivíduos que não falam ou têm déficits de linguagem, sinais observáveis, como mudanças no sono ou na alimentação e aumento no comportamento desafiante, devem desencadear uma avaliação para ansiedade ou depressão, assim como para dor ou desconforto decorrentes de problemas médicos ou dentais não diagnosticados. Condições médicas normalmente associadas ao transtorno do espectro autista incluem epilepsia e constipação (APA, 2023, p. 67).

O transtorno do espectro autista (TEA) caracteriza-se por déficits persistentes na comunicação e na interação social em múltiplos contextos, incluindo déficits na reciprocidade social, com comportamentos não verbais de comunicação usados para interação social e em habilidades para desenvolver, manter e compreender relacionamentos, além de padrões restritos e repetitivos de comportamento, interesses ou atividades.

O TEA tende a se apresentar de maneira complexa, ampla e heterogênea. Até mesmo a palavra *espectro* torna-se insuficiente para descrever com clareza toda a sua singularidade. Ele gera prejuízos significativos que afetam o desenvolvimento pessoal, social, pedagógico e profissional. Ele pode dificultar a aquisição de uma série de habilidades inatas ao ser humano, seja em menor ou maior grau. Isso faz com que a pessoa desenvolva comportamentos incomuns, atípicos, e sofra por não conseguir, por exemplo, interagir com espontaneidade.

Vários estudos (HALIM, 2023; CURRENTI, 2010; TAYLOR, 2020) nos dizem que o autismo não tem uma causa única, porém, há uma forte sinergia entre o componente genético e os fatores ambientais, que influenciam como fator de associação ao diagnóstico. Em 2023, o Centro de Controle de Prevenção e Doenças (CDC) estima que, nos Estados Unidos, uma em cada 36 crianças, aos 8 anos, seja autista, ou seja, 2,8%. No Brasil, devemos ter em torno de 6 milhões de autistas, se levarmos em consideração essa prevalência. O mesmo estudo também traz como maior prevalência nos meninos.

Os números são altos, mas, mesmo assim, o diagnóstico continua sendo um desafio. A evolução do paciente depende do diagnóstico e de intervenções de modo precoce. O diagnóstico é pautado pelo Manual Diagnóstico e Estatístico dos Transtornos Mentais da Associação Americana de Psiquiatria (DSM-5-TR). Ele descreve a necessidade da precocidade dos sintomas, além de intensidade e frequência suficientes a ponto de gerar prejuízos.

Quando você chega para um pai, ou uma mãe, e fala que seu filho tem um transtorno, é muito difícil para ambos os lados. Eu posso afirmar isso com toda certeza, pois já estive do outro lado da mesa. Naquele momento, medos e incertezas revelam o luto que estamos sentindo. A angústia paira sobre nossos corações. Sabemos que as dificuldades impostas pelo autismo são várias.

Muitas vezes, alguns pais não conseguem entender a profundidade das coisas. Isso é realmente uma facada no peito. É uma grande dor. Quando esperamos um filho, esperamos com as melhores expectativas. Ninguém espera ter um filho autista. Ninguém espera ter um filho com algum transtorno, alguma deficiência. O diagnóstico de autismo pode amedrontar até que os pais entendam que seu filho não é definido por um laudo.

A minha vida mudou após o nascimento do Noah, ele me ensinou a ser pai e me deu um novo propósito de vida: ajudar muitas pessoas e levar esperança por meio do conhecimento. Eu já estou há uma década atendendo como pediatra e muitos foram os pacientes diagnosticados. Muitos foram os laudos preenchidos com todo o cuidado e respeito. Dói receber um laudo, assim como dói entregar um.

No momento em que eu me dirijo aos pais, não raramente, percebo um segundo diagnóstico na família após algumas consultas. Nós sabemos que, estatisticamente, existe uma grande probabilidade de uma criança autista ter um familiar autista devido à base genética. Quando esse familiar é o homem, facilmente, na mesma consulta, a mãe se manifesta dizendo que o pai, ou o irmão, ou o avô também é dessa maneira e que apresenta vários indícios para também receber o diagnóstico.

Quando se trata da mulher, o processo é mais silencioso, difícil e demorado. Até mesmo porque essa criança, que recebeu o laudo, inicialmente precisa de toda dedicação e cuidado. As dores e sofrimentos dos pais passam despercebidos.

Com o passar do tempo, depois de toda uma dedicação para compreender o autismo, o conhecimento aumenta. A criança segue tratando com pequenas evoluções e sua mãe, principalmente, começa a achar respostas para questionamentos que, lá no passado, não faziam sentido. Algumas coisas começam a clarear e ela passa a se entender e entender as suas indiferenças, os seus esforços para se manter adaptada ao meio em que vive e convive, não se encaixando à sociedade. Muitos são os questionamentos que surgem sobre os pseudodiagnósticos e tratamentos que já recebeu.

Uma grande parte dessas meninas, mulheres, lida com prejuízos relacionados ao autismo sem nunca terem sido diagnosticadas. São pessoas que crescem se sentindo diferentes das demais, apresentando dificuldades na comunicação e interação social. Podem não gostar do toque físico, preferem brincar sozinhas e podem ser consideradas, pela família, como uma criança mais fechada, tímida, retraída.

Assim como a doce Helena, outras tantas conseguem se manter "invisíveis", camuflar, mascarar comportamentos autísticos graças às suas estratégias de camuflagem. Mascaram comportamentos característicos do TEA com o objetivo de se adaptar e atender às expectativas dos grupos em que estão inseridos. Ou seja, esconder as suas próprias características se misturando aos grupos de indivíduos neurotípicos. O uso das máscaras acaba sendo justificado pelo fato de que elas geram proteção. Cada uma tem o seu motivo de estar aí.

Infelizmente, quando entendemos uma linha de prioridade, sempre teremos mais estudos sobre nível de suporte mais elevado, ou mais profissionais para atender o maior fluxo de demanda. No entanto, não é por isso que temos que esquecer o autismo nível 1 em suas diversas apresentações e a manifestação das características moduladas por diferentes hormônios. Corroborando a nossa experiência clínica, a recomendação atual dos especialistas (COOK et al, 2024) em autismo feminino é que:

- as avaliações diagnósticas sejam ajustadas para capturar uma gama mais ampla de possíveis exemplos comportamentais autísticos;
- as estratégias de camuflagem autística sejam levadas em consideração;
- todos os cuidados sejam tomados para garantir que condições de saúde mental concomitantes não ofusquem o diagnóstico de autismo.

Estamos diante de um desafio que é treinar o olhar dos profissionais da saúde, das famílias, das escolas e da sociedade em geral para que todas as pessoas diagnosticadas com TEA – independentemente do gênero, da faixa etária, cultura e nível de suporte – possam ser vistas, validadas e ouvidas.

Após ter publicado o livro *Simplificando autismo* e ter sido coautor de outros livros, consegui perceber que é necessário termos um lugar seguro, um livro voltado apenas a mulheres para ajudar nessa jornada. Essa jornada que muitas vezes é silenciosa e de sofrimento. Uma jornada de redescoberta, de ressignificar a história.

Não pensei em outra pessoa para ser a coordenadora editorial comigo que não fosse a Dra. Lygia Pereira. Tenho uma verdadeira admiração por essa profissional. Ela simplesmente, na minha opinião, é uma das mais relevantes pessoas quando o assunto é o transtorno do espectro autista. Mas não só ela.

Fiz questão de fazer um processo de seleção de cada um dos coautores para que as pessoas que fossem ter acesso a este livro tivessem uma obra primorosa, com uma ótica diferente e extremamente significativa para o conhecimento da população.

Eu acredito que este livro seja um marco histórico no Brasil. Não temos esse tipo de conteúdo e isso faz que seja o primeiro grande guia de muitas mulheres, muitas mães e muitos profissionais.

Tenho a honra de compartilhar e dividir os créditos com cada um dos autores que se dedicaram no processo com encontros, reuniões e fizeram questão de investir tempo e recurso para estar aqui, levando informação.

Agradeço, de verdade, a dedicação de cada um.

Referências

AMERICAN PSYCHIATRIC ASSOCIATION et al. *DSM-5 TR: Manual diagnóstico e estatístico de transtornos mentais*. Porto Alegre: Artmed Editora, 2023.

COOK, J.; HULL, L.; MANDY, W. Improving Diagnostic Procedures in Autism for Girls and Women: A Narrative Review. *Neuropsychiatric Disease and Treatment*, p. 505-514, 2024.

CURRENTI, S. A. Understanding and determining the etiology of autism. *Cellular and molecular neurobiology*, v. 30, p. 161-171, 2010.

HALIM, Z. et al. On the utility of parents' historical data to investigate the causes of autism spectrum disorder: a data mining-based framework. *IRBM*, v. 44, n. 4, p. 100780, 2023.

TAYLOR, M. J. et al. Etiology of autism spectrum disorders and autistic traits over time. *JAMA psychiatry*, v. 77, n. 9, p. 936-943, 2020.

02

DIAGNÓSTICO PRECISO

SUPERANDO OS OBSTÁCULOS AO RASTREIO PRECOCE DE MENINAS AUTISTAS

A descrição do autismo ainda sofre o impacto histórico da sub-representação feminina nos estudos. Porém, novas pesquisas focadas na redução de barreiras diagnósticas e na promoção de maior equidade em saúde nos trazem respostas práticas sobre como cuidar melhor das meninas e mulheres autistas. Neste capítulo, abordaremos as causas da invisibilidade e possíveis soluções para o problema.

LYGIA PEREIRA

Lygia Pereira

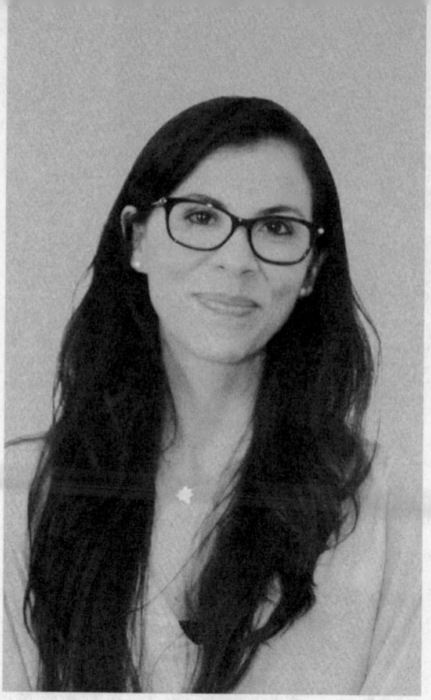

Psicopedagoga na Clínica Bambirra. Pós-graduada em Psicopedagogia pela FUMEC. Graduada em Fisioterapia pela UFJF e UNI-BH. Certificada como aplicadora dos instrumentos internacionais ADOS-2 e ADI-R. Formação em Logoterapia, Psicopatologia, Terapia Comportamental Dialética e Terapia Cognitivo-Comportamental. Participação no Grupo de Estudos em Psicologia (GEPSI). Treinamento com a Dra. Carmem Beatriz Neufeld (LAPICC-USP) sobre Terapia Cognitivo-Comportamental em Grupo, no Espaço Integrar. Treinamento ***Women and Girls on the Autism Spectrum*** pela ***National Autistic Society.*** Participação em Seminários sobre autismo em meninas e mulheres com os professores Anthony Attwood e Michelle Garnett. Idealizadora da Comunidade Espectro Feminino.

Contatos
lygiapereira.com.br
espectrofeminino@gmail.com
Instagram: @lygiapereira.psi
YouTube: @lygia.pereira

> Para uma menina, saber sobre o autismo é um presente precioso, uma explicação científica lógica para diferenças das quais ela está terrivelmente consciente, mas, na ausência de tal explicação, ela recebeu rótulos pejorativos que são assassinatos de caráter, como "difícil", "preguiçosa", "travessa", "estúpida" ou "estranha". Sem uma definição adequada, os rótulos começam a formar a base de uma identidade negativa (ARTEMISIA, 2018, p. 54).

Eu me lembro muito bem da minha primeira aluna autista! Nós nos entendíamos perfeitamente e as duas horas de acompanhamento psicopedagógico passavam num piscar de olhos. Para ela, esse momento também parecia ser agradável e produtivo, porque o seu rendimento escolar passou de 20% a 80% em poucos meses e os pais me diziam que essa era a única atividade para a qual ela se dirigia sem que ninguém precisasse lembrá-la. Por causa da alegria da família e da escola com o meu atendimento, recebi outras adolescentes e adultas encaminhadas por eles.

Tudo parecia excelente, mas, com o passar do tempo, eu percebi que outras alunas como ela não tinham a mesma oportunidade. Frequentemente, a escola se recusava a oferecer acomodações e mesmo o reconhecimento do diagnóstico. Até aquele momento, eu não sabia o que fazer. Não sabia como mudar essa situação.

Daí, um dia, eu decidi fazer vídeos sobre o autismo e publicá-los no YouTube. A minha meta era enviar essas aulas aos educadores que eu já conhecia. Contudo, o trabalho tomou uma proporção maior do que eu poderia prever e, hoje, nós temos uma linda comunidade espectral, com a intensa participação, não apenas de profissionais, mas de muitos adoráveis autistas!

Inclusive, foi a partir da nossa comunidade no YouTube que conheci o querido Dr. Thiago Castro, quem me apresentou a comunidade brasileira dedicada a estudar e simplificar o autismo em nosso país. Antes, eu estudava com professores australianos e britânicos, entretanto, não conhecia as pessoas fantásticas que estão aqui perto de nós. Por isso, entre tantas outras coisas, sou imensamente grata a Deus por essa amizade, que tem florescido e frutificado com muitos escritos, cursos e excelentes conversas!

Assim como a conexão com a minha primeira aluna autista foi fácil, espontânea e imediata, a nossa comunidade também parece me compreender sem que eu precise me explicar.

O meu jeito peculiar não assusta, a voz baixa muitas vezes é elogiada e a lentidão é interpretada como calma. Entre outras palavras, iniciei o trabalho para promover acolhimento e, para a minha surpresa, fui eu a mais acolhida e mimada!

Mudança de paradigma

Quando criança, eu mesma tive um desenvolvimento diferente. A minha mãe se preocupava porque eu costumava me sentar em W, era muito sensível, "tímida", ingênua e seletiva com os alimentos. Além disso, minha coordenação motora não era das melhores e a marcha era um pouco atípica. As dificuldades ortopédicas e motoras levaram meus pais a buscar auxílio profissional. Depois de consultas não muito empáticas, um anjo de médico me prescreveu um surpreendente tratamento: o balé. Na dança, o treino motor e postural me trouxe a possibilidade de aprender sobre dedicação, perseverança e elegância. Habilidades, que no futuro, foram úteis para superar outros desafios!

Aos oito anos, descobri que eu não conseguia ler de maneira fluida como os meus colegas e que, para aprender, eu precisava focar em uma atividade de cada vez! Mais tarde, essas características foram traduzidas como dislexia e transtorno do déficit de atenção. Porém, como eu sempre fui muito determinada a aprender, e recebi muito apoio dos meus pais, professores e amigos antes dos diagnósticos – a ponto de sair do colégio militar como Major Aluna –, eu cresci acreditando que a oficialização dos transtornos seria irrelevante e até iatrogênica. Como uma otimista inveterada, eu imaginava que os diagnósticos pudessem limitar o potencial das crianças e que o nosso foco deveria estar em oferecer o melhor suporte a todos, sem distinção.

Pois bem, na prática, a falta de inclusão me surpreendeu. Sem o diagnóstico, várias escolas não se dispõem a oferecer acomodações como espaço silencioso para fazer provas e autorização para usar abafadores de ruídos. No espaço de trabalho, minhas clientes relatam lamentáveis invalidações. Quer dizer, o suporte incondicional que recebi, definitivamente, não está disponível a todos, o que, muitas vezes, leva a autista a duvidar de suas competências.

Por esse motivo, deixei para trás meus pensamentos equivocados sobre o rastreio e me aprofundei nas pesquisas sobre os benefícios do diagnóstico de autismo, mesmo que tardio, para as mulheres.

Obstáculos ao reconhecimento das autistas

Tradicionalmente, o autismo tem sido reconhecido com mais frequência em meninos do que em meninas (LAI et al., 2023). No entanto, a proporção entre os gêneros tende a não ser tão discrepante na fase adulta. Se o DSM-5-TR (APA, 2023) traz a proporção 3:1 na infância, observa-se que, na adolescência, a proporção pode chegar a 2,3:1; e até 2,57:1 ou 1,8:1 em adultos autistas (POSSERUD et al., 2021). Quando a amostra não é de famílias atípicas ou de crianças já diagnosticadas, estima-se que essa proporção possa ser de 1:1 (BURROWS, 2022). Ou seja, ao que tudo indica, existem mais meninas e mulheres autistas do que poderíamos imaginar, mas elas costumam não ser vistas.

Estudos experimentais começam a comprovar como o gênero pode afetar o diagnóstico. No Reino Unido, os pesquisadores verificaram que usar recortes clínicos com nomes tipicamente femininos reduz a preocupação dos educadores sobre um possível diagnóstico de autismo, em comparação com a análise de casos com nomes tipicamente masculinos (WHITLOCK, 2020).

Pensando em evitar que esse problema se perpetue, podemos usar como guia os cinco principais obstáculos ao diagnóstico preciso e precoce descritos pela revisão sistemática conduzida pela dra. Georgia Lockwood (2021):

1. **Comportamentos compensatórios:** as meninas tendem a ser mais capazes do que os meninos para usar estratégias de compensação e costumam se adaptar às situações sociais.
2. **Preocupação dos pais:** os pais podem expressar menos ou diferentes demandas clínicas para as suas filhas autistas, enquanto se preocupam mais com as atipicidades dos meninos.
3. **Percepção dos outros:** ao mesmo tempo, os pais sentiram desconfiança e ceticismo por parte dos outros quando expressavam preocupações sobre as suas filhas.
4. **Falta de informações e recursos:** a falta de informação foi vista como prejudicial ao processo diagnóstico, pois os pais não reconhecem os sinais de autismo em suas filhas se não têm acesso a dados específicos. Ao mesmo tempo, quando há a busca por auxílio, os profissionais se sentem limitados, já que existem poucos instrumentos de rastreio sensíveis à detecção de traços mais sutis ou não clássicos de autismo.

5. Preconceito clínico: a heterogeneidade pode estar associada ao fato de alguns grupos serem negligenciados durante as entrevistas diagnósticas. Por isso, mesmo bem intencionados, os clínicos podem refutar a hipótese de autismo simplesmente por desconhecimento dos traços menos típicos ou porque ainda acreditam que autismo seja uma condição masculina.

A partir dessa revisão sistemática, concluiu-se que o raciocínio científico sobre o autismo centrado em casos clássicos de autismo em meninos prejudica o acesso ao diagnóstico e ao apoio para as autistas e suas famílias.

Caminhos para o diagnóstico e suporte de qualidade

Agora que já sabemos quais são as barreiras mais significativas à identificação das meninas autistas, vejamos algumas possibilidades para superar tais obstáculos. Para tanto, compartilho os dados de artigo publicado na *The Lancet* em dezembro de 2023, o qual me foi gentilmente enviado por uma das autoras, a Dra. Somer Bishop.

Visto que o problema da subnotificação se deve, em parte, à baixa amostragem de meninas e mulheres observadas em pesquisas, a ideia foi pensar adiante. Em vez de revisar a literatura e correr o risco de perpetuar descrições enviesadas sobre as características do autismo, apenas baseadas no sexo masculino, foi criado um painel internacional de discussão.

Nesses encontros, participaram médicos, cientistas e membros da comunidade unidos pelo propósito de revisar os desafios do reconhecimento de indivíduos autistas designados como meninas ao nascimento e sugerir orientações clínicas, além de novas pesquisas mais abrangentes. Segundo a equipe, dada a escassez de informações específicas sobre o autismo em meninas, é inadequado presumir que o conhecimento a respeito dos meninos possa ser generalizado diretamente para o sexo feminino (LAI et al., 2023, p. 898).

Sendo assim, visando oferecer suporte adequado tanto às autistas quanto aos seus familiares, uma das etapas do painel teve o objetivo de definir e listar as seguintes recomendações:

- **Identificação precoce e diagnóstico preciso do autismo em pessoas do sexo feminino:** cientes de que nós mesmos podemos não considerar a possibilidade de autismo em meninas com inteligência preservada, é importante se propor a fazer uma avaliação cuidadosa de todas as crianças.
- **Treinamento clínico e desenvolvimento profissional:** até que haja novas pesquisas mais equitativas e a atualização dos instrumentos diagnósticos, sugere-se que os testes atuais sejam associados a entrevistas e observações mais longas. Como profissional, é imprescindível melhorar o processo de

avaliação e trabalhar para combater preconceitos explícitos e implícitos em torno do autismo.

- **Apoio educacional:** o ambiente seguro de aprendizagem, com acomodações personalizadas, evita a evasão escolar e favorece o desenvolvimento das estudantes.
- **Desenvolvimento da identidade:** os traços autísticos, como o perfil de comunicação, podem ser acolhidos e apoiados para que a autista cresça confiante e motivada a treinar outras habilidades compatíveis com as suas aspirações pessoais.
- **Cuidados de saúde e questões médicas:** somados aos cuidados gerais relativos à saúde física e mental, propõe-se a consideração de demandas ginecológicas e obstétricas.
- **Pertencimento social e profissional:** para facilitar a construção de laços afetivos e o desenvolvimento na carreira, recomenda-se o apoio dos pares e mais serviços especializados.

Por isso, ao longo deste livro, seguimos a proposta de elevar o nível de consciência da população a respeito da heterogeneidade fenotípica do autismo. Nosso objetivo é promover psicoeducação às pessoas autistas e favorecer a atualização profissional. Dessa forma, quem sabe, no futuro, todos tenhamos acesso a serviços baseados em evidências, independentemente da faixa etária e de variáveis étnicas ou socioeconômicas.

Voltando ao meu caso, havia uma razão bastante especial para que eu me conectasse sem esforço às minhas alunas autistas. Tudo ficou mais claro quando recebi o diagnóstico formal de TEA nível 1 de suporte. Digo "formal" porque sempre recebia mensagens nas redes sociais como se os meus traços autísticos fossem óbvios para mim. Além disso, segundo os meus médicos e amigos, as minhas cores do espectro também estavam nítidas!

Então, agora, posso dizer em primeira pessoa que dar nome às minhas características, mesmo aos 42 anos de idade, foi libertador! O diagnóstico não veio com uma prescrição farmacológica nem provocou mudanças drásticas na minha rotina, mas a confirmação de que sou diferente me fez relaxar e tomar decisões atípicas com mais consciência.

Felizmente, não me faltou suporte ao longo da vida. Todavia, imagino que o autoconhecimento precoce teria evitado muitos eventos de sobrecarga sensorial e social. Portanto, o meu desejo é que ninguém precise esperar décadas para ter suas características reconhecidas, nomeadas e validadas – nem meninas nem meninos!

Referências

AMERICAN PSYCHIATRIC ASSOCIATION et al. DSM-5 TR: *Manual diagnóstico e estatístico de transtornos mentais* – texto revisado. Artmed Editora, 2023.

BURROWS, C. A. et al. A data-driven approach in an unbiased sample reveals equivalent sex ratio of autism spectrum disorder–associated impairment in early childhood. *Biological psychiatry,* v. 92, n. 8, p. 654-662, 2022.

ELCHESON, J. et al. *Spectrum women: Walking to the beat of autism.* Jessica Kingsley Publishers, 2018.

LAI, M. et al. Improving autism identification and support for individuals assigned female at birth: clinical suggestions and research priorities. *The Lancet Child & Adolescent Health*, v. 7, n. 12, p. 897-908, 2023.

ESTRIN, G. L. et al. Barriers to autism spectrum disorder diagnosis for young women and girls: A systematic review. *Review Journal of Autism and Developmental Disorders,* v. 8, n. 4, p. 454-470, 2021.

POSSERUD, M. et al. Male to female ratios in autism spectrum disorders by age, intellectual disability and attention-deficit/hyperactivity disorder. *Acta Psychiatrica Scandinavica*, v. 144, n. 6, p. 635-646, 2021.

WHITLOCK, A. et al. Recognition of girls on the autism spectrum by primary school educators: An experimental study. Autism Research, v. 13, n. 8, p. 1358-1372, 2020.

03

EPIDEMIOLOGIA DO TRANSTORNO DO ESPECTRO AUTISTA NO SEXO FEMININO

Desde os primeiros relatos de pacientes com transtorno do espectro autista (TEA), é possível reconhecer a dificuldade de estimar sua prevalência no sexo feminino. Sabe-se que algumas características das meninas com TEA favorecem o subdiagnóstico dessa população. Neste capítulo, iremos apresentar dados epidemiológicos do TEA no sexo feminino e discutir sobre novas perspectivas deste tema.

KAMILA CASTRO
ANA CLARA BERNARDI
RUDIMAR RIESGO

Kamila Castro

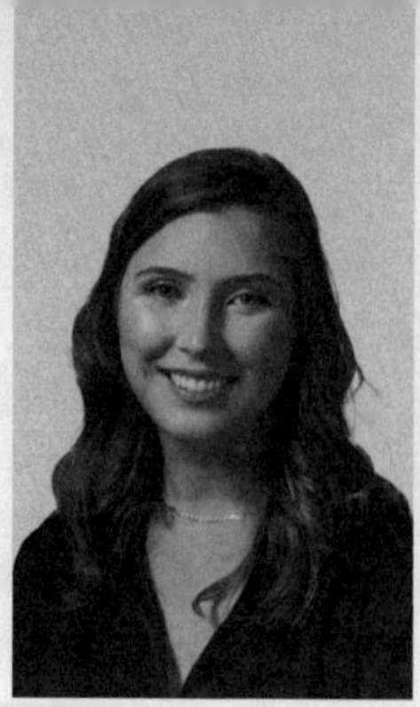

Pesquisadora, doutora em Pediatria pelo programa de pós-graduação da UFRGS.

Contatos
www.polarisasd.com
info@polarisasd.com
Instagram: @polarisasd
61 99833 7492

Ana Clara Bernardi

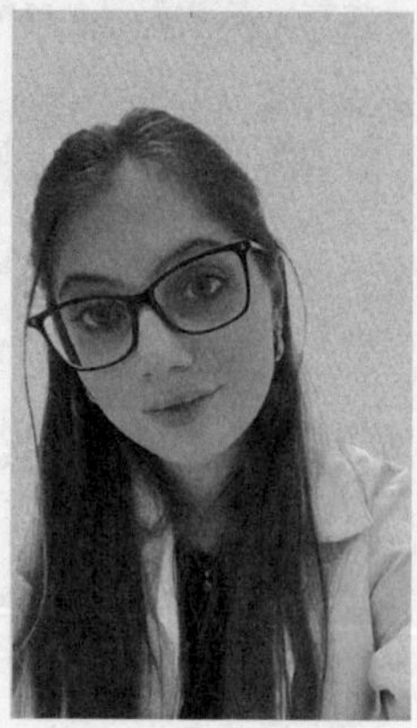

Médica, neuropediatra, mestre em Saúde da Criança e do Adolescente (UFGRS-PPGSCA).

Contatos
anaclaraneuro@gmail.com
51 99290 1955

Rudimar Riesgo

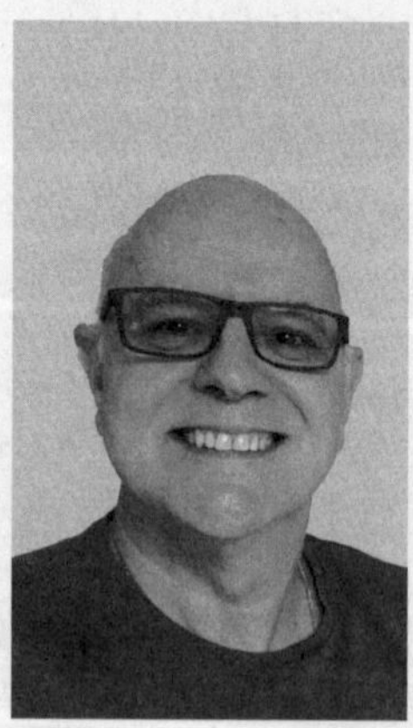

Médico, neuropediatra, doutor em Pediatria (UFRGS), professor de Medicina (UFRGS) e chefe do Departamento de Neuropediatria (HCPA/UFRGS).

Contatos
rriesgo@hcpa.edu.br
Instagram: @rriesgo
51 3333 3085

A dificuldade da estimativa do número de meninas/mulheres com transtorno do espectro autista (TEA) não é um problema recente: esse paradigma vem sendo construído desde os primeiros relatos sobre o tema. No passado, praticamente assumia-se que o TEA era uma desordem que acometia meninos/homens e que raramente era diagnosticada no sexo feminino. Já nos primeiros relatos de Leo Kanner, em 1943, a partir de um pequeno grupo de crianças com autismo, a prevalência era quatro vezes maior em meninos (KANNER, 1968). Talvez por isso, ainda hoje existem muitas mulheres sem diagnóstico ou subdiagnosticadas.

Embora atualmente saibamos muito mais sobre as experiências das mulheres com TEA, a compreensão da sociedade não apenas para o diagnóstico, mas também para o tratamento, está aquém do esperado para uma adequada qualidade de vida dessas pacientes. As poucas adaptações realizadas em questionários ou programas de intervenção evidenciam a escassez de evidências científicas e as barreiras ainda enfrentadas em diferentes áreas dentro do TEA.

Sabe-se que, apesar de os critérios diagnósticos serem os mesmos para TEA em ambos sexos, algumas manifestações clínicas podem ser diferentes. Estudos relatam menores dificuldades sociais, uma maior capacidade de camuflagem, menores déficits cognitivos e, consequentemente, melhor desempenho escolar em meninas. Os comportamentos repetitivos, comumente aplicados como uma das principais características de TEA, em meninas, podem, muitas vezes, ser confundidos com comportamentos presentes em meninas sem TEA. Um amplo estudo com 352 participantes com TEA investigou entre os sexos feminino e masculino, indicando que as meninas podem apresentar menos comportamentos restritos e repetitivos e uma menor prevalência de dificuldades escolares (MANDY, 2012). Um estudo europeu, publicado em 2018, coletou dados de 18 centros em nove países da Europa, totalizando uma amostra de 2.684 participantes. O objetivo do estudo foi avaliar, por meio do ADOS e do ADI-R, as principais diferenças entre os sexos de pacientes com TEA. Algumas diferenças foram identificadas nos comportamentos restritos e repetitivos na primeira infância, porém, não houve diferenças nas demais áreas analisadas (TILLMAN, 2018).

Apesar dessas diferenças, a literatura reporta que não há divergências entre meninos e meninas quanto ao número de consultas necessárias para fechar o diagnóstico (SIKLOS, 2007) ou a idade em que os pais começam a expressar preocupações (BEGEER, 2013).

Em 2020, uma revisão sistemática buscou avaliar se os sintomas comportamentais de meninos e meninas constituíam uma barreira para o diagnóstico no sexo feminino, e, adicionalmente, investigaram a percepção das pacientes com TEA, dos seus familiares, professores e profissionais de saúde envolvidos no tratamento (ESTRIN, 2021). Os principais temas levantados estão apresentados na Figura 1. Essa revisão indica que a investigação clínica deve se basear na qualidade dos sintomas, uma vez que as meninas podem apresentar alguns dos sintomas de maneira mais sutil. Além disso, para esclarecer melhor os sintomas, a investigação da trajetória deles pode ser de grande valia.

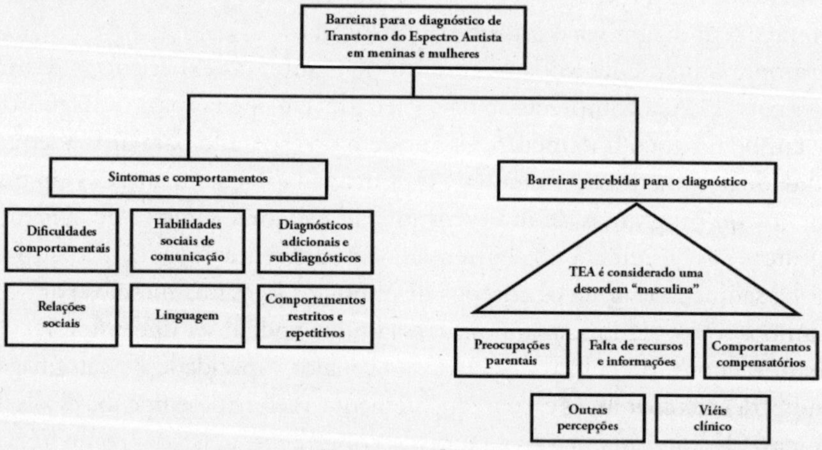

Figura 1 *Tópicos identificados como barreiras para o diagnóstico de transtorno do espectro autista em meninas e mulheres. Traduzido e adaptado por Castro, K. a partir de Estrin et al. (2021).*

O mais recente estudo de prevalência norte-americano, realizado pelo *Centers for Disease Control and Prevention* (CDC), apontou uma prevalência geral de 1 a cada 36 crianças com TEA, sendo que a razão geral entre meninos e meninas foi de 3,8 (este dado era de 4,2 em 2017). Adicionalmente, meninas com TEA apresentaram uma menor prevalência de déficits cognitivos quando comparadas aos meninos (64,4% *versus* 67,3%). Nesta última estimativa, foi a primeira vez, desde 2022, que a prevalência geral de TEA em meninas foi > 1%, em contraste com a prevalência de meninos, que já apresentava números maiores que esse percentual desde 2002 (MAENNER, 2021). Outros dados epidemiológicos da razão entre sexo para o TEA são descritos na tabela a seguir.

Referência	**Local e amostra**	**Razão entre meninos para meninas**	**Instrumento diagnóstico**
Kim *et al.*, 2011.	Coreia do Sul, n=55.226 (7 a 12 anos).	Regular: 2.5 para 1 Alta probabilidade: 5.1 para 1.	ASQ.
Mattila *et al.*, 2011.	Finlândia, n=5.484, 8 anos.	Espectro Autista: 1.8:1. Altas habilidades e Autismo: 1.7:1.	DSM-IV-TR e DSM-5.
Idring *et al.*, 2014	Suécia, *follow-up* de 10 anos, n=735.096 (2 a 17 anos).	Adultos: 1.9:1. Déficit cognitivo e autismo dos 0-12 anos: 3.1:1. Déficit cognitivo e autismo em adultos: 1.8:1.	CID-10.
Messinger *et al.*, 2015	Estados Unidos, *follow-up* aos 18 e 24 meses, n=1.824 (18 meses).	3.18:1.	ADOS e MSEL.
Boilson *et al.*, 2016.	Irlanda, n=7.951 (6 a 11 anos).	1.15:1.	DSM-IV TR.
Skonieczna--Żydecka, K. *et al.* 2017.	Polônia, n=2.514 (8 a 16 anos).	4:1	CID-10.
Tillmann *et al.*, 2018.	Europa (9 países), n=2.684	5.09:1	ADOS.
Özerk, 2018.	Noruega, *follow-up* de 4 anos, n=22.229 (1 a 6 anos).	2012: 730:1 2016: 384:1 2018: 154:1	CID-10.
Morales-Hidalgo, P. *et al.* 2018.	Espanha, n=5555 (10 a 12 anos).	4:1	DSM-5.
Narzisi, A. *et al.* 2018.	Itália, n=10.138 (7 a 9 anos).	5.2:1	DSM -5.

ADOS: Autism Diagnostic Observation Schedule, MSEL: Mullen Scales of Early Learning, ASQ: Autism Screening Questionnaire, DSM-IV-TR: Manual diagnóstico e estatístico de transtornos mentais-IV- Texto Revisado, DSM-5: Manual diagnóstico e estatístico de transtornos mentais-5, CID-10: Classificação Estatística Internacional de Doenças e Problemas Relacionados à Saúde 10.

No estudo de Kim et al. (2011) foi considerada amostra regular aqueles participantes provenientes de escolas regulares e participantes provenientes de escolas de educação especial ou com registros médicos para necessidades especiais.

Em 2017, uma meta-análise foi publicada utilizando outros métodos estatísticos para a comparação da prevalência de TEA entre os sexos – MFOR, em inglês *male-to-female odds ratio*. Segundo os autores, apenas a simples comparação entre as prevalências não apresenta os reais dados estatísticos, além de não considerar a variabilidade entre os estudos. A qualidade dos estudos, método de verificação de casos, data do estudo, QI e idade dos participantes foi considerada para estas análises. A razão apresentada entre os sexos foi de 3:1 entre meninos e meninas, respectivamente, sendo que um menor QI foi associado a uma menor razão. É importante salientar que os artigos incluídos nesta revisão apenas incluíam crianças e adolescentes com diagnóstico baseado no DSM-IV e DSM-IV-TR. Apesar de os autores apresentarem uma prevalência menor entre os sexos do que a descrita em outras referências, eles ratificam que estes números continuam sendo maiores em meninos do que meninas (LOOMES, 2017).

Ao longo dos anos, algumas teorias foram apresentadas como tentativa de justificar a diferença entre os percentuais de TEA vinculados ao sexo. Como, por exemplo: (a) um potencial "fenótipo feminino do autismo" pode ser visto como fator confundidor na investigação do diagnóstico ou como um "fator protetor"; (b) meninas e mulheres têm uma maior probabilidade de "mascarar" (camuflagem) algumas características, o que pode contribuir para a não realização do diagnóstico ou para um diagnóstico tardio; (c) os instrumentos de investigação de TEA são menos sensíveis às características de TEA no sexo feminino e (d) os sintomas de TEA em meninas podem ser subnotificados por professores.

Além disso, outro ponto foi muito discutido nos últimos anos: a teoria do "cérebro masculino" no autismo. Mencionado pelo pesquisador Simon Baron-Cohen, esse termo trouxe ao autor o envolvimento de dois principais conceitos: empatia e sistematização. Seus estudos apresentaram evidências que apoiam a ideia de uma vantagem feminina em tarefas sociais (por exemplo, tomar a vez, responder ao sofrimento dos outros, teoria da mente, decodificar expressões faciais) e uma vantagem masculina em atividades que podem ser caracterizadas como envolvendo *input-operation-output* – em português, entrada-operação-saída- (por exemplo, matemática, física, engenharia, tarefas de construção, habilidades espaciais, como rotação mental) para apoiar sua visão. Estudos mostraram, por meio de uma série de testes, diferenças nesses domínios com homens e mulheres (BARON-COHEN, 2002). Assim, como os indivíduos com TEA pontuam menos do que os meninos sem TEA em empatia e mais alto do que os meninos sem TEA em sistematização, foi sugerido pelo autor que eles têm um "cérebro extremamente masculino". Baron-Cohen também ofereceu evidências de marcadores biológicos para apoiar sua teoria, baseada principalmente na alegação de que o nível de testosterona fetal está positivamente relacionado com níveis mais altos de sintomatologia de TEA em crianças de 6 a 10 anos de idade (AUYEUNG, 2009; MANNING, 2010).

Essa teoria supracitada foi amplamente criticada pelo fato de a literatura apontar que não existe um "cérebro masculino". Krahn e Fenton (2012) apontaram em sua crítica o fato de o autor da teoria não considerar aptidões inatas da população humana, além de levantar um sério risco dessa teoria favorecer inadvertidamente o diagnóstico entre meninos e aumentar as dificuldades do tratamento em meninas e mulheres. Outro ponto importante a mencionar é que essa teoria pode estar ignorando outros aspectos relacionados ao TEA, principalmente aqueles que envolvem o sexo feminino, suas necessidades e interesses. Ao mencionar diferenças de habilidades entre os sexos, não são considerados, por exemplo, determinados contextos, nos quais, muitas vezes, meninas e mulheres são inseridas por demandas sociais ou culturais. Esses aspectos podem também impactar nessas diferenças. É notável a necessidade de direcionamentos efetivos para explicar o autismo e suas possíveis diferenças entre os sexos, visando também uma melhor qualidade de vidas das pessoas que apresentam esse diagnóstico.

Amplas estratégias vêm sendo usadas para divulgar este tema. Em novembro de 2022, foi lançada uma campanha pela fotógrafa britânica Alex Heron, chamada *Now I Know* (em português, Agora eu sei). A campanha apresenta fotografias e filmes poderosos de mulheres autistas e pessoas não binárias, que compartilham suas experiências de diagnóstico tardio de TEA. A campanha foi inspirada nas palavras de Dawn Mills, diagnosticada aos 56 anos – "Eu sempre soube quem eu era, agora sei por que sou". Abaixo, você pode ler o QR Code e verificar a campanha na íntegra por meio da história de cada participante.

Figura 2 *Campanha Now I Know por Alex Heron.*

A escassez de informações pode vir de uma cascata de ações em diferentes domínios, como a pesquisa e a clínica, por exemplo. Durante anos, pesquisadores têm focado seus estudos no sexo masculino, e, devido a isso, muitas das evidências atuais são baseadas apenas em meninos. Os questionários de rastreio ou diagnóstico são limitados quanto às características que, hoje sabemos, são mais evidentes de TEA em meninas. Este é um assunto a ser resolvido por meio do elo entre a ciência e a clínica, pois, ao longo do tempo, a falta do avanço desses pontos pode ter grandes consequências a nível epidemiológico, bem como afetar diretamente essas pacientes no que tange a sua saúde mental, autopercepção, acesso e suporte a tratamento (HULL, 2017; HAPPÉ, 2020). Os profissionais da saúde, bem como professores, devem ter acesso à informação e conhecimento sobre como o TEA se manifesta em meninas e mulheres. Isso pode contribuir para um melhor entendimento das pacientes e melhora de sua qualidade de vida, bem como para um diagnóstico não tardio.

Referências

AUYEUNG, B.; BARON-COHEN, S.; ASHWIN E., et al. Fetal testosterone predicts sexually differentiated childhood behavior in girls and in boys. *Psychol Sci.* Feb 2009;20(2):144-8. doi:10.1111/j.1467-9280.2009.02279.x.

BARON-COHEN, S. The extreme male brain theory of autism. *Trends Cogn Sci.* Jun 01 2002;6(6):248-254. doi:10.1016/s1364-6613(02)01904-6.

BARON-COHEN, S.; WHEELWRIGHT, S.; HILL, J.; RASTE, Y.; PLUMB, I. The "Reading the Mind in the Eyes" Test revised version: a study with normal adults, and adults with Asperger syndrome or high-functioning autism. *J Child Psychol Psychiatry.* Feb 2001;42(2):241-51.

BEGEER, S.; MANDELL, D.; WIJNKER-HOLMES, B., et al. Sex differences in the timing of identification among children and adults with autism spectrum disorders. *J Autism Dev Disord.* May 2013;43(5):1151-6. doi:10.1007/s10803-012-1656-z.

BOILSON, A. M.; STAINES, A.; RAMIREZ, A.; POSADA, M.; SWEENEY, M. R. Operationalisation of the European Protocol for Autism Prevalence (EPAP) for Autism Spectrum Disorder Prevalence Measurement in Ireland. *J Autism Dev Disord.* Sep 2016;46(9):3054-67. doi:10.1007/s10803-016-2837-y.

HAPPÉ, F.; FRITH, U. Annual Research Review: Looking back to look forward – changes in the concept of autism and implications for future research. *J Child Psychol Psychiatry*. Mar 2020;61(3):218-232. doi:10.1111/jcpp.13176.

HULL, L.; PETRIDES, K. V.; ALLISON, C., et al. "Putting on My Best Normal": Social Camouflaging in Adults with Autism Spectrum Conditions. *J Autism Dev Disord*. Aug 2017;47(8):2519-2534. doi:10.1007/s10803-017-3166-5.

IDRING, S.; LUNDBERG, M; STURM, H, et al. Changes in prevalence of autism spectrum disorders in 2001-2011: findings from the Stockholm youth cohort. *J Autism Dev Disord*. Jun 2015;45(6):1766-73. doi:10.1007/s10803-014-2336-y.

KANNER, L. Autistic disturbances of affective contact. *Acta Paedopsychiatr*. 1968;35(4):100-36.

KIM, Y. S.; LEVENTHAL, B. L.; KOH, Y. J., et al. Prevalence of autism spectrum disorders in a total population sample. *Am J Psychiatry*. Sep 2011;168(9):904-12. doi:10.1176/appi.ajp.2011.10101532.

KRAHN, T. M.; FENTON, A. The extreme male brain theory of autism and the potential adverse effects for boys and girls with autism. *J Bioeth Inq*. Mar 2012;9(1):93-103. doi:10.1007/s11673-011-9350-y.

LOCKWOOD ESTRIN, G.; MILNER, V.; SPAIN, D.; HAPPÉ, F.; COLVERT, E. Barriers to Autism Spectrum Disorder Diagnosis for Young Women and Girls: a Systematic Review. *Rev J Autism Dev Disord*. 2021;8(4):454-470. doi:10.1007/s40489-020-00225-8.

LOOMES, R.; HULL, L.; MANDY, W. P. L. What Is the Male-to-Female Ratio in Autism Spectrum Disorder? A Systematic Review and Meta-Analysis. *J Am Acad Child Adolesc Psychiatry*. Jun 2017;56(6):466-474. doi:10.1016/j.jaac.2017.03.013.

MAENNER, M. J.; SHAW, K. A.; BAKIAN, A. V., et al. Prevalence and Characteristics of Autism Spectrum Disorder Among Children Aged 8 Years – Autism and Developmental Disabilities Monitoring Network, 11 Sites, United States, 2018. *MMWR Surveill Summ*. Dec 3 2021;70(11):1-16. doi:10.15585/mmwr.ss7011a1.

MANDY, W.; CHILVERS, R.; CHOWDHURY, U.; SALTER, G.; SEIGAL, A.; SKUSE, D. Sex differences in autism spectrum disorder: evidence from a large sample of children and adolescents. *J Autism Dev Disord*. Jul 2012;42(7):1304-13. doi:10.1007/s10803-011-1356-0.

MANNING, J. T.; BARON-COHEN, S.; WHEELWRIGHT, S.; FINK, B. Is digit ratio (2D:4D) related to systemizing and empathizing? Evidence from direct finger measurements reported in the BBC internet survey. *Personality and Individual Differences*. 2010/04/01/ 2010;48(6):767-771. doi:https://doi.org/10.1016/j.paid.2010.01.030.

MATTILA, M. L.; KIELINEN, M.; LINNA, S. L., et al. Autism spectrum disorders according to DSM-IV-TR and comparison with DSM-5 draft criteria: an epidemiological study. *J Am Acad Child Adolesc Psychiatry*. Jun 2011;50(6):583-592.e11. doi:10.1016/j.jaac.2011.04.001.

MESSINGER, D. S.; YOUNG, G. S.; WEBB, S. J., et al. Early sex differences are not autism-specific: A Baby Siblings Research Consortium (BSRC) study. *Mol Autism*. 2015;6:32. doi:10.1186/s13229-015-0027-y.

MORALES-HIDALGO, P.; ROIGÉ-CASTELLVÍ, J.; HERNÁNDEZ-MARTÍNEZ, C.; VOLTAS, N.; CANALS, J. Prevalence and Characteristics of Autism Spectrum Disorder Among Spanish School-Age Children. *J Autism Dev Disord*. Sep 2018;48(9):3176-3190. doi:10.1007/s10803-018-3581-2.

NARZISI, A.; POSADA, M.; BARBIERI, F., et al. Prevalence of Autism Spectrum Disorder in a large Italian catchment area: a school-based population study within the ASDEU project. *Epidemiol Psychiatr Sci*. Sep 06 2018;29:e5. doi:10.1017/S2045796018000483.

NHS. Mental health of children and young people in England, 2017 [PAS]. NHS Digital. 2018. Available from: https://digital.nhs.uk/data-and-information/publications/statistical/mental-health-of-children-and-young-people-in-england/2017/2017.

ÖZERK, K.; CARDINAL, D. Prevalence of Autism/ASD Among Preschool and School-age Children in Norway. *Contemporary School Psychology*. 2020/12./01 2020;24(4):419-428. doi:10.1007/s40688-020-00302-z

SIKLOS, S.; KERNS, K. A. Assessing the diagnostic experiences of a small sample of parents of children with autism spectrum disorders. *Res Dev Disabil.* 2007;28(1):9-22. doi:10.1016/j.ridd.2005.09.003.

SKONIECZNA-ŻYDECKA, K.; GORZKOWSKA, I.; PIERZAK-SOMINKA, J.; ADLER, G. The Prevalence of Autism Spectrum Disorders in West Pomeranian and Pomeranian Regions of Poland. *J Appl Res Intellect Disabil.* Mar 2017;30(2):283-289. doi:10.1111/jar.12238.

TILLMANN, J.; ASHWOOD, K.; ABSOUD, M, et al. Evaluating Sex and Age Differences in ADI-R and ADOS Scores in a Large European Multi-site Sample of Individuals with Autism Spectrum Disorder. *J Autism Dev Disord.* Jul 2018;48(7):2490-2505. doi:10.1007/s10803-018-3510-4.

04

ALÉM DOS PROTOCOLOS

ATUALIZAÇÃO DAS DIRETRIZES PARA O RASTREIO DE AUTISMO EM MENINAS E MULHERES

Hoje, felizmente, a comunidade científica compreende que a pessoa autista é muito mais do que uma constelação de critérios e comportamentos externalizantes. O espectro autista pode se manifestar de maneira bastante heterogênea. Por isso, recomenda-se que a avaliação seja personalizada, com protocolos enriquecidos pela observação clínica, além de outros recursos abordados neste capítulo.

LYGIA PEREIRA

Lygia Pereira

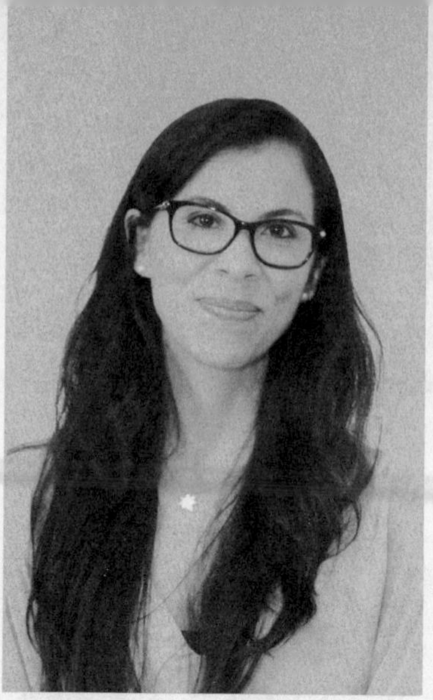

Psicopedagoga na Clínica Bambirra. Pós-graduada em Psicopedagogia pela FUMEC. Graduada em Fisioterapia pela UFJF e UNI-BH. Certificada como aplicadora dos instrumentos internacionais ADOS-2 e ADI-R. Formação em Logoterapia, Psicopatologia, Terapia Comportamental Dialética e Terapia Cognitivo-Comportamental. Participação no Grupo de Estudos em Psicologia (GEPSI). Treinamento com a Dra. Carmem Beatriz Neufeld (LAPICC-USP) sobre Terapia Cognitivo-Comportamental em Grupo, no Espaço Integrar. Treinamento ***Women and Girls on the Autism Spectrum*** pela ***National Autistic Society.*** Participação em Seminários sobre autismo em meninas e mulheres com os professores Anthony Attwood e Michelle Garnett. Idealizadora da Comunidade Espectro Feminino.

Contatos
lygiapereira.com.br
espectrofeminino@gmail.com
Instagram: @lygiapereira.psi
YouTube: @lygia.pereira

Lygia Pereira

"Só porque eu possuo muitos livros sobre coisas que não existem na realidade, de maneira alguma isso indica que eu não esteja conectada ao mundo real." Holly Smale

Se você já ouviu alguém dizer "todo mundo tem um pouco de autismo", saiba que a origem dessa frase que costuma ofender muitas pessoas está na proposta diagnóstica dimensional. Contrapondo o modelo categórico, caracterizado pela presença ou não de uma condição, no modelo dimensional somos convidados a enxergar as características do autismo como um espectro que de fato se estende, em certa medida, por toda a população. Desse modo, ao longo de uma avaliação, os profissionais têm a consciência de que estão em busca do extremo de um *continuum* de características atípicas, com frequência e intensidade suficientes para causar prejuízos desde os primeiros anos de vida (COOK, 2024). Na prática, além de ser bastante difícil identificar os casos limítrofes, a heterogeneidade dentro do próprio grupo de autistas pode nos surpreender. Sendo assim, os pesquisadores têm investido em estudos sobre a diversidade de apresentação do autismo de acordo com a cultura, idade e gênero.

Diretrizes e protocolos internacionais formais

Inicialmente, é importante salientar que, embora os manuais diagnósticos tragam atualizações referentes à apresentação mais sutil do autismo, os critérios permanecem os mesmos para todos. Ao tomar uma decisão diagnóstica, os profissionais são recomendados a coletar informações em uma avaliação clínica e interpretá-las a partir dos requisitos da Classificação Internacional de Doenças, 11ª Edição (CID-11) ou dos critérios do Manual Diagnóstico e Estatístico, 5ª Edição – Texto Revisado (DSM-5-TR).

Existem também os *guidelines* como o Instituto Nacional de Excelência em Saúde e Cuidados (NICE), que se propõe a divulgar listas atualizadas contendo as melhores práticas para serviços de saúde e cuidados no Reino Unido. A Academia Americana de Pediatria, por sua vez, criou o movimento *Conheça os sinais, atue precocemente,* para estimular a utilização das escalas de rastreio e a identificação de sinais de alerta (p. ex., falta de contato visual aos 12 meses). Basicamente, há um consenso entre essas e outras instituições sobre os instrumentos com melhores evidências para o diagnóstico:

- M-CHAT *(Modified Checklist for Autism in Toddlers)* – Instrumento de rastreamento precoce de autismo, criado para identificar traços do transtorno do espectro autista em crianças entre 18 e 24 meses. A escala é autoaplicável, sendo respondida por pais ou cuidadores da criança (ROBINS, 2014).
- ADI-R (Entrevista Diagnóstica para Autismo – Revisada) – Trata-se de um modelo estruturado de entrevista para colher dados sobre o comportamento da pessoa avaliada, segundo o olhar dos cuidadores. O instrumento pode ser usado durante a avaliação, de crianças, adolescentes e adultos, desde que a "idade mental" seja de pelo menos 2 anos (RUTTER, 2003).
- ADOS-2 (Escala de Observação para Diagnóstico de Autismo) – Esse plano de atividades estruturadas permite que o profissional observe e colha dados quantitativos e qualitativos referentes às respostas individuais diante dos estímulos ofertados. O instrumento é separado por módulos e pode ser aplicado da infância (a partir dos 12 meses de idade) à fase adulta (LORD, 2012). Junto com o ADI-R, o ADOS-2 é considerado "padrão-ouro" para o diagnóstico de autismo.
- SRS-2 (Escala de Responsividade Social) – O recurso é destinado a mensurar sinais associados ao TEA, bem como a classificá-los em níveis leves, moderados ou graves. A escala é dividida em 5 subescalas: percepção social, cognição social, comunicação social, motivação social, padrões restritos e repetitivos (BÖLTE, 2008). A avaliação se faz de maneira global e específica, já que agrupa os sinais em subcategorias. Seus diferenciais são a validação para a população brasileira (BORGES, 2023) e a compatibilidade com manual vigente – DSM-5-TR.
- QA (Quociente Autístico) – O questionário para autorrelato autoaplicável é usado para medir traços autísticos em adultos (maiores de 16 anos), com QI na faixa média ou superior (QI ≥ 80). A faixa de pontuação desse instrumento varia de 0 a 50 pontos. Considera-se o ponto de corte acima de 26. A estimativa é de que 79,3% das pessoas autistas marquem 32 pontos ou mais. O instrumento também foi validado para a população brasileira (ALVES, 2022).

Pelas referências, você poderá perceber que muitas dessas escalas foram criadas há mais de 10 anos, ou antes mesmo da divulgação do DSM-5 – seguindo parâmetros de uma época em que o autismo era centrado em casos graves, observados em amostras predominantemente masculinas –, o que não invalida a utilidade de tais instrumentos, mas reforça a necessidade de enriquecimento dos dados e adaptação pautada em estudos recentes.

Avaliação aprofundada

Posto que muitos dos testes padronizados disponíveis são considerados desatualizados, não específicos e ineficazes para detectar traços de autismo na população feminina, os pesquisadores têm se dedicado a reduzir tais lapsos. Visando combater o subdiagnóstico de meninas autistas – frequentemente negligenciadas quando não apresentam "mau comportamento" e notas baixas (DWORZYNSKI, 2012) –, diversos autores têm pensado em caminhos alternativos para reconhecer apresentações não clássicas dos critérios oficiais de autismo.

Uma parcela significativa de meninas e mulheres autistas simplesmente não se enquadra no consenso diagnóstico comum sobre o autismo. Por isso, além de seguir as diretrizes e usar recursos validados para meninos e meninas, uma abordagem flexível e baseada em evidências sobre as manifestações comportamentais mais típicas em meninas e mulheres está autorizada (GABRIELSEN, 2023, COOK, 2024).

Resumidamente, como devemos proceder em uma avaliação de crianças, adolescentes e adultos do sexo feminino?

De acordo com profissionais experientes (CUMIN, 2022), em caso de atendimento a uma mulher adulta com inteligência preservada, quatro categorias de cuidados devem ser respeitadas:

1. Fatores complexos da história – as avaliações mais complexas exigem mais tempo de observação. Exemplos: camuflagem, história prévia de múltiplos diagnósticos, possível autodiagnóstico equivocado etc.
2. Manejo da avaliação complexa – a prática clínica durante avaliações complexas inclui ferramentas e estratégias personalizadas, tendo em vista que a ansiedade da pessoa avaliada pode induzir um resultado falso-positivo no ADOS-2 ou, o que tende a ser mais comum, o resultado pode ser um falso-negativo quando existem recursos cognitivos satisfatórios. Exemplos

de manejo: múltiplas fontes de informação; favorecer a espontaneidade; e oferecer exemplos para os itens dos questionários.

3. Sinais indicativos de autismo – os traços e comportamentos específicos da apresentação feminina do autismo, independentemente de terem sido incluídos ou não nos critérios diagnósticos, devem ser contemplados pela investigação. Exemplos: empatia emocional, hiperfocos típicos dos pares, porém, mais intensos; conquistas profissionais; necessidade de instruções e esclarecimentos; relacionamentos assimétricos; expressão de gênero atípica; sinais de ingenuidade etc.
4. Diagnósticos alternativos e cumulativos – o diagnóstico diferencial em casos complexos ou pouco claros pode exigir estratégias distintas. Exemplos de condições frequentemente confundidas: crise autística e transtorno de personalidade borderline; sequelas de trauma e traços de autismo; comportamentos autolesivos e transtorno de personalidade borderline. Para essa diferenciação, sucintamente, investiga-se a cronologia das queixas, porque, no caso do autismo, haverá precocidade dos sinais. Nas outras condições aventadas, a comunicação e a interação podem ser eficientes, o que também facilitaria a diferenciação.

Recentemente, uma equipe britânica (COOK, 2024) também propôs novas diretrizes para oferecer segurança aos profissionais no diagnóstico do autismo e favorecer o suporte correto às meninas autistas o mais precocemente possível. Em uma revisão narrativa, foi listada uma série de cuidados facilmente aplicáveis no contexto clínico.

Para aumentar a precisão da avaliação do autismo em meninas e mulheres, os profissionais devem proceder da seguinte forma:

- a avaliação deve ser multimodal (abrangendo autorrelato, observação direta e relato do informante) e incluir informações atuais e pregressas, para superar os desafios diagnósticos impostos pela camuflagem e co-ocorrência de problemas de saúde mental;
- a avaliação do autismo deve sempre incluir: uma triagem abrangente para uma série de distúrbios de saúde mental e dificuldades adicionais de desenvolvimento neurológico; e possíveis interações entre traços autísticos e outros fatores;
- a avaliação e a subsequente formulação diagnóstica devem ser amplas, em vez de simplesmente focadas nos critérios clássicos do autismo. Abranger tanto as características do indivíduo (capacidade cognitiva, valores, expectativas) como do seu ambiente (acontecimentos de vida, incluindo experiências traumáticas, ambiente físico, ambiente social). Essa avaliação apoia a formulação da adequação pessoa-ambiente, o que, por sua vez, levará ao cultivo de meios para melhorar o bem-estar e a funcionalidade;

- os clínicos devem ser flexíveis ao procurar exemplos comportamentais de características diagnósticas do autismo, considerando as maneiras pelas quais o sexo e/ou gênero influenciam a manifestação e vivência do autismo;
- quando são utilizadas medidas quantitativas padronizadas (p. ex., ADI-R e ADOS-2), os profissionais não devem tomar decisões diagnósticas baseadas apenas em algoritmos diagnósticos quantitativos. Em vez disso, devem considerar a informação qualitativa coletada por meio da observação em conjunto com outros dados;
- a camuflagem deve ser avaliada por meio de discussão com a pessoa avaliada e/ou uso de medidas padronizadas, como o Questionário de Camuflagem de Traços Autísticos (CAT-Q).

Para ilustrar a dificuldade de se detectar alterações comportamentais em meninas, podemos recorrer a um estudo populacional em que os pesquisadores avaliaram o relato dos pais quanto ao modo de brincar infantil em idades variando entre 30 meses e 8 anos (HULL, 2023). Eles queriam saber se haveria diferenças entre meninos e meninas, e entre crianças autistas e não autistas. Os comportamentos lúdicos dos meninos autistas foram relatados como menos "masculinos" do que o dos meninos não autistas a partir dos 3 anos e meio. Ou seja, as brincadeiras dos meninos autistas tendem a se distinguir das escolhas dos pares, e isso pode encurtar o caminho ao diagnóstico adequado. Por outro lado, nenhuma diferença foi detectada entre meninas autistas e não autistas, cujos comportamentos lúdicos mais femininos foram observados ao longo do desenvolvimento. Em resumo, as diferenças são reais, as "pink flags" (sinais de alerta sutis do autismo, propostos por Duvall et al. (2022) de fato existem. Nem sempre o autismo será óbvio, e precisamos considerar a heterogeneidade como algo natural.

Referências

ALVES, A. L. C. et al. The Autism Spectrum Quotient in a sample of Brazilian adults: analyses of normative data and performance. *Dementia & Neuropsychologia,* v. 16, p. 244-248, 2022.

BÖLTE, S. et al. Assessing autistic traits: cross-cultural validation of the social responsiveness scale (SRS). *Autism Research,* v. 1, n. 6, p. 354-363, 2008.

BORGES, L. et al. Escala de responsividade social (SRS-2): evidências de validade com base na estrutura interna. *Psicologia: Teoria e Pesquisa,* v. 39, p. e39nspe11, 2023.

COOK, J.; HULL, L.; MANDY, W. Improving Diagnostic Procedures in Autism for Girls and Women: A Narrative Review. *Neuropsychiatric Disease and Treatment,* p. 505-514, 2024.

CUMIN, J. et al. Positive and differential diagnosis of autism in verbal women of typical intelligence: A Delphi study. *Autism,* v. 26, n. 5, p. 1153-1164, 2022.

DUVALL, S. et al. A road map for identifying autism spectrum disorder: Recognizing and evaluating characteristics that should raise red or "pink" flags to guide accurate differential diagnosis. *The Clinical Neuropsychologist,* v. 36, n. 5, p. 1172-1207, 2022.

DWORZYNSKI, K. et al. How different are girls and boys above and below the diagnostic threshold for autism spectrum disorders? *Journal of the American Academy of Child & Adolescent Psychiatry,* v. 51, n. 8, p. 788-797, 2012.

GABRIELSEN, T. P. et al. *Assessment of Autism in Females and Nuanced Presentations: Integrating Research Into Practice.* Springer Nature, 2023.

HULL, Laura et al. Gendered play behaviours in autistic and non-autistic children: A population-based cohort study. *Autism,* v. 27, n. 5, p. 1449-1460, 2023.

LORD, C. et al. Autism diagnostic observation schedule. Journal of Autism and Developmental Disorders, 2012.

ROBINS, D. L. et al. Validation of the modified checklist for autism in toddlers, revised with follow-up (M-CHAT-R/F). *Pediatrics,* v. 133, n. 1, p. 37-45, 2014.

RUTTER, M. et al. *Autism diagnostic interview-revised.* Los Angeles, CA: Western Psychological Services, v. 29, n. 2003, p. 30, 2003.

05

A IMPORTÂNCIA DA AVALIAÇÃO NEUROPSICOLÓGICA PARA O DIAGNÓSTICO DO AUTISMO FEMININO E UM NOVO OLHAR PARA SUA AFETIVIDADE

Especializei-me em neuropsicologia, ocasião em que pude ver, enfim, a luz no fim do túnel.

NAIARA MESQUITA

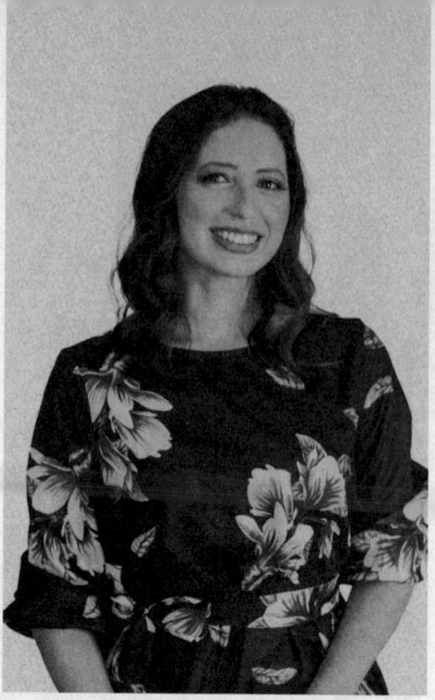

Naiara Mesquita

Psicóloga formada pela UnB – Universidade de Brasília, neuropsicóloga, pelo IEPSI – Instituto de Ensino e Pesquisa em Saúde e Educação, analista do comportamento na ciência ABA/Denver, pelo CBI of Miami e Centro Universitário Celso Lisboa. Professora, palestrante e supervisora clínica para profissionais da psicologia e neuropsicologia. É uma profissional apaixonada pelo mundo azul do autismo desde que o conheceu. Seu maior desejo é explorar cada vez mais esse mundo e, sempre munida das ferramentas dispostas pelas neurociências e pela psicologia (a ciência do comportamento), contribuir com todos que, andando por ele, a encontram – principalmente com os papais e as mamães, por meio da psicoeducação, a fim de que possam compreender o neurodesenvolvimento dos seus pequenos e busquem precocemente o diagnóstico neuropsicológico para que, por meio do tratamento hábil, evite-se muito sofrimento ao autista e aos que o amam.

Contatos
carinhoeacolhimento@gmail.com
Instagram: @naiaramesquitapsi / @carinhoeacolhimento

Qual é o seu maior sonho? Você já lutou com todas as suas forças por ele? Assim começo meu capítulo, com essa pequena reflexão sobre aquilo que faz o coração palpitar mais forte e os olhos brilharem, nos fazendo suspirar e ter muito entusiasmo. O meu maior sonho e propósito de vida chama-se intervenção precoce: a certeza da esperança real de uma melhora significativa na vida daquele para o qual eu venha a intervir.

Assim, então, era uma vez, uma história que não é um conto de fadas. Quem dera eles existissem e solucionassem os problemas do nosso dia a dia e curassem as dores dos nossos corações. Amo os filmes da Disney. O meu favorito é O Rei Leão. O carinho e o elo entre pais e filhos têm grande impacto emocional em mim, e eu, pequena, assistindo ao filme, me questionava sobre o comportamento divergente da minha mãe.

Fui observadora e esperançosa durante toda a infância e, na adolescência, com uma percepção mais madura, comecei a questionar de modo mais racional e crítico a ausência de um comportamento mais afetivo da minha mãe para comigo e meus irmãos – somos quatro, eu a caçula. Não perguntava pelo meu dia, não abraçava. Aliás, ela não gostava de abraços. Se acontecia, a iniciativa era sempre minha e ela pouco retribuía, e nunca conforme a minha expectativa.

Naquela época eu ainda desconhecia a existência do TEA, então busquei informações sobre ela que explicassem o seu agir. Deparei-me com muitos relatos que a descreviam como rígida, de palavras duras, sem filtro algum. Não sabia guardar segredo, nem tinha habilidades para "fazer de conta", conforme as irmãs e amigas desejavam. Não interpretava suas expressões faciais quando aprontavam, então, acabava por "entregá-las". Segui investigando sem saber que o transtorno do neurodesenvolvimento – que amo estudar – sempre esteve aqui, mas não pude percebê-lo. Ninguém pôde.

No início do meu aprofundamento sobre o TEA, ainda era obrigatório constatar bem a presença de sintomas e sinais mais nítidos e estudados em meninos/homens. Atualmente (DSM-5-TR/2023) há apenas cinco critérios, que são, em meninas e mulheres, mais simplificados e sutis, visto que o cérebro feminino tem quantidade maior de neurônios espelhos que possibilitam a elas disfarçá-los bem. Logo, a vida pode ser como o mar, ora tranquilo, ora agitado, anunciando uma tempestade, nos deixando vulneráveis às intempéries e até nos isolando em uma ilha. Porque é assim que posso descrever o recebimento de um diagnóstico tardio que, a depender, pode sepultar sonhos e nos condenar a uma sobrevida em uma ilha.

Imagine não poder viver a própria vida, se esquecer de quem foi, não saber quem é, o que gostaria de viver, reviver. Porque é assim que muitas vezes os pacientes chegam a mim com diversos transtornos: depressão, ansiedade, borderline, bipolaridade, entre tantos outros. Minha mãe foi essa paciente diagnosticada com diversos transtornos mentais, desde TOC, TAG até vir o pior que existe, que é o espectro esquizofrênico. Mas em nenhum momento teve o diagnóstico base correto de TEA. Por isso o meu apelo a toda à comunidade de profissionais da saúde: por favor, havendo qualquer mínimo indício, sempre considerem investigar também a hipótese de autismo e não somente suas possíveis comorbidades.

Para uma melhor compreensão da importância de se investigar o TEA seguido da demanda inicial, peço que considerem a existência de apenas dois tipos de cérebros, o autista e o não autista – típico e atípico, ainda que meninas e mulheres consigam camuflar bem seus sintomas, estereotipias e dificuldades na interação social, tornando difícil a observação clínica em uma breve consulta e, portanto, dificultando o rastreio do possível diagnóstico precoce que, se não feito, a deixará suscetível aos prejuízos emocionais decorrentes da falta do tratamento correto. Essa mesma consideração torna clara ainda a tamanha importância da avaliação neuropsicológica, que, além de examinar o funcionamento cognitivo-comportamental de modos qualitativo e quantitativo com precisão e por completo, fornece todas as informações claras e objetivas aos profissionais que integrarão o tratamento multidisciplinar necessário. Porque não existe o indivíduo autista, mas o indivíduo dentro do espectro, sendo único, ímpar com suas respectivas condições autísticas e necessidades de tratamento, do mesmo modo, únicas.

O diagnóstico da minha mãe foi tardio. Não tivemos oportunidades. Por isso, desde que me especializei em neuropsicologia, me dedico cada vez mais aos estudos do diagnóstico o mais precoce possível, sempre disseminando toda informação disponível para cada paciente e/ou responsável/cuidador que vem até mim. E é indescritível a alegria de fechar um diagnóstico de um paciente ainda bebê e vislumbrar o alento e a esperança nos olhos dos pais ao saberem que terão a oportunidade de fazerem o melhor possível pelo seu bem mais valioso. Com tratamento certo, carinho e acolhimento, um pequeno no nível 2 ou 3 de suporte, pode, na vida adulta, não ter doenças e realizar muitos sonhos. Todavia, ocorre que, o nível 1, considerado leve, é justamente aquele que traz consigo os piores transtornos, pois é leve somente para quem o vê do lado de fora, porque, internamente, pode ser um combo gigantesco de muita dor emocional, sofrimento psicológico, frustrações, sobrecarga sensorial, da necessidade gritante de apoio e compreensão, do peso de culpas, da baixa autoestima, do isolamento, das crises nervosas, do esforço sobrenatural para conter sua rigidez e lateralidade que, se não escondidas, podem resultar em julgamentos, intolerância, *bullying*, estigmas e tantas outras internalizações limitantes, que impactam diariamente o seu psicológico.

O TEA nível de suporte 1 não diagnosticado e não tratado pode se tornar muito grave, com consequências irreversíveis, como foi o caso da minha mãe, que apresentava severos prejuízos na interação social e na comunicação, nunca percebidos por nenhum profissional antes de mim. De igual modo, ainda há por aí muitas meninas dentro do espectro, submetidas, pela cultura, pelos códigos e protocolos sociais que lhe são impostos, a se esforçarem o quanto for possível para se encaixarem nos grupos e interesses dos demais. No entanto, perguntam-se se um dia serão aceitas como são, bem como a razão de terem percepções e motivações divergentes do comum e tanto mais. E eu sei que dói. Eu vejo no meu cotidiano profissional quando escuto dessas meninas e mulheres que deixar de viver possa ser o melhor para si, visto que já muito afetadas – a depender da demanda social do contexto no qual se encontram–, se sentem estranhas, diferentes, deslocadas. E ouvir dos pais seus desabafos se culpando por não haverem "descoberto" o TEA antes, para que pudessem evitar tamanho sofrimento. Eu os compreendo bem, pois ainda carrego a ferida que sempre se descasca de não ter tido acesso ao diagnóstico da minha mãe a tempo de compreender suas reais necessidades e cuidar de modo preventivo ao seu adoecimento, hoje, neurodegenerativo. É um sofrer indescritível eu tê-la e, ao mesmo tempo, não. Colo de mãe faz tanta falta... Sabe aquela comidinha sem igual e tantas outras lembranças nostálgicas? Já doeu em você a saudade de alguém que, na verdade, está todos os dias com você?

Cuidamos com o máximo de carinho, forjando em nós a habilidade da resiliência em meio a dor. Por isso escolhi a Psicologia. Quis saber como ajudar as pessoas e, principalmente, ajudar a minha mãe que, na época em que eu estudava para o vestibular, estava com depressão profunda. Ingressei na universidade com muita sede de aprender tudo, e foi frequentando as aulas de Psicopatologia dos Transtornos Mentais e os estágios supervisionados que eu e minhas irmãs – que são minhas sócias e apoio para tudo na vida e na nossa clínica Carinho e Acolhimento de Intervenção Precoce – nos questionamos sobre a possibilidade da nossa mãe ter o TEA. Mas ocorreu que devido os estudos e critérios conhecidos e disponibilizados na época serem voltados para amostras masculinas, demorei para aprender sobre o autismo feminino. Todavia, com o incentivo delas, me especializei em Neuropsicologia, ocasião em que pude ver, enfim, a luz no fim do túnel. Enquanto eu estudava a fundo o cérebro e o comportamento, fui realizando a Avaliação Neuropsicológica da minha mãe para o meu estudo de caso. Busquei todas as informações, relatos e registros possíveis, analisei toda sua história de vida, investiguei cada detalhe possível desde a sua gestação. Colhi os mais variados relatos dos familiares para comparação, principalmente das irmãs e do marido – nosso pai – e, ao final, restou concluído que, mesmo diante de traços tão sutis, ali estava o autismo desde o seu nascimento!

O primeiro critério do autismo no DSM-5-TR consta no tripé: interação social; comunicação social e relacionamentos sociais/reciprocidade. Minha mãe apresentou com riqueza de detalhes todos estes, que são 100% obrigatórios, segundo os critérios do DSM-5-TR/2023, e são inviáveis de serem identificados em uma única consulta com precisão, por isso reforço o quão necessária é a avaliação neuropsicológica como processo de investigação completo, considerando não apenas os prejuízos, mas também todos os pontos positivos e de desempenhos. Na análise desses, as características correspondentes podem ser confundidas, por exemplo, com timidez. Relatos sobre a infância da minha mãe deram conta, inclusive, da presença de mutismo seletivo e fobia ao falar na frente dos demais colegas em sala de aula, mas todos acreditavam tratar-se somente de timidez, o que não era, pois timidez é algo passageiro, que não causa desconforto considerável. Para além disso, conforme ela foi crescendo, relatos detalharam que seu prejuízo na comunicação, foi, conforme a demanda, aumentando consideravelmente e, no mesmo ritmo, sua reciprocidade diminuindo, quando, aos 16 anos, piorou de modo muito significativo, levando-a a se isolar em definitivo, de modo que preferia fazer suas atividades de casa totalmente sozinha. Segundo nosso pai, mesmo após casados ela era sempre de pouco diálogo. Mas os questionamentos acerca do seu comportamento atípico só vieram depois de mim: não olhar nos olhos de modo sustentado, feição sempre séria nas fotos, que, inclusive, evitava ao máximo. São inúmeros detalhes e uma longa história. E minha mãe, uma lutadora, tem enfrentado esse longo sofrimento por todos esses 67 anos, sendo que desde 2006 ocorreu a sua primeira internação em clínica psiquiátrica devido à depressão profunda, quando ouvimos pela primeira vez a palavra esquizofrenia. Esse foi mais um laudo, após tantos outros, sem a presença do TEA.

As lágrimas sempre pingam e regam a minha esperança de que, por meio do meu compromisso profissional e social, eu sempre faça bom uso dos meus conhecimentos para observar, orientar e conscientizar cada paciente, familiar e cuidador sobre a existência de qualquer mínimo traço ou possibilidade genética, para que, eu podendo, nunca permita que o que me aconteceu se repita com o outro. Se tivéssemos tido acesso a uma avaliação neuropsicológica e ao diagnóstico correto poderíamos ter evitado suas últimas crises nervosas que, de tão fortes, degeneraram neurônios, ocasionando a demência precoce. Receber o seu diagnóstico de TEA tardio despedaçou meu coração. E foi somente no curso da minha especialização que tive a oportunidade de, por meio da avaliação neuropsicológica realizada por mim mesma, que pude investigar os sinais do autismo "invisível", aquele que faz um dizer que o outro não é, mas que o torna muito mais suscetível aos inúmeros abalos psicológicos possíveis. São indivíduos funcionais carregando em si um sofrimento grande e intenso que, no tempo, trará à vista suas consequências.

A avaliação neuropsicológica é um exame criterioso composto pelas investigações qualitativa e quantitativa. Na primeira, o profissional realiza a observação clínica, investiga e analisa as informações prestadas por terceiros e pelo próprio paciente, eliminando inverdades e trazendo luz às verdades ocultas. Na segunda, o profissional se utiliza do apoio de protocolos para, por meio de testagens, rastrear prejuízos intelectuais e de inteligência, processos atencionais, funções executivas e o comportamento, sempre ponderando os resultados em virtude de possíveis interferências de variáveis situacionais que podem estar ocorrendo com o avaliado durante todo o processo para que os resultados obtidos sejam coerentes e fidedignos para um laudo certo e preciso, visto que seu propósito é, além de promover o diagnóstico, subsidiar informações para o tratamento correto. Assim, após muitas horas e dias dedicados ao processo avaliativo, realizo a devolutiva do laudo psicológico da avaliação neuropsicológica, ocasião na qual apresento o retrato da valiosa história de uma vida e o paciente, seus pais/cuidadores conseguem compreender seu funcionamento neuropsicológico, o porquê e o como esse se dá e, a partir dali, tudo se torna claro e o tão sofrido TEA nível 1 de suporte pode ser compreendido, respeitado e auxiliado conforme necessita, fazer uso dos direitos e, tal como os outros níveis, sonhar e evoluir muito, sofrendo menos.

Referência

MALLOY-DINIZ, L. F. *Avaliação neuropsicológica*, 2. ed. Porto Alegre: Artmed, 2018, p. 294-375.

06

IMPACTO DA GENÉTICA NO AUTISMO FEMININO

EVIDÊNCIAS CIENTÍFICAS PARA A PRÁTICA CLÍNICA

Este capítulo se concentra na relação entre genética e autismo em mulheres, destacando a importância de se considerar as diferenças de gênero, com ênfase nas peculiaridades e manifestações clínicas distintas. Da pesquisa à prática clínica, à medida em que avançamos no entendimento dessa complexa interação genético-fenotípica, surgem novas possibilidades para diagnósticos e intervenções mais precisas.

THAÍS CIDÁLIA VIEIRA GIGONZAC

Thaís Cidália Vieira Gigonzac

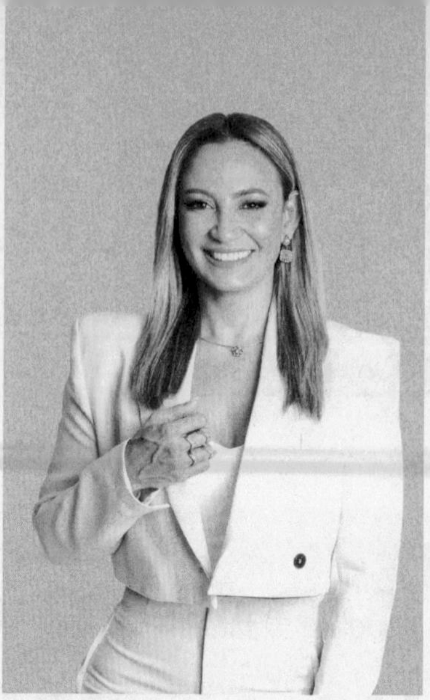

Biomédica pela Universidade Federal de Goiás (UFG), possui pós-doutorado em Genética, doutora em Biologia Celular e Molecular, mestre em Biologia (Genética) pela Universidade Federal de Goiás (UFG) e especialista em Docência Universitária. Professora e pesquisadora da Universidade Estadual de Goiás (UEG) e do mestrado em Genética da PUC-GO (MGENE). Pesquisadora colaboradora no Núcleo de Pesquisas Replicon/PUC-GO, autora de livros e artigos sobre genética e autismo. Biomédica geneticista há 20 anos no serviço de genética do LAGENE, pelo sistema público de saúde em Goiás (CRER/SES-GO), atuando com exames genéticos, pesquisas e aconselhamento genético de famílias. Geneticista responsável pelo Centro de Genética com Excelência (CEGENE) e integrante de equipes multiprofissionais em clínicas de atendimento multidisciplinar em Goiânia.

Contatos
thaiscidalia.com.br
geneticacomexecelencia.com.br
thaiscidalia@gmail.com
Instagram: @thaiscidalia
62 99964 2122

Thaís Cidália Vieira Gigonzac

Cada pessoa autista é única, e tem suas particularidades, e cada particularidade importa.
Thaís Cidália

A genética como guia para melhor compreensão do autismo feminino

O reconhecimento da importância da genética no autismo feminino pode levar a uma abordagem mais inclusiva na pesquisa clínica e na prática médica. Muitas vezes, as características autísticas em mulheres podem ser mascaradas por habilidades sociais aparentemente mais desenvolvidas, o que pode levar a subdiagnósticos ou diagnósticos tardios.

Uma melhor compreensão das bases genéticas específicas pode contribuir fornecendo informações valiosas sobre as complexas interações entre genes e ambiente, auxiliando no entendimento do quadro clínico, diagnóstico precoce e intervenção mais assertiva e personalizada.

Investigações aprofundadas nesse campo têm o potencial não apenas de esclarecer a variabilidade no espectro autista, como também de informar estratégias terapêuticas e de apoio mais direcionadas, contribuindo para uma abordagem mais abrangente e sensível às necessidades específicas das mulheres com autismo.

Existem centenas de genes relacionados ao autismo que desempenham funções cruciais no desenvolvimento e funcionamento do sistema nervoso, afetando aspectos do desenvolvimento cerebral e da comunicação neural (SATTERSTROM et al., 2020; NISAR; HARIS, 2023). A compreensão do papel desses genes se torna importante em vários aspectos como:

Melhoria do diagnóstico

A identificação de fatores genéticos específicos pode contribuir para a melhoria do diagnóstico do autismo. A compreensão das bases genéticas pode levar a biomarcadores mais precisos e a critérios diagnósticos mais refinados, especialmente levando em consideração as variações de expressão fenotípica entre meninos e meninas (BUCH et al., 2023, NISAR; HARIS, 2023).

Exploração de mecanismos de compensação

Em casos em que existem mecanismos de compensação, a compreensão das funções dos genes pode ajudar pesquisadores e profissionais a entenderem como algumas mulheres conseguem atenuar os efeitos de variantes genéticas associadas ao autismo. Isso pode abrir caminho para estratégias terapêuticas que fortalecem esses mecanismos compensatórios (JACK et al., 2021; CUPPENS et al., 2023).

Aconselhamento genético

Segundo Hellquist et al. (2022), para famílias com histórico de autismo, o aconselhamento genético e a identificação de variantes genéticas específicas podem fornecer informações importantes sobre autismo sindrômico e não sindrômico, possíveis comorbidades associadas e o risco de recorrência em futuras gestações.

Identificação de alvos terapêuticos e estratégias de prevenção

Compreender as funções específicas desses genes relacionados ao autismo pode fornecer ainda informações valiosas para a identificação de alvos terapêuticos, com tratamentos mais direcionados e eficazes para o transtorno e intervenções mais específicas e adaptadas às necessidades únicas de cada pessoa (STAFFORD et al., 2022). Além disso, com um entendimento mais profundo das bases genéticas, pode-se explorar estratégias de prevenção, especialmente em casos em que fatores genéticos específicos estão associados a um risco aumentado de autismo (SHAFQAT et al., 2022).

A compreensão das funções dos genes envolvidos no autismo permite traduzir dados científicos em benefícios práticos para os autistas, suas famílias e a comunidade científica como um todo. Quando falamos em autismo feminino, esse conhecimento tem contribuído para avanços significativos em diagnóstico, tratamento e intervenção (HELLQUIST, et al., 2022, CUPPENS et al., 2023).

Variantes genéticas, diferenças de gênero e heterogeneidade fenotípica do autismo

As evidências científicas acumuladas sugerem fortemente que o autismo tem uma base genética substancial. Estudos de famílias, gêmeos e análises de associação genômica ampla (GWAS) identificaram uma variedade de genes associados ao autismo (MATOBA et al., 2020; SATTERSTROM et al., 2020). No entanto, o entendimento da arquitetura genética específica em mulheres permanece um desafio, dada a complexidade e heterogeneidade do transtorno (CUPPENS et al., 2023).

Embora muitos dos genes associados ao autismo sejam compartilhados entre homens e mulheres, existem evidências de que algumas variantes genéticas podem ter efeitos diferenciados nos sexos (KISSEL; WERLING, 2022).

Uma pesquisa recente, com base em análise neurogenética, conduzida por Allison Jack (JACK et al., 2021), destaca a importância de investigar genes relacionados ao desenvolvimento cerebral, regulação hormonal e vias sinápticas específicas para compreender melhor as diferenças de gênero na expressão fenotípica do autismo. As funções específicas desses genes relacionados ao autismo podem variar, refletindo em uma heterogeneidade fenotípica substancial que limita a nossa compreensão quanto a sua etiologia genética (TISATO et al., 2021).

No estudo de Floris et al. (2022) os pesquisadores destacam as evidências de que fatores genéticos, hormonais e neuroimunes têm efeitos importantes sobre a diferenciação sexual e vias implicadas em condições de neurodesenvolvimento, como autismo. Sendo assim, é possível relacionar os mecanismos neurobiológicos originados do genoma com as diferenças no fenótipo neural e comportamental, especificamente, nos diferentes sexos.

Expressão gênica diferencial e epigenética

O Centro de Pesquisa do Autismo da Universidade de Cambridge, no Reino Unido, tem explorado a relação entre genes expressos em regiões específicas do cérebro, com o gênero, o desenvolvimento pré-natal e autismo. De acordo com o grupo de pesquisadores dessa universidade, existe uma expressão diferencial dos genes com base no sexo e em hormônios gonadais, o que reforça a complexidade das interações genéticas e hormonais que podem estar envolvidas nessas regiões cerebrais (TSOMPANIDIS et al., 2023).

Em homens autistas, células progenitoras neurais e células gliais radiais apresentam uma expressão gênica aumentada em várias regiões do genoma. Além disso, genes regulados positivamente por di-hidrotestosterona (DHT) e estrogênio ficaram mais ativos nessas regiões. As evidências sugerem que o DHT pode estimular a proliferação de células intermediárias e células gliais radiais, contribuindo para uma expansão cortical atípica que pode afetar a sinalização neuronal excitatória devido ao aumento da área da superfície cortical.

Alguns genes relacionados a potenciais pós-sinápticos excitatórios, e genes associados ao autismo que afetam linhagens neuronais excitatórias, são desregulados por DHT em autistas do sexo masculino. Isso pode resultar em um desequilíbrio entre excitação e inibição, sendo mais afetado, de maneira assimétrica, em indivíduos autistas do sexo masculino.

Por outro lado, em autistas do sexo feminino, as regiões do genoma que apresentam diferenças nas expressões genéticas estão relacionadas a neurônios excitatórios mais diferenciados e genes regulados negativamente por estrogênio, mas não por DHT. Essa observação é consistente com descobertas clínicas que sugerem um possível desequilíbrio entre andrógenos e estrogênios em mulheres autistas, em oposição aos níveis elevados de esteroides em todas as vias (TSOMPANIDIS et al., 2023).

Mecanismos epigenéticos associados à regulação da expressão gênica, também desempenham um papel na manifestação clínica do autismo, pois podem influenciar a maneira como os genes são expressos e, assim, afetar o desenvolvimento neural (TISATO et al., 2021).

No estudo de Tsompanidis et al. (2023), os pesquisadores destacam que o desenvolvimento do autismo está, em parte, vinculado a fatores que medeiam as diferenças fisiológicas de sexo ao longo do desenvolvimento. De fato, existe uma relação molecular entre vias genéticas, o desenvolvimento do sistema nervoso e diferenças de gênero. Tais vias genéticas geralmente estão conectadas a processos hormonais e podem influenciar a regulação endócrina. Isso sugere que as variações genéticas podem influenciar diferenças biológicas entre os sexos, podendo desempenhar um papel crucial na manifestação de características específicas associadas a um determinado sexo (WARRIER et al., 2022). Existe, portanto, uma interconexão complexa entre as vias genéticas relacionadas ao neurodesenvolvimento, instabilidade genética, diferenças de gênero e o sistema endócrino.

Kissel e Werling (2022) fizeram uma investigação em larga escala das atividades genéticas no cérebro humano por meio da análise de transcrições gênicas, que demonstrou uma visão abrangente das interações entre genes e processos funcionais e as relações entre a diferenciação de sexo e as alterações na neurobiologia do autismo. Os resultados revelam ainda alterações na expressão gênica no cérebro de indivíduos autistas com uma elevação da expressão de conjuntos de genes relacionados a células gliais/imunológicas em homens, e expressão com viés feminino de genes associados a neurônios, sugerindo papéis potenciais desses tipos celulares nos mecanismos diferenciais de risco para o autismo por sexo.

Contudo, a validação e exploração mais aprofundada desses mecanismos enfrentam desafios devido aos dados disponíveis, uma vez que os estudos existentes ainda são insuficientes quanto à amostra feminina. O fato é que existe uma complexidade da interação entre fatores genéticos e hormonais no desenvolvimento do autismo, indicando a necessidade de mais pesquisas para compreender completamente essas relações.

Fatores de proteção feminina e a compensação em mulheres

Diversas linhas de pesquisas em todo o mundo buscam esclarecer os mecanismos biológicos que explicam a maior prevalência do transtorno do espectro autista (TEA) em indivíduos do sexo masculino em comparação com os do sexo feminino.

Uma teoria amplamente discutida sugere a existência de Fatores de Proteção Feminina (FPF), que se baseia na existência de genes de risco para o transtorno do espectro autista, que interagem com processos diferenciais de gênero, contribuindo, assim, para o viés masculino na prevalência do autismo (ZHANG et al., 2020; WIGDOR et al., 2022).

De acordo com Dougherty et al., (2022) o "efeito protetor feminino" (FPE) prevê que homens e mulheres tenham "limiares diferentes" e defendem um modelo de "limiar de responsabilidade". Segundo essa teoria, homens e mulheres teriam limiares diferentes para manifestar o TEA, sugerindo que as mulheres necessitariam de um número maior ou uma magnitude maior de fatores de risco para desenvolver o TEA.

Outra intrigante área de pesquisa envolve a hipótese de "Compensação" em mulheres portadoras de variantes genéticas associadas ao autismo. Algumas evidências sugerem que as mulheres podem apresentar mecanismos compensatórios, tanto genéticos quanto neurais, que atenuam os efeitos das variantes patogênicas. Essa capacidade de compensação pode contribuir para a expressão fenotípica diferenciada em algumas mulheres com autismo (ZHANG et al., 2020).

Os dados indicam ainda que a deficiência da expressão de genes candidatos para o TEA ocorre de maneira diferente no cérebro feminino, sugerindo que é necessária uma "carga genética" alterada maior nas mulheres para atingir o limiar para um diagnóstico. Assim, as mulheres são mais propensas a serem "compensadas" pela coexpressão de outros genes, contribuindo, assim, para a maior prevalência do TEA em indivíduos do sexo masculino (ZHANG et al., 2020).

Portanto, existem evidências científicas significativas para o "efeito protetor feminino" no TEA, demonstrando que a diferença de gênero nesse transtorno pode ser explicada por meio de diferentes aspectos, como mutações de novo, níveis de expressão gênica e a rede funcional.

Vale ressaltar que existe também uma complexidade de mecanismos subjacentes, e estudos futuros devem integrar diversos aspectos, como variantes herdadas, fatores epigenéticos, variantes estruturais, fatores ambientais e níveis de mRNA, para uma compreensão ainda mais abrangente da diferença de gênero no TEA.

Implicações clínicas e perspectivas futuras

O entendimento aprimorado da genética do autismo em mulheres tem implicações significativas para a prática clínica, desde o diagnóstico ao desenvolvimento de intervenções eficientes e personalizadas. A identificação de biomarcadores específicos de gênero e a compreensão dos mecanismos compensatórios podem orientar abordagens terapêuticas mais eficazes.

Uma compreensão mais aprofundada das bases genéticas específicas pode contribuir para a identificação precoce e intervenção personalizada, promovendo melhor qualidade de vida para as mulheres autistas, bem como para suas famílias.

Referências

BUCH, A. M. et al. Molecular and network-level mechanisms explaining individual differences in autism spectrum disorder. *Nature Neuroscience*, v. 26, n. 4, p. 650-663, 2023.

CUPPENS, T. et al. Sex difference contributes to phenotypic diversity in individuals with neurodevelopmental disorders. *Frontiers in Pediatrics*, v. 11, p. 1172154, 2023.

DOUGHERTY, J. D. et al. Can the "female protective effect" liability threshold model explain sex differences in autism spectrum disorder? *Neuron*, 2022.

FLORIS, D. L. et al. The link between autism and sex-specific neuroanatomy, and associated cognition and gene expression. *medRxiv*, p. 2022.03. 18.22272409, 2022.

HELLQUIST, A.; TAMMIMIES, K. Access, utilization, and awareness for clinical genetic testing in autism spectrum disorder in Sweden: A survey study. *Autism*, v. 26, n. 7, p. 1795-1804, 2022.

JACK, A. et al. A neurogenetic analysis of female autism. *Brain*, v. 144, n. 6, p. 1911-1926, 2021.

KISSEL, L. T.; WERLING, D. M. Neural transcriptomic analysis of sex differences in autism spectrum disorder: current insights and future directions. *Biological Psychiatry*, v. 91, n. 1, p. 53-60, 2022.

LAWRENCE, K. E. et al. Impact of autism genetic risk on brain connectivity: a mechanism for the female protective effect. *Brain*, v. 145, n. 1, p. 378-387, 2022.

MATOBA, N. et al. Common genetic risk variants identified in the SPARK cohort support DDHD2 as a candidate risk gene for autism. *Translational Psychiatry*, v. 10, n. 1, p. 265, 2020.

NISAR, S.; HARIS, M. Neuroimaging genetics approaches to identify new biomarkers for the early diagnosis of autism spectrum disorder. *Molecular psychiatry*, p. 1-14, 2023.

SATTERSTROM, F. K. et al. Large-scale exome sequencing study implicates both developmental and functional changes in the neurobiology of autism. *Cell*, v. 180, n. 3, p. 568-584. e23, 2020.

SHAFQAT, I.; ROSENAU, K. A.; MARTINEZ-AGOSTO, J. A. The role of genetic testing among autistic individuals. *Pediatrics*, v. 149, n. Supplement 4, 2022.

STAFFORD, C. F.; SANCHEZ-LARA, P. A. Impact of Genetic and Genomic Testing on the Clinical Management of Patients with Autism Spectrum Disorder. *Genes*, v. 13, n. 4, p. 585, 2022.

TISATO, V. et al. Genetics and epigenetics of one-carbon metabolism pathway in autism spectrum disorder: a sex-specific brain epigenome? *Genes*, v. 12, n. 5, p. 782, 2021.

TSOMPANIDIS, A.; WARRIER, V.; BARON-COHEN, S. The genetics of autism and steroid-related traits in prenatal and postnatal life. *Frontiers in Endocrinology*, v. 14, p. 1126036, 2023.

WARRIER, V. et al. Genetic correlates of phenotypic heterogeneity in autism. *Nature Genetics*, v. 54, n. 9, p. 1293-1304, 2022.

WIGDOR, E. M. et al. The female protective effect against autism spectrum disorder. *Cell Genomics*, v. 2, n. 6, 2022.

ZHANG, Y. et al. Genetic evidence of gender difference in autism spectrum disorder supports the female-protective effect. *Translational psychiatry*, v. 10, n. 1, p. 4, 2020.

07

O FENÓTIPO AMPLIADO DO TEA (FAA)

Sabe-se que vários estudiosos têm dedicado seu tempo para identificar as expressões mais leves que compõem os traços do Transtorno do Espectro Autista em parentes de primeiro grau (principalmente em pais, irmãos e avós) e que são definidas como Fenótipo Ampliado do Autismo – FAA. Sendo assim, este capítulo buscou trazer dados inerentes às informações supracitadas por meio de uma história baseada em fatos reais, composta de uma linguagem de fácil entendimento e com a finalidade de expandir e disseminar informações a respeito do FAA.

EDNA LOPES BATISTA BENTO

Edna Lopes Batista Bento

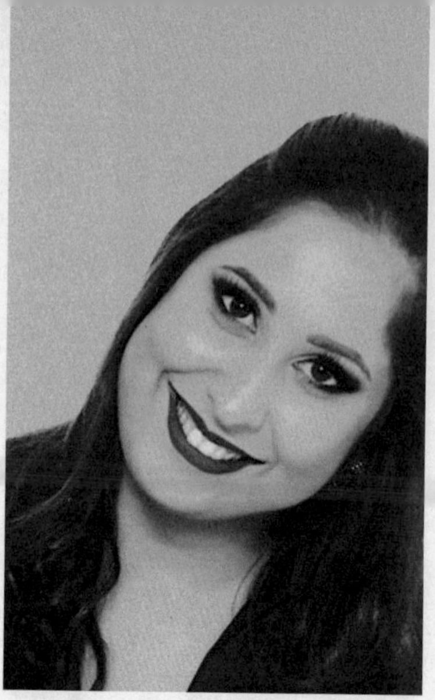

Graduada em Psicologia pela Universidade do Vale do Itajaí (UNIVALI) - 2017. Pós-graduada em Análise do Comportamento Aplicada e Avaliação Psicológica. Formação em Terapia Cognitivo-comportamental e em Psicopatologia Infantil. Certificada do Módulo Introdutório do Modelo Denver de Intervenção Precoce (UF DAVIS), Módulos 101 e 201 do Modelo DIR/Floortime (ICDL) e Módulos T, 1, 2, 3 e 4 da ADOS 2. Autoria e apresentação dos seguintes temas no 1ª Congresso Brasileiro sobre Transtorno do Espectro Autista (TEA): Diálogos entre psicologia, saúde e educação: a eficácia da Intervenção ABA e Estratégias naturalistas baseadas no modelo Denver de intervenção precoce: um estudo de caso; O espectro feminino e as estratégias de camuflagem social. Inúmeros cursos voltados para os transtornos do neurodesenvolvimento. Proprietária da Clínica Edna Bento Psicologia e Terapias Integradas. Neurodiversa e mãe atípica do Mateus de 14 anos. Apaixonada pelo desenvolvimento infantil.

Contatos
ednalopes_tj@hotmail.com
Instagram: @ednabento_psi

Suspeitamos que o genoma autista – possivelmente em termos de um fenótipo mais amplo do autismo – pode ser responsável, ou pelo menos contribuir para a excelência nas nossas capacidades em engenharia, ciências, matemática, música, TI, talvez mais. Então isso levanta a questão: por que é definido como "um transtorno"?
Catriona Stewart

Era uma vez um casal, João e Carla. Eles eram recém-casados e o amor transbordava entre os dois. Após quatro meses de paixão radiante pós-casamento, Carla descobriu que estava grávida e começou a sonhar, juntamente com João, com o bebê que esperavam. Ambos contavam os segundos para ver o rostinho e conhecer a Maria (nome escolhido para o bebê).

Finalmente, chegou o grande dia. Após exatas 39 semanas e 3 dias, Carla sentiu um líquido escorrendo pelas pernas e se deu conta de que a bolsa havia rompido. Sentiu um misto de dores (contrações) e alegria, pois, finalmente, conheceriam Maria.

A família ficou muito feliz com a chegada daquela bebê tão esperada por todos. Maria foi muito desejada, amada e era a primeira neta de ambos os lados. Maria alcançou todos os marcos esperados para o seu desenvolvimento, ou seja, engatinhou, falou e andou no tempo certo.

Ao completar 3 anos e 2 meses, Carla recebeu uma proposta irrecusável de emprego em uma multinacional e optaram por matricular Maria em uma creche privada no município em que residiam.

O período de adaptação de Maria à nova rotina foi difícil, pois ela chorava muito e às vezes se tornava agressiva com as outras crianças e professores que tentavam acalentá-la. O tempo passou e, após seis meses com a nova rotina, Maria se adaptou e não apresentava mais comportamentos disruptivos e nem desadaptáveis, porém, se incomodava com ruídos, luminosidade e não aceitava muitos toques.

As brincadeiras de Maria com as outras crianças eram interessantes, pois, apesar de Maria ser uma menina meiga e tranquila, ela era ''mandona", e as brincadeiras tinham de ser sempre do seu jeito; se não fossem, ela não brincava. Como Maria era muito esperta, conseguia fazer com que as outras crianças a seguissem.

O tempo passou, e Maria está completando oito anos. Ela se destaca na escola, afinal, sempre foi uma das melhores alunas da turma. Maria se comunica muito bem, mas tudo tem que ser sempre do seu jeito, e ela foge de ambientes barulhentos e com muitas luzes.

Os pais de Maria começaram a achar estranho o fato de ela nunca ter gostado de abraços e não querer brincar com muitas crianças em um parquinho próximo à sua casa. Ela preferia chamar uma amiguinha de cada vez para sua casa, e lá elas brincavam de casinha ou de escolinha (era sempre a mesma brincadeira). Maria personificava sempre a mamãe ou a professora; ela dizia que não gostava do parquinho porque tinha muito barulho e não curtia o toque da areia em seu corpo.

Os pais de Maria a levaram a um neuropediatra, pois leram sobre AUTISMO e perceberam que a filha se encaixava em quase todas as características. O médico a encaminhou para uma avaliação psicológica. Durante o processo de avaliação psicológica, a profissional identificou algumas características, porém, não fechava todos os critérios diagnósticos e disse para os pais de Maria ficarem tranquilos, que não era nada, era apenas a "personalidade forte" de Maria. A profissional não sugeriu nenhum tipo de acompanhamento.

Uma semana após a devolutiva, os pais retornaram ao neuropediatra para mostrar o relatório da avaliação e o profissional falou as seguintes palavras: "O autismo está na cabeça de vocês! Procurem mais coisas para fazer em vez de ficarem buscando coisas que não existem! Sua filha está bem, não inventem mais nada para essa menina! Por favor! Isso é manha, dê mais educação e sejam mais firmes!". João e Carla saíram arrasados do consultório, mas ouviram o profissional, afinal, ele é o médico! O tempo passou e as características de Maria permaneciam ali, alguns dias mais intensas e outros não.

Hoje é o aniversário de 18 anos de Maria. Estão todos radiantes e ela está muito feliz. Ela tem apenas quatro amigos, pois o seu padrão inflexível prejudica os seus relacionamentos interpessoais e profissionais. Apesar de Maria ser muito inteligente e habilidosa, não conseguiu permanecer em um determinado emprego, pois as coisas tinham de ser sempre do seu jeito e ela acabou sendo demitida. Durante a noite de seu aniversário, Maria começou a chorar muito e estava apresentando crises intensas de pânico. Ela não entendia o porquê do seu jeito e, por mais que quisesse ser diferente, não conseguia... ela queria entender por que a areia da praia, luzes e barulhos a incomodavam tanto... E ela não encontrava respostas para suas indagações.

Aos 24 anos, Maria foi mãe de um menino lindo, o Benjamim, fruto de seu relacionamento de quatro anos com Sergio. Aos dois anos Benjamim não falava, não apontava, apresentava comportamentos desadaptativos e intolerância à frustração. Maria se via no seu filho e sempre falava para Sergio: "Eu também era assim, cada criança tem seu tempo. Eu demorei quase seis meses para me adaptar a escola, tudo tinha de ser do meu jeito por conta da minha personalidade forte. Benjamim puxou à mamãe!".

O tempo passou e, hoje, aos quatro anos, Benjamim não fala, só repete cenas de filmes, pula direto e corre de um lado para outro. Ele também não consegue seguir comandos simples, como pegar um copo de água, e não consegue relatar nada sobre o seu dia na escola. A professora de Benjamim chamou Maria e Sergio para uma reunião e comentou sobre os comportamentos da criança. Segundo ela, Benjamim não interagia com os amigos, não sentava para fazer as atividades e não dava função aos objetos. A professora aconselhou buscarem ajuda médica para saber o que estava acontecendo e como lidar com a criança.

Durante a primeira consulta com um neuropediatra, como os sinais e sintomas eram muito evidentes, Benjamim saiu com o diagnóstico de Transtorno do Espectro Autista. Maria e Sergio caíram no choro, mas Maria indagou: "Doutor, eu tinha quase todas essas características, só não tinha dificuldade de comunicação verbal e não verbal e eu não tinha nada... Depois de um tempo recebi o diagnóstico de Transtorno de Ansiedade Generalizada, Transtorno do Pânico e Depressão". Após essa indagação, o neuropediatra falou a respeito do fenótipo ampliado do autismo (FAA) e o quanto é comum encontrarem o FAA em pais de autistas.

Maria e Sergio elaboraram o luto e seguiram com os tratamentos de Benjamim. Maria começou a entender o porquê de algumas características estarem presentes na sua vida e buscou auxílio. Ela sentiu como se tirassem um peso de uma tonelada dos seus ombros e as coisas começaram a fazer mais sentido.

Essa história faz parte da vida de inúmeras pessoas, por isso eu a escolhi para exemplificar de maneira clara e objetiva o FAA. É importante ressaltar que o FAA pode se expressar de diversas maneiras e a expressividade das características elencadas aqui é apenas uma das inúmeras possibilidades.

O FAA é compreendido como sendo uma manifestação mais sutil de um conjunto de características qualitativamente similares às que definem o TEA, em indivíduos que não preenchem todos os critérios diagnósticos (PIVEN et al., 1997). A prevalência de FAA em pais de autistas varia de 12% a 50% (BOLTON et al., 1994; PIVEN et al., 1997; BISHOP et al., 2004; SASSON et al., 2013).

É de fundamental importância ressaltar que o fato de o sujeito não preencher todos os critérios diagnóstico do TEA, mas apresentar algumas características subclínicas do Transtorno, não exclui a necessidade de acompanhamento terapêutico. Os últimos estudos trazem informações importantes referentes ao alto índice de transtornos de ansiedade (TAG, TP), Transtornos de Humor Unipolar e Bipolar, Síndrome de *Burnout*, entre outros quadros clínicos associados ao FAA.

Apesar de serem classificados como subclínicos, os sintomas percebidos em pessoas com FAA geram comprometimentos mensuráveis. Inclusive, pesquisadores da Austrália detectaram que adultos no fenótipo ampliado tendem a ter dificuldades em interpretar corretamente a expressão facial das outras pessoas e, consequentemente, a comunicação não verbal e outros comportamentos podem ser prejudicados (GIGNAC, 2023).

Outro estudo realizado por pesquisadores de Toronto (BERTHOZ et al., 2013) revelou que os pais de crianças autistas tendem a apresentar comportamentos mais semelhantes aos das pessoas autistas do que aos de pessoas neurotípicas. Além disso, elas costumam pontuar mais alto em escalas de alexitimia (dificuldade de expressar emoções) e anedonia social (baixa motivação social).

Quantos aos traços de personalidade, usando o teste "Big Five", uma equipe norte-americana avaliou autistas que responderam muito bem à intervenção para descobrir se eles mantinham uma personalidade autística. Embora esses indivíduos já não cumprissem os critérios diagnósticos para o Transtorno do Espectro Autista, sua personalidade mostrou-se mais parecida com a das pessoas neurotípicas, sendo que, curiosamente, o grupo que "saiu do espectro" apresentou maior nível de extroversão. E, de maneira indistinguível de pessoas neurotípicas, quem teve o nível de suporte reduzido ao longo do tempo não apresentou tantas características do FAA, como indiferença, dificuldade em comunicação pragmática e rigidez comportamental (SUH et al., 2016). Sendo assim, por esse trabalho, inferimos que o suporte a autistas facilita a construção identitária e a aquisição de competências sociais reais, o que deve ser verdade também para quem está no fenótipo ampliado, caso sejam identificados.

No caso de mulheres, sabemos que o diagnóstico costuma ser protelado mesmo quando os traços de autismo são óbvios e se apresentam em quantidade elevada. Então, para meninas e mulheres à margem do espectro, o risco de receberem diagnósticos equivocados ou de terem seu sofrimento subestimado é ainda maior, embora alguns de seus sintomas possam ser incapacitantes.

De fato, quem está no espectro expandido não é exatamente autista. Entretanto, embora não seja um transtorno formalmente classificado, a detecção dimensional do quadro facilita bastante a psicoeducação e o suporte. Além disso, traz a possibilidade de incorporar o lado positivo da sua própria sensibilidade.

Quando a mãe sabe que o barulho das crianças pode deixá-la sobrecarregada porque ela é sensível, é provável que ela se sinta menos culpada. Livre de culpas e autoexigências, ela pode se respeitar mais, usando um cancelador de ruídos em momentos estratégicos e reservando tempo para descompressão, por exemplo.

No livro *Spectrum Women* (ELCHESON, 2018), Catriona Stewart expõe a sua ideia de que são justamente esses traços do espectro autista os fatores responsáveis por competências humanas capazes de beneficiar toda a população. A exemplo de Catriona, outros pesquisadores, como Eric Kandel (2018), apostam no potencial criativo das configurações neurológicas não típicas. Mas, para que cada ser humano desenvolva suas habilidades, a mediação e cuidados personalizados são imprescindíveis.

Portanto, embora Maria tenha se constituído com certo sucesso, imaginamos que a banalização do relato de seus pais ao pediatra possa ter privado aquela criança de recursos valiosos tanto para a regulação emocional quanto para o desenvolvimento de outras habilidades.

Se você que é pai, mãe, irmão ou irmã de autista, ou não tenha nenhum vínculo sanguíneo com sujeitos autistas, mas sofre com algumas das características que compõem o diagnóstico de TEA, busque ajuda profissional, realize uma avaliação psicológica com a finalidade de promover o diagnóstico diferencial e autoconhecimento para a sua vida e, consequentemente, para a vida da sua família. Não deixe para amanhã o que você pode fazer hoje! Não espere a bomba explodir para buscar ajuda, BUSQUE JÁ!

Referências

BERTHOZ, Sylvie et al. Investigating emotional impairments in adults with autism spectrum disorders and the broader autism phenotype. *Psychiatry research*, v. 208, n. 3, p. 257-264, 2013.

BISHOP, D.V.; MAYBERY, M.; MALEY, A.; WONG, D.; HILL, W.; HALLMAYER, J. 2004. *Using self-report to identify the broad phenotype in parents of children with autism spectrum disorders: a study using the Autism--Spectrum Quotient.*

BOLTON, P.; MACDONALD, H.; PICKLES, A.; RIOS, P.; GOODE, S.; CROWSON, M., et al. 1994. *A case-control family history study of autism.*

ELCHESON, J.; STEWART, C.; LESKO, A.; WILLEY, L. H.; CRAFT, S., PURKIS, Y.; JENKINS, C. (2018). *Spectrum women: Walking to the beat of autism.* Jessica Kingsley Publishers.

GIGNAC, G. E.; PALERMO, R.; BOTHE, E.; WALKER, D. L.; WILMER, J. B. (2023). Face perception and facial emotional expression recognition ability: Both unique predictors of the broader autism phenotype. *Quarterly Journal of Experimental Psychology*, 17470218231203679.

KANDEL, Eric R. *The disordered mind: What unusual brains tell us about ourselves.* Hachette UK, 2018.

PIVEN, J.; PALMER, P.; JACOBI, D.; CHILDRESS, D.; ARNDT, S. *Broader autism phenotype: evidence from a family history study of multiple-incidence autism families.*

SASSON, N. J.; LAM, K. S.; CHILDRESS, D.; PARLIER. M.; DANIELS, J. L.; PIVEN, J. 2013. *The Broad Autism Phenotype Questionnaire: Prevalence and Diagnostic Classification.*

SUH, Joyce et al. Ratings of broader autism phenotype and personality traits in optimal outcomes from autism spectrum disorder. *Journal of autism and developmental disorders*, v. 46, p. 3505-3518, 2016.

08

FISIOLOGIA DO TRANSTORNO DO ESPECTRO AUTISTA FEMININO

O estudo das diferenças neurofisiológicas entre cérebros de homens e mulheres neurotípicos já é algo complexo e fascinante. Quando falamos de cérebros de indivíduos com Transtorno do Espectro Autista, o assunto se torna ainda mais delicado e impressionante. Durante anos, a ciência busca definir e delimitar as semelhanças e diferenças fisiológicas existentes entre homens e mulheres. De metáforas envolvendo planetas, trazendo grandes discrepâncias no modo de agir e pensar dos diferentes sexos, como na obra de Gray (1993), à luta do feminismo pela equidade de direitos e deveres entre os sexos, é importante estar ciente na abordagem com base no respeito à pluralidade do ser humano.

PAULA MONTEIRO

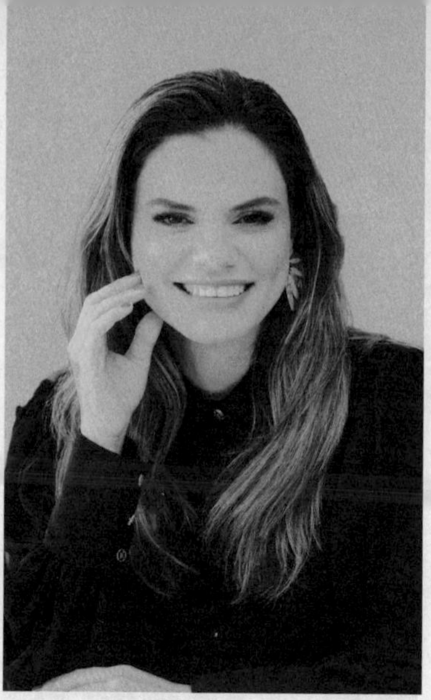

Paula Monteiro

Graduada em Medicina pela UFPB; Pediatria pelo Hospital Das Clínicas da Universidade Federal de Pernambuco; neurologista pediatra pelo Hospital Universitário Oswaldo Cruz; médica preceptora do Serviço de Pediatria e Neuropediatra do Hospital Universitário Walter Cantídio (HUWC), em Fortaleza/CE. Pós-graduada em Acessibilidade, Diversidade e Inclusão pela Faculdade Unise.

Contatos
dra.paulamonteiro.neuroped@gmail.com
Instagram: @dra.paulamonteiro_
85 99107 6232

Diferenças sexuais neurobiológicas no TEA

Nos levantamentos atuais, de acordo com Maenner et al. (2023), o transtorno do espectro autista (TEA) traduz uma prevalência especialmente maior em meninos que em meninas, com cerca de 1 menina para cada 3 meninos com diagnóstico definido. Quando se aprofunda no diagnóstico associado a comorbidades, observamos uma discrepância notadamente importante: a proporção sexual de TEA sem deficiência intelectual é de 16:1; no entanto, a proporção sexual de TEA com deficiência intelectual moderada a grave é de 1,5:1.

Causas como fatores de proteção genética ou teorias comportamentais vêm sendo consolidadas para explicar tal desproporção (HULL et al., 2020).

Lygia Pereira (2023) destaca que "As autistas estão voando abaixo do nosso radar" (p. 299). Há indícios de que o cérebro das meninas já nasce programado para adaptação e camuflagem e, quanto menor o grau de envolvimento, mais difícil ficará o diagnóstico precoce desses casos, levando essas mulheres a passarem os primeiros anos da infância e adolescência abaixo do radar diagnóstico, podendo ter várias repercussões psicológicas como estresse e comorbidades frequentemente encontradas.

As diferenças fisiológicas entre os cérebros masculino e feminino são influenciadas por uma combinação de fatores genéticos, hormonais e ambientais, e podem ser avaliadas quanto às hipóteses dos dismorfismos estruturais, de conectividade e alterações hormonais.

Dismorfismos estruturais e de conectividade neuronal

Li et al. (2022) conduziram uma meta-análise sobre conectividade estrutural em redes de linguagem no transtorno do espectro do autismo por meio de estudos de imagens por tensor de difusão. Observou-se uma significativa redução da substância branca em tratos ligados à linguagem em indivíduos com TEA em comparação com controles NT. Contudo, o estudo de 2022 não abordou as diferenças entre os sexos. Lei et al. (2019), por outro lado, focaram nas alterações de conectividade neural em mulheres com autismo. Meninas com TEA exibiram menor integridade da substância branca em comparação com suas contrapartes NT, uma característica não observada em avaliações em cérebros masculinos. Essas alterações abrangeram diversas comissuras de associação e tratos de projeção, com maior comprometimento no hemisfério cerebral esquerdo, mais comumente relacionado com a fala. Essas disfunções reforçam as limitações na comunicação, conforme os critérios diagnósticos para este transtorno. Os autores atribuem esse maior comprometimento da substância branca em meninas à teoria de maior proteção genética, indicando que as meninas com fenótipo TEA necessitam de maiores alterações estruturais para manifestar sinais e sintomas.

Walsh et al. (2023) identificaram correlações de conectividade cerebral relacionadas ao sexo que estão associadas a mecanismos de compensação em adultos com autismo. Neste estudo, observou-se que as mulheres com autismo possuíam uma maior intensidade nas conexões funcionais entre hipotálamo e circuitos de recompensa, correlacionando com uma maior facilidade em programar comportamentos compensatórios que auxiliem em suas estratégias sociais. Essas descobertas fornecem *insights* valiosos sobre a possível influência de fatores femininos na proteção contra certos aspectos do autismo (p. 316-329).

Estruturas relacionadas a emoções e comportamentos estão cada vez mais sendo estudadas dentro destas diferenças.

A amígdala é uma estrutura cerebral central na regulação das emoções e processamento social, desempenha um papel fundamental na compreensão das peculiaridades do autismo, onde disfunções nessa região podem influenciar significativamente as interações sociais e emocionais. De acordo com Lee et al. (2022), foi observado um padrão de desenvolvimento alterado em regiões cerebrais conectadas à amígdala em pessoas com autismo, especialmente no que diz respeito a padrões diferenciados de comprometimento quando avaliados sexos distintos. Ainda neste estudo, os córtices cingulados anteriores bilaterais foram mais afetados nos homens, enquanto nas mulheres, os giros fusiformes esquerdo e temporal superior foram mais afetados.

A função do sistema parassimpático no autismo revela-se como uma peça-chave na compreensão das respostas emocionais e do equilíbrio interno.

No estudo longitudinal de Muscatello et al. (2022), foram investigadas as mudanças no desenvolvimento e na regulação parassimpática em adolescentes com Transtorno do Espectro Autista. Os pacientes com TEA, especialmente as mulheres, demonstraram menor regulação do sistema parassimpático, significando uma regulação parassimpática reduzida, revelando uma inclinação de desenvolvimento embotada.

Considerando seu papel nos processos sensório-motores, cognitivos e socioafetivos, assim como sua sensibilidade ao desenvolvimento dos hormônios sexuais, o cerebelo emerge como um candidato significativo para a investigação das discrepâncias sexuais relacionadas ao TEA. A pesquisa de Smith et al. (2019) examinou as diferenças de conectividade funcional em repouso do cerebelo entre indivíduos do espectro autista. Foi demonstrado um padrão de hiperconectividade córtico-cerebelar em mulheres diagnosticadas com TEA, contrastando com um padrão de hipoconectividade observado em homens com o mesmo transtorno. Além disso, a conectividade funcional córtico-cerebelar nas mulheres assemelhava-se mais àquela observada em homens NT do que à das mulheres NT.

Entre tantas hipóteses e estudos, precisamos ter um senso crítico e buscar evidências robustas. De acordo com a revisão de neuroimagem de Mo et al. (2021), foram identificadas diferenças de sexo/gênero nos cérebros de indivíduos autistas ao longo de duas décadas de pesquisa, porém, as descobertas das últimas duas décadas ainda não lograram consenso no que tange a regiões ou redes específicas do cérebro que apresentem efeitos consistentes de modulação relacionada ao sexo/gênero.

Dismorfismos hormonais e a masculinização do encéfalo fetal

O papel dos hormônios sexuais no cérebro de indivíduos autistas e não autistas é uma área de estudo contínua e complexa.

Desde o período pré-natal, as alterações hormonais influenciarão no padrão sexual do bebê. Intraútero, a presença elevada de testosterona definirá o desenvolvimento do sistema reprodutor masculino. No entanto, a relação não será direta neste período, uma vez que é um hormônio "feminino", estrogênio, e não a testosterona, que causa as alterações na expressão gênica responsáveis pela masculinização do encéfalo masculino (BEAR et al. 2017).

A testosterona converte-se em estradiol nas células neurais pela enzima aromatase, uma isoenzima do citocromo P450, responsável pela síntese de estrogênios a partir de precursores androgênicos. A aromatase é encontrada principalmente na placenta, folículos dos ovários, com menor presença no fígado, músculo e cérebro (BEAR et al., 2017). Durante o período neonatal, a abundante testosterona converte-se em estrogênio, masculinizando o sistema nervoso em desenvolvimento. Nas meninas, não há uma grande produção de hormônios sexuais durante o período neonatal, portanto, os encéfalos femininos não são afetados do mesmo modo que os encéfalos masculinos (BEAR et al., 2017).

Sayad et al. (2017) identificaram uma associação entre variantes do gene Retinoic Acid-Related Orphan Receptor Alpha (RORA) e o transtorno do espectro do autismo (TEA), conforme destacado em seu estudo publicado na revista Metabolic Brain Disease (p. 1595-1601). O gene receptor alfa de ácido retinoico (RORA) é um gene relacionado a hormônios masculinos e femininos que participa da regulação da transcrição da aromatase. Nos pacientes com TEA, observou-se uma desregulação de sua expressão no córtex pré-frontal e no cerebelo. Também se observam níveis amnióticos e séricos elevados de testosterona em indivíduos com traços autistas, em comparação com NT (SAYAD et al., 2017).

Além da proposta de alterações no sistema serotoninérgico (5-HT), como descrito por Uguz (2021) em relação à modificação dos neurônios 5-HT, observa-se um crescente interesse nas investigações sobre questões hormonais. Especificamente, tem-se estudado a associação entre o uso de ácido valproico (VPA) durante a gestação e um aumento no risco de autismo em descendentes de mulheres expostas a esse medicamento. O VPA exerce influência na fisiologia hormonal ao inibir a aromatase. Hameed et al. (2023) examinaram o impacto do agonista seletivo do receptor de estrogênio acoplado à proteína G (GPER), G1, na atenuação de alterações neurocomportamentais, moleculares e bioquímicas induzidas pelo ácido valproico em um modelo de rato autista. Esses resultados ressaltam a possível aplicação terapêutica do G1, sublinhando a relação entre o ácido valproico e a aromatase no contexto do autismo.

Outros hormônios implicados na fisiologia do autismo e que trazem um campo promissor de intervenção são a ocitocina e vasopressina. Ambos os hormônios peptídicos são sintetizados no hipotálamo e armazenados e secretados via neuro-hipófise (BEAR et al., 2017). Esses peptídeos, além das funções básicas conhecidas de contração uterina, lactação e equilíbrio hídrico, desempenham papéis vitais na regulação do estresse, participando da modulação do afeto, facilitado vínculos sociais e influenciando em comportamentos relacionados ao estabelecimento de conexões emocionais e sociais.

Durante a exploração da neurobiologia do vínculo de casal, os estudos com roedores socialmente monogâmicos, conduzidos por Young, Gobrogge, Liu e Wang (2011), proporcionam *insights* valiosos nessa área específica. Arganazes-do-campo são monogâmicos, enquanto os montanheses são promíscuos, apesar de similaridades físicas e genéticas. Os autores observaram, em secções coronais, variações na distribuição de receptores para ocitocina e vasopressina. O arganaz-do-campo exibe maior densidade de receptores para vasopressina no pálido ventral e para ocitocina no córtex pré-frontal medial e no núcleo accumbens em comparação ao arganaz montanhês. Essas descobertas indicam que a mesma substância pode ter efeitos distintos em espécies diferentes. Em roedores monogâmicos e primatas, receptores para ocitocina em áreas ligadas ao sistema de recompensa sugerem uma relação com conexões sociais e circuitos de motivação.

Baseado nestas premissas, muito se tem pesquisado na busca de tratamentos medicamentosos para melhora dos comportamentos primários do autismo, porém, até o momento, não há evidências robustas que sustentem a suplementação de hormônios para o tratamento de base do TEA (YAMASUE et al., 2020).

Muitos estudos ainda buscam confirmar relações entre substâncias diversas, tanto nos níveis do organismo, quanto de regulações e epigenética, sempre na tentativa de explicar as diferenças de gênero, encontradas no autismo, muitas outras além das aqui citadas, como serotonina, dopamina, alterações em hipocampo e tantas outras envolvidas nas variações no comportamento de assunção de riscos e na resposta às recompensas.

É pouco provável que os desequilíbrios hormonais por si só sejam a única causa do autismo e da disparidade entre gêneros, e as suas interações com fatores genéticos e ambientais ainda estão a ser investigadas. É importante que estudos robustos continuem em busca de tratamentos promissores que busquem tratamentos medicamentosos que possam auxiliar no controle das alterações de comportamento encontradas no TEA.

Conclusão

Com a apresentação fenotípica do autismo feminino difere em vários fatores à dos meninos e uma vez que todos os comportamentos dependem, em última análise, da estrutura e da função do sistema nervoso, podemos prever que os encéfalos de homens e de mulheres com autismo também sejam de alguma forma distintos; ou seja, eles devem apresentar dimorfismos sexuais.

Embora as causas exatas do autismo não sejam totalmente compreendidas, deve-se explorar vários fatores, incluindo influências genéticas, ambientais e hormonais nas respostas que poderão nos levar, a longo prazo, a intervenções que possam trazer cada dia mais qualidade de vida para todos nós.

Referências

BEAR, M.F.; CONNORS, B. W.; PARADISO, M. A. O Sexo e o Sistema Nervoso. In: *Neurociências: Desvendando o Sistema Nervoso*. 4. ed. Porto Alegre: Artmed, 2017. p. 579-614.

GRAY, J. *Homens são de Marte e Mulheres são de Vênus*. Rio de Janeiro: Editora Rocco, 1993.

HAMEED, R. A. et al. G protein-coupled estrogen receptor (GPER) selective agonist G1 attenuates the neurobehavioral, molecular and biochemical alterations induced in a valproic acid rat model of autism. *Life Sci.*, v. 328, p. 121860, 1 set. 2023.

HUGHES, M. M.; SHAW, K. A.; DIRIENZO, M., et al. The Prevalence and Characteristics of Children With Profound Autism, 15 Sites, United States, 2000-2016. *Public Health Reports*, v. 138, n. 6, p. 971-980, 2023.

LEE, J. K. et al. Altered development of amygdala-connected brain regions in males and females with autism. *Journal of Neuroscience*, v. 42, n. 31, p. 6145-6155, 2022.

LEI, J. et al. Altered neural connectivity in females, but not males with autism: Preliminary evidence for the female protective effect from a quality-controlled diffusion tensor imaging study. *Autism Research*, São Paulo, v. 12, n. 10, p. 1472–1483, 2019.

LI, M. et al. Atypical structural connectivity of language networks in autism spectrum disorder: A meta-analysis of diffusion tensor imaging studies. *Autism Research*, São Paulo, v. 15, n. 9, p. 1585-1602, set. 2022.

MAENNER, M. J.; WARREN, Z.; WILLIAMS, A. R., et al. Prevalence and Characteristics of Autism Spectrum Disorder Among Children Aged 8 Years – Autism and Developmental Disabilities Monitoring Network, 11 Sites, United States, 2020. *MMWR Surveill Summ*, v. 72, n. SS-2, p. 1-14, 2023.

MO, K. et al. Sex/gender differences in the human autistic brains: A systematic review of 20 years of neuroimaging research. *NeuroImage: Clinical*, v. 32, p. 102811, 2021.

MUSCATELLO, R. A. et al. Development and Parasympathetic Regulation in Male and Female Adolescents with Autism Spectrum Disorder: A Two-Timepoint Longitudinal Study. *Journal of Autism and Developmental Disorders*, p. 1-14, 2022.

PEREIRA, L. Espectro feminino: as autistas estão voando abaixo do nosso radar. In: CASTRO, T. (Org.). *Simplificando o autismo*. 1. ed. São Paulo: Literare Books International, 2023. p. 295-302.

SAYAD, A. et al. Retinoic acid-related orphan receptor alpha (RORA) variants are associated with autism spectrum disorder. *Metabolic Brain Disease*, São Paulo, v. 32, n. 5, p. 1595-1601, out. 2017.

SMITH, R. E. W. et al. Sex differences in resting-state functional connectivity of the cerebellum in autism spectrum disorder. *Frontiers in human neuroscience*, v. 13, p. 104, 2019.

UGUZ, F. Neonatal and Childhood Outcomes in Offspring of Pregnant Women Using Antidepressant Medications: A Critical Review of Current Meta-Analyses. *J Clin Pharmacol*, v. 61, n. 2, p. 146-158, fev. 2021.

VERONIKI, A. A. et al. Comparative safety of antiepileptic drugs for neurological development in children exposed during pregnancy and breastfeeding: a systematic review and network meta-analysis. *BMJ Open*, São Paulo, v. 7, 2017.

WALSH, M. J. M. et al. Sex-related brain connectivity correlates of compensation in adults with autism: insights into female protection. *Cerebral Cortex*, v. 33, n. 2, p. 316-329, 2023.

09

IMUNOLOGIA NO AUTISMO

O IMPACTO DA INFLAMAÇÃO

A hipótese imunológica é considerada um fator importante na patogênese do autismo, gravidade da apresentação e heterogeneidade fenotípica do espectro. Pensando nisso, este capítulo descreve disfunções imunológicas em pessoas autistas e o impacto da ativação do sistema imunológico materno sobre o feto. O objetivo é elevar a consciência sobre estratégias de otimização da saúde em geral.

LUCIANE MARTIGNONI

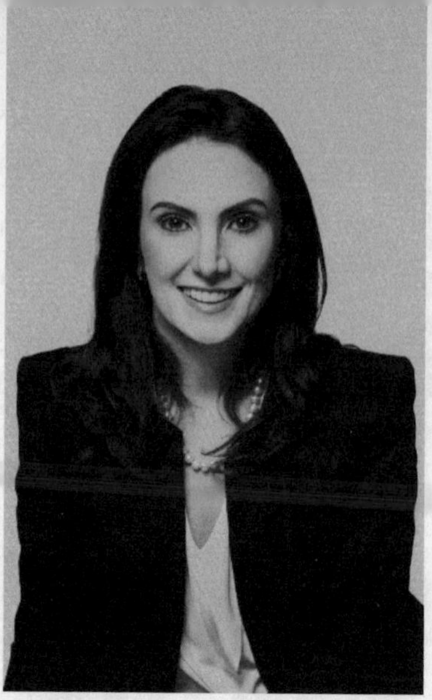

Luciane Martignoni

Graduação em Medicina pela Universidade de Passo Fundo/RS (2006). Residência Médica em Pediatria geral - HSVP/PF (2007-2009). Residência Médica em Alergia e Imunologia UFFS (2016-2018). Mestrado em Ciências Aplicadas à Saúde (turma 2020) pela Unioeste / Campus Francisco Beltrão/PR. Membro da Sociedade Brasileira de Pediatria (SBP). Especialista pela Sociedade Brasileira de Alergia e Imunologia (ASBAI). Membro da World Allergy Organization (WAO). Certificação em autismo. Médica Pediatra em Puericultura de Alto Risco - Centro Regional de Especialidades (Consud - MAAC). Professora universitária de Pediatria na Unioeste/Campus Francisco Beltrão/PR. Membro da diretoria da associação ABAPAI/autismo, Francisco Beltrão/PR. Experiência na área de medicina, com ênfase em pediatria, alergia e imunologia, atuando principalmente nos seguintes temas: puericultura de alto risco, alergia alimentar, alergia respiratória, alergias de pele, imunodeficências primárias e doenças autoinflamatórias.

Contatos
lumartignoni@hotmail.com
54 98172 2020

Pacientes com TEA inflamam mais?

Há relatos de agravamento comportamental após doenças comuns da infância, muitas vezes abrindo o diagnóstico do autismo. Com meu filho Romeo, o diagnóstico veio após uma infecção mão-pé-boca, acompanhada de diarreia. Era visível o quanto ele regrediu diante de um padrão inflamatório exacerbado.

Crianças com TEA apresentam reações adversas a fatores benignos, como imunizações, doenças comuns e fatores ambientais (JYONOUCHI; GENG; DAVIDOW, 2014).

Pacientes com autismo têm maiores chances de precisarem de internações para curarem quadros infecciosos, seja por seus cuidadores atrasarem a ida ao serviço médico por não identificarem um quadro infeccioso, devido à inabilidade do paciente de demonstrar dor ao apresentar processos inflamatórios, e/ou devido a um sistema imune inato e adaptativo, com menos capacidade de ação contra agentes infecciosos.

O TEA tem sido associado ao aumento do diagnóstico de infecções de ouvido, risco de diarreia e resfriado comum, e maiores taxas de infecção durante os primeiros 30 dias de vida (SABOURIN et al., 2019).

De fato, pacientes com autismo apresentam maior produção e liberação de autoanticorpos, de citocinas e quimiocinas, com aumento da permeabilidade entre o sangue e o sistema nervoso (HALLMAYER et al., 2011).

Alergia é uma imunodesregulação, e uma questão importante é a forte associação do autismo com doenças alérgicas. Sabe-se que os sintomas comportamentais do autismo aumentam quando a alergia se agrava.

Dados sugerem que 52% dos autistas sofrem com alergias, o que contrasta com 10% em relação à população controle; dermatites, alergias alimentares e respiratórias, como rinite alérgica e asma, são frequentes. A asma é mais prevalente (26,7%) em autistas do que em grupos-controle (7,3%). Histórico familiar de alergia acomete 30% dos autistas, enquanto esse percentual é de 2,5% para os neurotípicos. O aumento da IgE sérica ocorre em 86,7% dos pacientes com TEA; ainda, apresentam 10 vezes mais chances de ter síndrome do mastócito ativado, e a incidência de testes cutâneos positivos com alérgenos é alta. Estima-se que dos 859 genes presentes nos autistas, 77 também estão presentes em pacientes com certos processos tumorais (CARDOSO; ROCHA, 2021).

Essas alterações influenciam na plasticidade e na função neural, com comprometimento na interação social, comunicação e comportamento dessas pacientes. A identificação de alergias e assertividade no tratamento trará benefícios para o bem-estar e saúde.

Qual é o papel da gestação e das interações neuroimunes no desenvolvimento do autismo?

A gestação humana é um processo complexo que envolve diferentes sistemas fisiológicos tanto da mãe quanto do feto, os quais sofrem influência direta do sistema imune materno.

Na prática diária, atendendo ambulatório de prematuros, nascidos de mães com gestação de alto risco, quando o sistema imunológico materno passou por ativação inflamatória – seja por infecções, diabetes gestacional, eclâmpsia, obesidade ou má nutrição –, observei uma maior prevalência de diagnóstico de autismo para esses bebês em comparação aos atendimentos de puericultura de baixo risco que realizo em consultório particular.

Considerando a influência ambiental durante a gestação para o desencadeamento do autismo, alterações na resposta imunológica, tanto inata quanto adaptativa, podem ter relação com estresse oxidativo e com mecanismos epigenéticos, uma vez que mudanças hormonais, características do estresse oxidativo, podem induzir um processo inflamatório, ativando o eixo hipotálamo-hipófise-adrenal e modificando a expressão gênica (SAVINO, 2022).

Asma, dermatite atópica e rinite alérgica durante o segundo trimestre da gravidez foram associadas com aumento de nascimentos de crianças autistas (MOSTAFA; HAMZA; EL-SHEHAWY, 2008).

MIA é definido de maneira ampla como uma resposta imune ativa que ocorre principalmente durante a gravidez materna. Ocorre por meio de dois mecanismos diferentes. O primeiro envolve respostas imunes a alérgenos externos ou gatilhos patogênicos específicos. Os alérgenos podem levar à asma ou a alergias graves durante a gravidez, e os patógenos podem causar infecções. O segundo mecanismo é mediado pela autoimunidade. Ambas as causas podem levar ao MIA. Quando ocorre o MIA, o sistema imunológico materno é alterado por citocinas, quimiocinas, células inflamatórias e anticorpos. Esses fatores ambientais de risco afetam o desenvolvimento crítico durante o período neurológico no feto e contribuem para a conectividade cerebral alterada na prole MIA, resultando em futuras mudanças no desenvolvimento cognitivo e na atividade neural anormal (RUDOLPH et al., 2018).

Outro fator pré-natal relevante que influencia o risco de patologia do autismo está relacionado à nutrição materna. A nutrição, essencial para a manutenção da vida, é fundamental durante os períodos pré-natal e início da vida de desenvolvimento de órgãos e sistemas e é crucial durante a gravidez para o desenvolvimento saudável da prole. O consumo inadequado de macronutrientes por mães grávidas e/ou lactantes leva a uma dieta com altos níveis de gorduras (independentemente do seu estado de saturação) e pode induzir sobrepeso materno ou obesidade, e diabetes, que coexistem com um estado pró-inflamatório caracterizado pelo aumento da liberação de citocinas.

O microbioma intestinal também pode contribuir diretamente para a sustentação de processos inflamatórios na mãe, para comprometer, por sua vez, o desenvolvimento da prole por sua influência na atividade funcional da micróglia. O aumento de citocinas inflamatórias e autoanticorpos que reagem ao tecido cerebral fetal pode alterar o desenvolvimento sináptico adequado na prole e está ligado a anormalidades comportamentais observadas no TEA, incluindo comportamentos repetitivos, estereotipias, ansiedade e comportamentos sociais prejudicados (LIDDELOW et al., 2017).

Além disso, famílias com pelo menos uma criança com autismo tendem a uma alta carga autoimune, como diabetes tipo 1, tireoidite e artrite reumatoide materna. O risco de TEA na prole é particularmente aumentado quando a autoimunidade materna está em fase ativa durante a gravidez, sugerindo que um estado inflamatório ativo durante a gestação pode influenciar negativamente a trajetória do neurodesenvolvimento fetal (EDMISTON; ASHWOOD; van de WATER, 2016).

Evidências da existência da MIA corroboram com a importância de gestações com planejamento familiar e acesso ao acompanhamento de pré-natal de qualidade, prevenindo doenças, falhas nutricionais e intercorrências gestacionais. O olhar diferenciado para o binômio mãe e bebê proporciona um ambiente intrauterino favorável ao neurodesenvolvimento do feto.

Alergias, hipersensibilidade e intolerâncias alimentares são mais frequentes em pacientes com autismo?

Quando comecei a estudar análise do comportamento, li uma frase que me fez refletir sobre meus pacientes: "Antes de um comportamento, vem um sofrimento". Mantendo esse raciocínio, gostaria de dividir o caso clínico de uma paciente do gênero feminino, autista, com seis anos, em que a mãe me procurou devido ao baixo peso, realizando terapia ocupacional e nutricional devido à grave seletividade alimentar, pois, desde os 18 meses, só aceitava se alimentar com leite batido com frutas na mamadeira, não aceitando engolir alimentos mais pastosos ou sólidos, queixa que me chamou a atenção; e logo pensei: "Qual é o sofrimento que a impedia de se alimentar? Dor ao engolir?", como imunologista, formulei uma hipótese diagnóstica e, após a endoscopia digestiva alta, a resposta para tamanha seletividade alimentar foi explicada por esofagite eosinofílica e inflamação crônica no esôfago, causando dor para deglutir; e nessa paciente o gatilho para tal inflamação alérgica era o leite de vaca.

Em 2011, foi publicado o primeiro *case report* de uma criança com PEA e esofagite eosinofílica (JAROCKA-CYRTA; WASILEWSKA; KACZMARSKI, 2011).

A presença de alergias alimentares em crianças com autismo é cerca de 14% *vs.* 3,5% nas crianças neurotípicas.

Crianças com transtorno do espectro do autismo (TEA) têm cinco vezes mais chances de desenvolver dificuldades alimentares associadas à seletividade alimentar do que crianças sem TEA, e o grupo com TEA tem maior risco de inadequações alimentares. As dificuldades alimentares podem aumentar entre os 15 e 36 meses de vida (ESPOSITO et al., 2020).

A queixa de cólicas, disquesia, distensão, sono agitado por desconforto abdominal, fezes diarreicas e refluxo em bebês que posteriormente recebem o diagnóstico de autismo é substancialmente maior que em bebês neurotípicos. Seriam as alterações na microbiota promovendo e permeabilidade intestinal que levam a um intestino mais sensível, facilitando a absorção de grandes moléculas em autistas alérgicos?

O sistema gastrointestinal é um modelo ideal para analisar a interação entre os genes, as emoções e a microbiota intestinal. A alteração e a perturbação da homeostasia intestinal estimulam mecanismos de início e exacerbação dos sintomas gastrointestinais concomitantes a comorbidades associadas, explicitando o quão importante é a manutenção da composição da microbiota intestinal e a integração do eixo intestino-microbiota-cérebro (PANDURO et al., 2017).

O intestino é o maior órgão imunológico do corpo humano. Pesquisas clínicas em pacientes autistas e com sintomas gastrointestinais evidenciaram uma mucosa intestinal com perfil pró-inflamatório. Segundo alguns estudos, até 85% dos pacientes com TEA apresentam distúrbios gastrointestinais.

O diagnóstico diferencial é muito importante na abordagem integral do autismo, pois muitas comorbidades podem ser "facilmente tratadas", melhorando significativamente a saúde do paciente.

Referências

CARDOSO R. R. A.; ROCHA, M. M. *Brasília Med,* 2021, 1-4.

CAREAGA, M.; van de WATER J.; ASHWOOD, P. *Neurotherapeutics,* 2010, Pubmed, 283-92.

EDMISTON, E.; ASHWOOD P; van de WATER, J. *Biol Psychiatry.* 2017, PMID, 383-390.

ESPOSITO, M,; MIRIZZI, P.; FADDA, R.; CHIARA, P.; RICCIARDI, O. et al. *Int. J. Environ. Res. Public Health,* Pubmed, 5092.

HALLMAYER, J.; CLEVELAND, S.; TORRES, A.; PHILLIPS, J.; COHEN, B.; TORIGOE, T. et al. Archives of General Psychiatry, 2011, 1095-102.

JAROCKA-CYRTA, E.; WASILEWSKA, J.; KACZMARSKI, M. G. *Journal of Autism and Developmental Disorders,* 2011, Pubmed, 372-374.

JYONOUCHI, H.; GENG, L.; DAVIDOW, A. L. *Journal of Neuroinflammation,* 2014, Pubmed, 187.

LIDDELOW, S. A.; GUTTENPLAN, K. A.; CLARKE, L. E.; BENNETT, F. C.; BOHLEN, C. J. *Nature,* 2017, Epub, 481-487.

MOSTAFA, G.; HAMZA, R.; EL-SHAHAWI, H, *Journal of Pediatric Neurology,* 2008, Thieme, 115-123.

RUDOLPH, M. D.; GRAHAM, A. M.; FECZKO, E.; MIRANDA-DOMINGEZ, O, et al., Nature Neuroscience, 2018, *Nature,* 756-772.

SABOURIN, K. R.; REYNOLDS, A.; SCHENDEL, D. ROSENBERG, S.; CROEN, L. A., et al. Autism Research, 2019, Wiley, 136-146.

SAVINO, W. *Neuroimunomodulação: Interações Imunoneuroendócrinas na Saúde e na Doença.* São Paulo: Editora Atheneu Ltda, 2022. p. 494-505.

PANDURO, A.; RIVERA-IÑIGUEZ, I.; SEPULVEDA-VILLEGAS, M.; ROMAN, S. *World J Gastroenterol.* 2017, Pubmed, 303.

10

A IMPORTÂNCIA DO SONO

A relação entre autismo e sono é complexa. Alguns estudos já conseguem explicar esse fenômeno que parece ter uma variedade de fatores biopsicossociais como influência. As mulheres e meninas podem enfrentar desafios únicos, que afetam seu sono, incluindo mudanças hormonais, distúrbios da saúde mental e sobrecarga por excesso de camuflagem. Viabilizar estratégias pontuais pode auxiliar nas necessidades individuais.

THAIS FRADE

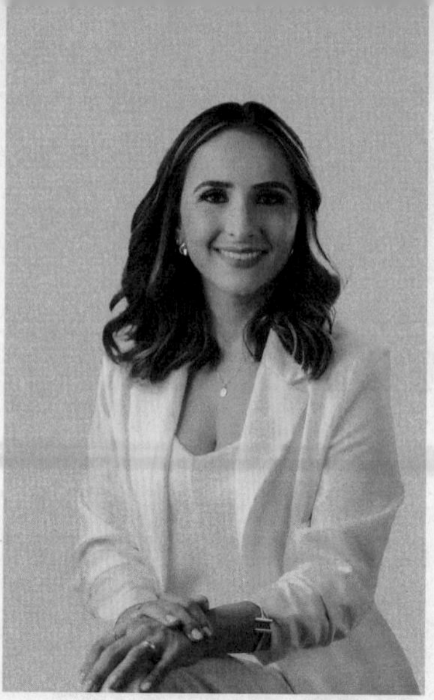

Thais Frade

Psicóloga com especialização multiprofissional em Medicina do Sono pelo Instituto do Sono no Brasil. Possui formação em Transtornos do Neurodesenvolvimento e Sono, com foco em TEA, TDAH e TOD. Mãe, palestrante e mentora de profissionais que buscam tratar e prevenir a insônia pediátrica com base em evidências científicas.

Contato
Instagram: @thaisfrade_

"Eu poderia dizer que sou uma daquelas pessoas sem problemas graves. Estou fisicamente saudável, moro numa casa bonita e a minha família me ama. Porém, por ser autista, as mudanças de rotina afetam o meu sono desde a infância. Mesmo eventos alegres sempre me deixaram desperta e ansiosa à noite. Quando chegavam as férias, eu passava várias noites insone. Na volta às aulas, meus pensamentos ficavam acelerados à noite, especialmente se havia novos alunos em classe. Depois de ter desgastado vários dentes por causa do bruxismo, comecei a acreditar que, mesmo sendo autista nível 1 de suporte, eu também preciso de muito apoio para enfrentar períodos de transição."

(V.K.F. – autorrelato)

Pesquisas apontam que o sono afeta o nosso desempenho diário, assim como nossa saúde física e mental (SIMON, 2022). Não existe "se acostumar a dormir pouco", pois as consequências da privação de sono sempre aparecerão. Enquanto dormimos, o organismo exerce suas principais funções restauradoras. Dormir bem fortalece o sistema imunológico, libera a produção de alguns hormônios e consolida a memória. Dessa forma, manter um sono reparador irá te ajudar a:

- manter um peso saudável;
- diminuir o risco de desenvolver doenças como diabetes e problemas cardiovasculares;
- adoecer menos;
- reduzir o estresse;
- melhorar o humor e a sociabilidade;
- melhorar a concentração;
- evitar acidentes causados pelo cansaço.

Sabe-se que os estudos sobre a função biológica do sono ainda são escassos; entretanto, já se pode afirmar que a privação de sono causa consequências a curto e longo prazo, como:

- **curto prazo:** prejuízo da atenção e concentração; piora da qualidade de vida; instabilidade emocional; aumento da sensibilidade à dor; e diminuição da produtividade;
- **longo prazo:** Doenças coronárias; insuficiência cardíaca; aumento da pressão arterial; obesidade; acidente vascular cerebral; distúrbios na imunidade; depressão e prejuízo na memória.

O sono do autista

A ciência do sono ainda é muito nova. A compreensão completa da fisiopatologia dos distúrbios do sono em crianças com transtorno do espectro autista (TEA) ainda está sendo estudada. Entretanto, alguns estudos já conseguem explicar esse fenômeno. A relação entre autismo e sono é complexa. Pesquisadores sugerem que uma variedade de fatores biopsicossociais pode influenciar o sono de pessoas autistas e que seu cérebro tende a ser hiperfuncionante durante esse período. A literatura mostra que cerca de 86% das crianças autistas em fase escolar apresentam distúrbios do sono (ESTES, 2023). Na infância e na adolescência, esse percentual varia entre 50% e 80%. Vale ressaltar que problemas de sono tendem a se agravar com o avanço da idade se não forem tratados durante a infância, podendo evoluir para sintomas de transtorno de déficit de atenção e hiperatividade (TDAH) e outros problemas psiquiátricos.

Os problemas ou distúrbios do sono podem ser caracterizados por:

- dificuldades em iniciar e manter o sono;
- atrasos no ritmo circadiano;
- distúrbios de associações;
- insônia;
- síndrome das pernas inquietas;
- latência do sono prolongada;
- despertar matinal precoce;
- parassonias;
- apneia obstrutiva do sono; entre outros.

Além das dificuldades de sono citadas, é importante observar problemas de sono específicos em mulheres com TEA. Um deles é a hipersonolência menstrual, caracterizada por sintomas constantes ou cíclicos, devido ao período periovulatório.

Diagnóstico de insônia

Para confirmar o diagnóstico de insônia, os sintomas devem ocorrer pelo menos três vezes por semana e permanecer por mais de três meses. Além disso, é necessário que esses sintomas causem um impacto significativo no funcionamento do indivíduo ou da família.

Os médicos utilizam uma variedade de métodos para diagnosticar distúrbios do sono em pessoas com autismo. O principal instrumento recomendado pela Academia Americana de Medicina do Sono (AASM) é, inicialmente, a análise clínica, realizada por meio de anamnese e diário do sono. Em alguns casos, os médicos utilizam uma técnica chamada actigrafia ou actimetria, para diagnosticar atrasos e avanços na fase do sono e ritmo irregular. Esse exame é realizado por meio de um equipamento em formato de relógio de pulso que fornece dados relativamente precisos dos horários de sono e vigília.

Para outros distúrbios do sono, como apneia obstrutiva do sono, de acordo com o DSM-5-TR (APA, 2023), a prevalência é de 1 a 4% em crianças, sem diferenças significativas entre sexos. Quando se trata de adultos, estima-se que entre os norte-americanos cerca de 13% dos homens e 6% das mulheres sofram com 15 ou mais episódios de apneia ou hipopneia obstrutiva por hora de sono. É necessária uma avaliação mais detalhada do sono para fechar um diagnóstico. Nesses casos, é utilizada a polissonografia, um exame não invasivo feito enquanto o paciente está dormindo e que pode ser realizado em clínicas e laboratórios especializados.

Tratamento

O tratamento mais comum para a insônia é o medicamentoso, mas considero importante ressaltar que o tratamento indicado pela medicina do sono, como padrão ouro para tratar insônia, é o comportamental e não farmacológico. Diante disso, diversos estudos mostram a utilização de terapias não farmacológicas para a insônia. Ringdahl (2004), Morin (1999), Becker (2005) nos afirmam isso em seus relatos. Aqui, destaco 5 estratégias mais utilizadas e com forte embasamento científico:

1. **terapia cognitivo-comportamental**: Concentra-se no ensino de técnicas para modificar comportamentos e pensamentos perturbadores que interferem no sono normal e contribuem para a insônia;
2. **controle de estímulos**: O principal objetivo da terapia de controle de estímulos é reduzir a ansiedade ou a excitação condicionada ao momento

de ir para a cama. Especificamente, é implementado um conjunto de instruções destinadas a ressignificar o ambiente ao hábito de dormir;

3. **terapia de restrição de sono**: que simplesmente significa ajustar os horários e manter uma rotina, sem tentar compensar o sono perdido com mais horas na cama durante o dia. Dessa forma, o corpo pode reaprender a dinâmica eficiente do sono;
4. **terapia de relaxamento**: Nos tratamentos baseados em relaxamento, os pacientes aprendem exercícios formais focados na redução da tensão somática (p. ex., relaxamento muscular progressivo, treinamento autogênico) ou pensamentos intrusivos na hora de dormir (p. ex., treinamento de imagens, meditação);
5. **intenção paradoxal**: A intenção paradoxal é uma técnica cognitiva que consiste em persuadir um paciente a se envolver em seu comportamento mais temido. No contexto da insônia, esse tipo de terapia tem como premissa a ideia de que a ansiedade de desempenho inibe o início do sono. Paradoxalmente, se um paciente parar de tentar adormecer e, em vez disso, permanecer acordado o maior tempo possível, espera-se que a ansiedade de desempenho diminua; assim, o sono pode ocorrer mais facilmente.

Para crianças, o tratamento eficaz depende de alguns pilares básicos que devem ser respeitados pela família. Além da rotina com horários definidos (com baixa variabilidade), da exposição à luz natural pela manhã e dos rituais curtos e relaxantes antes de dormir, é fundamental oferecer certa autonomia para as crianças adormecerem sozinhas em seu berço ou cama (SHAO, 2024).

Adultos ou crianças atípicas podem se beneficiar dos quadros visuais, que mostram as etapas de cada momento do ritual, ou quadro de recompensas. É fundamental que as telas não façam parte desse momento; além de hiperestimular o cérebro, elas podem atrasar a liberação de melatonina, causando um distúrbio no ritmo circadiano.

É importante destacar que pessoas com TEA apresentam algumas individualidades, como dificuldade de compreensão dos sinais sociais, de comunicação e apegos a rituais desfavoráveis ao sono, os quais podem atrapalhar as rotinas eficazes na hora de dormir. O ambiente de sono ideal deve ser o mais escuro possível, mas, para algumas pessoas com TEA, manter uma luz noturna pode ajudar no processo de relaxar, tanto no início da noite quanto nos despertares noturnos.

Alguns alimentos e outras substâncias podem comprometer a qualidade do sono. A cafeína, a nicotina, o álcool e outros alimentos estimulantes devem ser evitados nas horas antes de dormir. Outro ponto importante é avaliar a suplementação da ferritina e dosar, com frequência, seu nível no sangue. A atividade física é fundamental no tratamento para insônia comportamental, principalmente no diagnóstico de síndrome das pernas inquietas. **Manter uma exposição regular à luz solar no período da manhã também é algo benéfico**.

Dentro do diagnóstico de autismo, é comum termos comportamentos de padrões restritos e repetitivos, e no tratamento comportamental para insônia, tais características devem ser usadas a nosso favor. Fragmentar o tratamento e ajustar a rotina até que se chegue ao resultado final é uma ótima opção.

Fatores específicos para mulheres e meninas

As mulheres e meninas com autismo podem enfrentar desafios únicos que afetam seu sono, incluindo mudanças hormonais, distúrbios da saúde mental e sobrecarga por excesso de camuflagem. Ansiedade, depressão e transtorno do déficit de atenção e hiperatividade são mais comuns em pessoas com autismo e estão associados a um sono não restaurador, condições estas que se retroalimentam.

Uma pesquisa norte-americana (SARÉ, 2020) traz novas perspectivas sobre as diferenças no padrão de sono das crianças autistas a partir da base de dados SPARK, com mais de 150 mil participantes. Os resultados sugerem uma associação ligeiramente mais forte entre comportamentos repetitivos e problemas de sono diagnosticados em autistas do sexo feminino quando comparadas ao sexo masculino. Já em crianças sem diagnóstico de TEA (irmãos não diagnosticados), a equipe observou uma associação mais forte entre problemas de sono e prejuízos na comunicação social no sexo masculino em comparação com o sexo feminino. Tal resultado, embora mostre aspectos sutis, indica possíveis diferenças entre os sexos na associação de problemas de sono e problemas comportamentais no TEA.

Outro estudo (ESTES, 2023), realizado pela equipe de pesquisadores da Universidade de Washington, avalia as diferenças entre os sexos referentes às queixas sobre alterações de sono na população autista em idade escolar. Por tanto, o relato dos pais foi colhido usando o Questionário de Hábitos de Sono das Crianças. Em seguida, avaliações diretas foram conduzidas para estabelecer o diagnóstico e a capacidade intelectual em 250 crianças autistas de 6 a 12 anos e 114 crianças da mesma faixa etária com desenvolvimento típico. O resultado da análise dos dados indicou que quase 85% das meninas autistas demonstraram problemas de sono em comparação com 65,8% dos meninos autistas. Em contraste, 44,8% das meninas típicas apresentavam queixas relativas ao sono, enquanto 42,4% dos meninos típicos tinham problemas semelhantes. Ou seja, observa-se uma prevalência estatisticamente significativa de distúrbios do sono em meninas autistas. Sendo que as meninas autistas demonstraram maior ansiedade, sonolência e resistência à hora de dormir, além de diminuição do período efetivo de sono. Por outro lado, não houve diferença significativa em sexos quando se trata de: atraso no início do sono, despertares noturnos, parassonias ou distúrbios respiratórios em comparação com os meninos autistas. Ainda nesse estudo, não se observou correlação entre capacidade cognitiva e problemas de sono. Entretanto, as pontuações mais altas de ansiedade estavam diretamente relacionadas a maiores queixas sobre alterações do sono em meninos, mas não para as meninas autistas.

Portanto, abordar esses fatores específicos, ao desenvolver estratégias de manejo, pode ajudar a melhorar a qualidade do sono e o bem-estar geral de meninas e mulheres com autismo. Isso pode incluir a integração de técnicas de gerenciamento de estresse, apoio psicológico e ajustes nas rotinas de sono para acomodar necessidades individuais.

Referências

AMERICAN PSYCHIATRIC ASSOCIATION et al. *DSM-5 TR: Manual Diagnóstico e Estatístico de Transtornos Mentais*. Porto Alegre: Artmed Editora, 2023.

ESTES, A. et al. Sleep problems in autism: Sex differences in the school-age population. *Autism Research*, v. 16, n. 1, p. 164-173, 2023.

SARÉ, R. M.; SMITH, C. B. Association between sleep deficiencies with behavioral problems in autism spectrum disorder: subtle sex differences. *Autism Research*, v. 13, n. 10, p. 1802-1810, 2020.

SIMON, K. C.; NADEL, L.; PAYNE, J. D. The functions of sleep: A cognitive neuroscience perspective. *Proceedings of the National Academy of Sciences*, v. 119, n. 44, p. e2201795119, 2022.

SHAO, Y. et al. Effect of daily light exposure on sleep in polar regions: A meta-analysis. *Journal of Sleep Research*, p. e14144, 2024.

BECKER P. M. Pharmacologic and nonpharmacologic treatments of insomnia. *Neurol Clin,* 23(4):1149-63. 2005.

MORIN C. M. et al. Nonpharmacologic treatment of chronic insomnia. An American Academy of Sleep Medicine review. *Sleep,* 22(8):1134-56. 1999.

RINGDAHL E. N.; PEREIRA S. L.; DELZELL J. E. Jr. Treatment of primary insomnia. *J Am Board Fam Pract,* 17(3):212-9. 2004.

11

EIXO INTESTINO-CÉREBRO
IMPACTO DO MICROBIOMA NO NEURODESENVOLVIMENTO

Este capítulo tem o objetivo de colocar uma lente de aumento no universo do microbioma intestinal, seu papel, desde a infância, na saúde, em doenças crônicas não transmissíveis, na imunidade, e até no comportamento. Revela o que interage nesse ecossistema complexo. Uma jornada pela conexão intestino-cérebro, um olhar para novas terapias e um entendimento mais profundo da saúde.

NATHALIA VIANNA

Nathalia Vianna

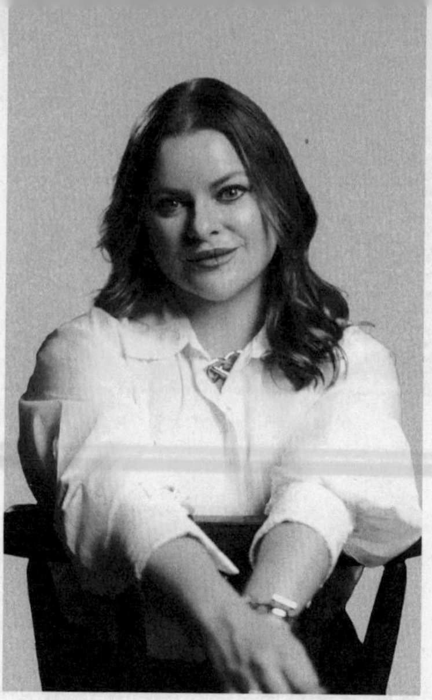

Médica , carioca, formada pela UGF- Universidade Gama Filho , pediatra pelo Instituto Fernandes Figueira/FIOCRUZ. Fez Oncologia Pediátrica na USP, em SP, mas acabou mudando sua trajetória para a medicina de prevenção de doenças e promoção de saúde, especializando-se em Pediatria Funcional Integrativa. Realizou pós-graduações nessa área e tem certificação em TEA pela CTC. Atua em suplementação individualizada, alimentação e cuidados com o intestino e alergias em crianças típicas e atípicas.

Contatos
pedintegral@nathaliavianna.com.br
Instagram: @dra.nathvianna
11 91080 1009

Você já parou para pensar no impacto que trilhões de microrganismos podem ter em um bebê desde seus primeiros momentos de vida? Esse infindável exército de bactérias que reside, principalmente, em nosso intestino, começa a se formar desde o período intrauterino, segundo estudo (GRECH, ALLISON, 2021). Logo após o nascimento, a influência vem de cada abraço, beijo, alimento, engatinhar na grama, pisar na terra. Toda forma de contato com o mundo contribui para a colonização deste novo ser por uma miríade de microrganismos. Mas por que isso é tão importante?

O microbioma de um bebê não é apenas um coadjuvante para, talvez, "evitar a cólica", mas sim um protagonista na sua saúde e desenvolvimento. Desde a imunidade até a digestão, desde a prevenção de doenças até o neurodesenvolvimento, o microbioma tem um papel crucial, porém ainda com conhecimento incipiente comparado ao potencial de descobertas que estão por vir. E, surpreendentemente, até mesmo o comportamento de uma criança pode estar ligado a esses pequenos habitantes invisíveis.

Nesse cenário, a influência na formação desse exército se dá nos detalhes. As escolhas alimentares são cruciais como, por exemplo, evitar o uso de industrializados. Imagine que, um alimento, para ficar na prateleira por um longo período de tempo, precisa que seja coibido o crescimento de outros microrganismos que poderiam estragar o produto alimentício antes mesmo que fosse vendido ou consumido. Para que isso ocorra, foram criados, pela indústria, os conservantes artificiais. Conservantes estes que controlam não somente o crescimento das bactérias na embalagem, como também no nosso organismo, quando o ingerimos. Entendemos, então, o que ocorre, certo? Nossa tropa de bactérias, que viveriam em harmonia com nosso corpo (e as que não são tão simbióticas, assim), sofrem dizimação a cada vez que esses alimentos são consumidos.

O mesmo raciocínio temos para uso desnecessário de antibióticos. Um estudo (MEZZELANI, 2015, p. 145-161) propõe a hipótese que, no primeiro ano de vida, a diminuição da proteção imunológica materna, que ocorre de forma fisiológica, e a imaturidade do sistema imunológico infantil criam uma vulnerabilidade do organismo a doenças infecciosas que, especialmente se tratadas com antibióticos, poderiam facilitar a disbiose e distúrbios gastrointestinais. Esta condição leva a um ciclo vicioso de comprometimento do sistema imunológico relacionado ao aumento da disbiose que leva ao intestino permeável e à produção e absorção de compostos neuroquímicos ou xenobióticos neurotóxicos. Esta alteração afeta a comunicação do "eixo intestino-cérebro" que conecta o intestino ao sistema nervoso central através do sistema imunológico. Assim, as vias metabólicas prejudicadas em crianças autistas podem ser afetadas por alterações genéticas ou por interferência ambiental-xenobiótica.

Ainda nessa linha, temos que, o consumo excessivo de açúcar pode contribuir para o desenvolvimento ou agravamento de infecções fúngicas localizadas ou sistêmicas. Essa relação ocorre principalmente por dois motivos principais:

Muitos fungos, incluindo a Cândida albicans (a levedura mais comumente associada à candidíase), se alimentam de açúcar. Uma dieta rica em açúcares simples pode promover o crescimento excessivo desses organismos no intestino e em outras partes do corpo.

Uma dieta alta em açúcar pode desequilibrar a microbiota intestinal, reduzindo a quantidade de bactérias benéficas e permitindo que fungos como a Cândida cresçam descontroladamente. Isso pode levar a um estado de disbiose intestinal, onde o equilíbrio normal dos microrganismos é perturbado.

Essa condição, por sua vez, pode estar associada a uma variedade de sintomas e condições, como fadiga, digestibilidade, irritações na pele, e até problemas de concentração e humor.

Vemos, então, que a construção da nossa saúde passa, sem dúvidas, por um intestino saudável. Essa construção tem peculiaridades em todos os organismos, mas nas meninas, há detalhes que tornam o mistério bem mais instigante.

No palco misterioso do corpo feminino, ocorre uma dança, uma orquestração de ritmos e ciclos que moldam não apenas o físico, mas também o emocional e o intestinal. Esta dança é conduzida por maestros invisíveis, os hormônios, em uma sinfonia de mudanças tão previsíveis quanto as fases da lua e, ainda assim, tão enigmáticas quanto às profundezas do oceano.

Imagine cada hormônio como uma onda no corpo feminino. Estas ondas, ao se elevarem e caírem, trazem consigo marés de emoções. Como a lua influencia diretamente às marés, os hormônios sopram no humor, transformando a calmaria em tempestade, felicidade em irritação. Esta reviravolta emocional, um balanço no tempo, é a essência da experiência feminina, o que nos torna seres tão inconstantes.

Ainda nessa metáfora, no universo do intestino, que é um ecossistema complexo e vivo, há outra dança em curso. Aqui, os hormônios atuam como ventos que sopram sobre uma floresta, provocando movimentos inconstantes na nossa microbiota intestinal e reverberam também à distância, lá no cérebro. Esses ventos hormonais, ora suaves, ora tempestuosos, afetam a digestão, a absorção, o bem-estar intestinal e a síntese de neurotransmissores. Assim como uma floresta responde à mudança das estações, o intestino responde às oscilações hormonais, um reflexo visceral das variações emocionais acima.

Imagine agora, somado a essa dança complexa, um corpo com um padrão singular, uma sensibilidade por vezes mais aguçada e, indubitavelmente, bela em sua complexidade, como o da mulher autista. Todo esse simbolismo prévio, nos traz um olhar afetuoso para que possamos compreender esses organismos únicos, tanto na visão poética, quanto na ciência pura, dado que, somado ao genoma de cada corpo feminino, temos influência de hormônios e a carga genética de trilhões de bactérias (*Nature* 2012, p. 207-214).

A formação do microbioma é um processo complexo e contínuo. Sutis influências externas podem alterar seu trânsito e sua composição. Provavelmente, você já sentiu que, após aqueles dias em que abusou de açúcar e alimentos industrializados ou ultraprocessados, o funcionamento de seu intestino e seu humor se alteraram. Algumas pessoas podem ter dor abdominal e diarreia, outras têm constipação intestinal. Também sentimos essa alteração, sem nenhuma dúvida, durante certas fases do ciclo menstrual. Esse período é regulado por hormônios, principalmente o estrogênio e a progesterona. Estas flutuações hormonais podem afetar o trânsito intestinal. Os altos níveis de progesterona, que são típicos na fase lútea do ciclo menstrual, podem retardar o trânsito intestinal, levando a sintomas como inchaço e constipação.

Temos, também, a hipótese de que fenótipos autistas mais evidentes nos homens em comparação com as mulheres, até os estudos atuais, podem ser atribuídos ao efeito protetor do estrogênio, à maior diversidade e predominância da microbiota nas mulheres, à menor probabilidadc de as mulheres desenvolverem intestino permeável, neuroinflamação e excitotoxicidade como mecanismos etiológicos.

Apesar dessa tese anterior, mulheres com a síndrome do intestino irritável (SII) muitas vezes relatam uma piora dos sintomas relacionados ao trânsito intestinal durante o período menstrual, revelando de forma cada vez mais evidente uma conexão entre os hormônios sexuais e a função intestinal.

Quando falamos especificamente de eixo intestino-cérebro, a verdade é que temos o intestino como um importante personagem para a saúde mental. O intestino é um local de suma importância, pois a microbiota desempenha um papel fundamental na produção e regulação desses neurotransmissores. Essa comunicação bidirecional pode ocorrer através de vários mecanismos, incluindo a modulação de neurotransmissores, a ativação de vias neurais e a influência sobre o sistema imunológico. Por meio dessas interações, a microbiota pode ter efeitos sobre o humor, o comportamento e a cognição.

Certas cepas de bactérias podem produzir ácido gama-aminobutírico (GABA), um importante neurotransmissor inibitório, essencial na regulação do cérebro da maioria dos autistas que possuem excesso de glutamato, antagonista do GABA. Além disso, algumas bactérias intestinais estão envolvidas na produção de serotonina, um neurotransmissor que afeta o humor, o apetite e o sono.

Ocorre também, nesse rico habitat, produção de uma variedade de metabólitos que podem ter impactos indiretos na função cerebral. Por exemplo, alguns metabólitos podem influenciar a permeabilidade da barreira hematoencefálica ou atuar como precursores de neurotransmissores no cérebro, como o triptofano.

A microbiota também pode influenciar a função cerebral através da modulação do sistema imunológico. Por exemplo, bactérias intestinais podem afetar a liberação de citocinas, que, por sua vez, podem influenciar a função cerebral e o comportamento.

Tendo em vista esse cenário promissor do nosso trato gastrointestinal, concluímos que, para esse ambiente tão complexo, com uma conexão intrínseca e delicada com outros sistemas do organismo, o cuidado com ele deve ser minucioso. Um quadro extremamente comum, atualmente, é a disbiose. Trata-se de um desequilíbrio entre as bactérias simbióticas, ou seja, que auxiliam no funcionamento dessa dança, e as patogênicas, que desorganizam e poluem esse ecossistema. Quando as bactérias patogênicas têm um aumento e consequente diminuição das bactérias "do bem", ocorre diminuição da produção de mucina, substância essencial para manter a integridade da barreira intestinal. Com a diminuição da mucina, temos um aumento da permeabilidade intestinal, o conhecido *leaky-gut*, que leva a passagem de substâncias para a corrente sanguínea que não deveriam ser absorvidas e, portanto, podem sensibilizar o sistema imunológico, levando a quadros como alergias, intoxicações e infecções. A disbiose intestinal também está associada a doenças inflamatórias intestinais e transtornos metabólicos como obesidade e diabetes tipo II. Para além das doenças, um tema recorrente ligado ao intestino seria a diminuição de absorção de micronutrientes. Barreiras intestinais que estão doentes, tendem a diminuir drasticamente a absorção de vitaminas e minerais que são, sabidamente, essenciais para essa engrenagem do eixo intestino-cérebro acontecer da melhor forma, assim como todos os sistemas complexos dos organismos já citados. Sabemos, atualmente, da importância de uma suplementação individualizada adequada para repor aquilo que, infelizmente, nossa alimentação deixa a desejar ou nosso intestino tampouco consegue absorver. Mas se a barreira estiver doente e o consumo excessivo de produtos industrializados, açúcares e farinha branca se mantiverem, não existe milagre que faça esse organismo funcionar no máximo do seu potencial.

Compreender as mudanças que levam à disbiose intestinal e identificar o que contribui para efeitos patológicos são fundamentais para entender o impacto da microbiota na saúde e na doença.

Crianças que estão no espectro têm maior probabilidade de desenvolver sintomas gastrointestinais, como dor abdominal, diarreia crônica, constipação, vômito, refluxo gastroesofágico, infecções intestinais, alergias, intolerâncias alimentares e aumento da permeabilidade intestinal. Esses sintomas podem ser influenciados por diferenças significativas na composição da microbiota intestinal e nos produtos metabólicos entre pacientes com TEA e grupo controle, segundo estudo. A conexão entre o intestino e o cérebro, certamente, tem influência no desenvolvimento cerebral e comportamentos através dos sistemas neuroendócrino, neuroimune e sistema nervoso autônomo (controle neurológico da: pressão arterial, frequência cardíaca, temperatura corporal, digestão, sudorese, micção, evacuação, entre outros). Essas descobertas destacam a importância de compreender o papel e a biologia do microbioma intestinal para esclarecer o surgimento de sintomas gastrointestinais em indivíduos com TEA e suas causas etiopatogênicas (BJØRKLUND, GEIR et al., 2020).

Para tanto, compreendemos quc o intestino desempenha um papel crucial na saúde mental, sendo um ator-chave no palco do neurodesenvolvimento. O cuidado com esse ecossistema deve ser minucioso, pois a disbiose intestinal pode desencadear ou intermediar uma série de desequilíbrios no corpo humano, desde distúrbios gastrointestinais até condições neurológicas, afetando diretamente o desenvolvimento cerebral e os comportamentos.

Em suma, o enredo do microbioma intestinal é uma narrativa fascinante, que transcende os limites do conhecimento atual. À medida que desvendamos os segredos desse mundo microscópico, abrimos portas para uma compreensão mais profunda da complexa relação entre intestino e cérebro, lançando luz sobre novas estratégias terapêuticas e abordagens para promover a saúde integral do ser humano.

Referências:

BJØRKLUND, G. et al. Gastrointestinal alterations in autism spectrum disorder: What do we know? *Neuroscience & Biobehavioral Reviews*, v. 118, p. 111-120, 2020.

EL-ANSARY, A.; BHAT, R. S.; ZAYED, N. Gut microbiome and sex bias in autism spectrum disorders. *Current Behavioral Neuroscience Reports*, v. 7, p. 22-31, 2020.

HOKANSON, K. C. et al. Sex shapes gut–microbiota–brain communication and disease. *Trends in Microbiology*, 2023.

MCELHANON, B. O. et al. Gastrointestinal symptoms in autism spectrum disorder: a meta-analysis. *Pediatrics*, v. 133, n. 5, p. 872-883, 2014.

MEZZELANI, A. et al. Environment, dysbiosis, immunity and sex-specific susceptibility: a translational hypothesis for regressive autism pathogenesis. *Nutritional neuroscience*, v. 18, n. 4, p. 145-161, 2015.

HUTTENHOWER, C.; GEVERS, D. Structure, function and diversity of the healthy human microbiome. *Nature,* v. 486, n. 7402, p. 207-214, 2012.

12

OLHARES ATENTOS ÀS ECOLALIAS

DESVENDANDO O UNIVERSO DA COMUNICAÇÃO POR MEIO DO PROCESSAMENTO GESTALT DA LINGUAGEM

Não há apenas uma forma de aprender linguagem! As ecolalias tardias, ou "unidades gestalts da linguagem", desempenham um papel importante no desenvolvimento da comunicação. É por meio delas que nossas crianças compreendem e se conectam com o mundo ao seu redor. É importante destacar que muitas meninas autistas usam esse estilo de aprendizagem Gestalt da linguagem. Elas "pegam emprestado" trechos inteiros de frases, músicas e expressões que captaram em seu ambiente, utilizando-os como formas de intenção comunicativa e autorregulação. Como parceiros de comunicação, é nossa responsabilidade compreender esses processos para oferecer um apoio comunicativo mais respeitoso, adaptado e eficaz.

TAMIRIS AKBART

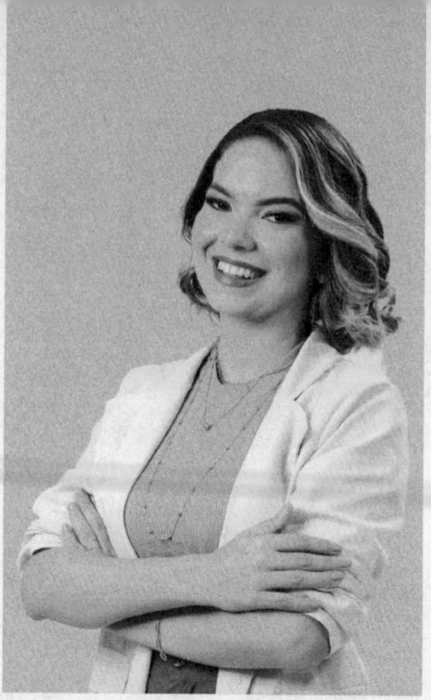

Tamiris Akbart

Fonoaudióloga. Mestre em linguística. Especialista em linguagem. Pós-graduada em desenvolvimento infantil e TEA. Aprimoramento em Apraxia de Fala na Infância – ABRAPRAXIA. Coautora do livro best-seller *Simplificando o Autismo.* Certificações internacionais: Método Prompt nível II, DTTC, ResT, Scerts, Jasper Model, ESDM Denver, ImpACT, Teacch, Floortime e CAA (PODD, Core Words, PECS, LAMP). Diretora da Clínica Brincar – Desenvolvimento Infantil (Vitória/ES). Supervisão e orientação de profissionais e famílias on-line e presencialmente.

Contatos
tamirisakbart@gmail.com
Instagram: @fonotamirisakbart
@brincarterapias
27 99247 3219

Quando se aborda o desenvolvimento da linguagem em crianças, a primeira imagem que muitas pessoas têm em mente é o processo analítico da linguagem, também conhecido como desenvolvimento "típico" da linguagem. Esse processo envolve a construção e a aquisição da linguagem a partir de unidades pequenas (sons/palavras) até unidades maiores, como frases e sentenças. Ele é frequentemente percebido como o "único modo" de aprender linguagem. No entanto, há décadas, pesquisadores têm revolucionado o campo dos estudos da linguagem e desenvolvimento infantil, demonstrando que é essencial considerar uma abordagem alternativa dentro do "desenvolvimento natural da linguagem".

Essa abordagem alternativa pode ser denominada processamento Gestalt da linguagem, também conhecido como ecolalias tardias com função comunicativa. Representa um verdadeiro universo de comunicação utilizado por muitas crianças autistas para se conectar com o mundo. Compreender adequadamente essa perspectiva é crucial, pois milhões de oportunidades de conexão e interação comunicativa podem ser perdidas se não estivermos atentos a essa forma única de aprendizado.

O processamento Gestalt da linguagem refere-se à aprendizagem natural da linguagem a partir de unidades maiores, como frases e sentenças, denominadas *scripts* ou roteiros, com significados próprios e únicos para cada indivíduo. Esse processo avança progressivamente, passando por estágios, até que se alcance a capacidade de desmembrar esses blocos de linguagem em unidades menores, como palavras, e, por fim, aprender a recombinar essas palavras em sua própria linguagem autogerada de modo mais funcional.

Indivíduos que adotam essa forma de comunicação podem ser chamados de comunicadores ou processadores Gestalt da linguagem, incorporando "ecolalias" (gestalts) ao longo do desenvolvimento natural de sua linguagem.

A palavra "Gestalt" significa TODO, representando unidades completas de sons, frases, canções e histórias que o indivíduo utiliza para expressar emoções, sensações e intenções. Essas unidades funcionam como uma trilha sonora de experiências ou episódios de vida, adquiridas e armazenadas de maneira espontânea e natural, e que, em algum momento posterior, poderão ser usadas como forma de comunicação.

Vai além da visão "patológica" de ser apenas um "eco", sendo, na verdade, um "fenômeno linguístico" que caracteriza um meio singular de processamento, interpretação e conexão com o mundo ao redor. Por isso, merece respeito e atenção por parte de familiares, professores e terapeutas que convivem com o indivíduo. Somente por meio de uma escuta ativa e atenção à neurodiversidade será possível oferecer suporte para que avancem e desenvolvam formas flexíveis e funcionais de comunicação.

É essencial destacar que qualquer "trecho" linguístico adquirido naturalmente representa uma "unidade de significado" para um processador Gestalt da linguagem. Esse significado não é determinado pelos adultos, mas sim pela sensação "completa" emocional e social da situação vivida pelo indivíduo. Ao sintonizarmos com a intenção da linguagem, as necessidades regulatórias e o contexto de vida da criança, podemos oferecer suporte mais apropriado e respeitoso para seu desenvolvimento linguístico real e natural.

Os estudos sobre o desenvolvimento natural da linguagem são cruciais para avanços nas áreas de desenvolvimento infantil, neurodiversidade e ciências fonoaudiológicas. Esse campo científico não é recente, há muitas décadas grandes pesquisadores como Ann Peters e Barry Prizant (1983) analisam a aquisição natural de linguagem e a análise do discurso em autistas. Em 2012, a fonoaudióloga Marge Blanc publicou um livro significativo sobre a aquisição de linguagem no espectro do autismo, baseando-se em décadas de estudos e casos clínicos, destacando situações em que as ecolalias foram pontes para a interação até a linguagem autogerada.

Em 2021, Ann Peters descreveu como as crianças naturalmente adquirem suas primeiras "unidades de significado" a partir do fluxo de palavras e estímulos ao seu redor, reforçando que tanto o desenvolvimento analítico quanto o gestáltico podem ocorrer na aprendizagem de linguagem de crianças autistas e não autistas. E destacando que o desenvolvimento gestáltico da linguagem é comum em autistas de diversos níveis de suporte, inclusive em meninas e mulheres autistas nível I de suporte. Elas muitas vezes mascaram seus *scripts* para se adaptar melhor ao meio, mas, sem compreensão de si mesmas e de suas identidades, enfrentam desafios ao longo da vida, sofrendo um desgaste cognitivo e emocional devido ao desconhecimento da sociedade sobre as diversas formas de comunicar e processar linguagem.

Minha criança é um processador Gestalt da linguagem?

Observe atentamente crianças que:

- Falam sequências longas de sons não compreensíveis (fala embolada/pouco articulada).
- Repetem frases ou palavras imediatamente ou mais tarde.
- Repetem constantemente trechos longos aprendidos em histórias, programas de TV, filmes, frases de outras pessoas, músicas etc.
- Demonstram um interesse intenso e repetitivo por músicas, sons ritmados ou entonações.
- Reproduzem partes de vídeos repetidamente, indo e voltando em vídeos do YouTube ou partes de filmes sem parar de maneira estereotipada.
- Não avançam com abordagens terapêuticas tradicionais de linguagem e comportamento que se concentram apenas no desenvolvimento analítico da linguagem.
- Ficam estacionadas em frases, palavras isoladas e sequências repetitivas ininteligíveis de sons/sílabas.

Ao contrário do estilo de "linguagem analítica" mais conhecido, o desenvolvimento Gestalt da linguagem é mais difícil de ser reconhecido, mas não é menos frequente, especialmente entre autistas, embora seja menos conhecido. As "unidades Gestalts" podem ser identificadas por sua melodia, às vezes sendo canções inteiras, mesmo com inteligibilidade/articulação precárias, como visto no exemplo de uma menina autista repetindo "tututatutitotituiaiaiou", que, por meio da melodia, os pais e o terapeuta perceberam ser "seu Lobato tinha um sítio, iá iá ô".

Prizant (2015) descreve um exemplo de uma aluna autista, Eliza, que desenvolveu seus próprios "roteiros" e "neologismos" (palavras inventadas) para expressar sentimentos em momentos de estresse ou ansiedade. Quando o pesquisador chegou à sala de aula, Eliza reagiu com "Ai, uma farpa!" para expressar desconforto. Só depois a professora explicou que isso se referia a um incidente doloroso dois anos antes.

Familiares, terapeutas e professores devem estar atentos e sensíveis a todas as formas de comunicação, especialmente porque as unidades gestálticas, sendo mais longas e com várias palavras, podem ser difíceis de serem articuladas pelas crianças, muitas vezes chegando a ser ininteligíveis, emboladas, apenas murmúrios, pois temos processadores gestálticos que já são falantes e os não falantes (ou minimamente falantes).

Linguagem analítica	Linguagem Gestalt
Aprende linguagem adquirindo palavras únicas e, em seguida, construindo frases de 2 e 3 palavras etc.	Aprende linguagem usando "combinação" de palavras (uma ou muitas palavras) que servem como um único significado.
Palavras únicas carregam significado individual.	A produção de uma única palavra é um estágio posterior do desenvolvimento da linguagem.
A entonação se desenvolve à medida que frases mais longas são produzidas.	Tende a ter preferência por diálogos e interações ricas em entonação e ecoa a melodia da fala dos trechos ouvidos.
É o estilo de aquisição de linguagem mais conhecida e pesquisada.	Menos conhecido e discutido, mas é um tipo de aquisição de linguagem humana

Fonte: palestra da fonoaudióloga Tamiris Akbart no IX Congresso Brasileiro de Comunicação Alternativa - ISAAC BRASIL, 2023.

Conhecendo os seis estágios de aquisição de linguagem natural dos processadores Gestalt de linguagem

A aquisição natural da linguagem é um processo de desenvolvimento usado com crianças que têm um estilo de processamento chamado linguagem Gestalt. Durante o início da linguagem, os processadores Gestalt lidam com a linguagem em pedaços completos, como sequências de palavras que se parecem com um *script*, em vez de usar palavras isoladas para criar frases novas e variadas.

Alguns processadores Gestalt da linguagem passam por esses estágios, desenvolvendo sua comunicação de maneira independente, por meio de estímulos diários e experiências de vida positivas. Outros podem precisar de suporte por meio da terapia fonoaudiológica especializada e sensível à diversidade linguística. Por isso, é crucial que familiares busquem atendimento fonoaudiológico especializado para receber orientações sobre como melhorar a comunicação de seus filhos, permitindo que eles expandam para uma comunicação mais funcional.

Os 6 estágios de desenvolvimento Gestalt da linguagem	
Estágio 1 (ecolalia tardia/ gestalts inteiras).	Fase em que usam blocos inteiros (gestalts) e/ou sequências de sons/sílabas que podem ou não ser inteligíveis (desde frases muito bem articuladas até murmúrios não compreensíveis, mas sempre com entonação presente). Esses *scripts* normalmente vêm de falas de pessoas da sua rotina, propagandas, frases de personagens favoritos, livros, músicas e vídeos. Exemplo de um Gestalt da criança: "Tem um monstro no final deste livro!". Contexto: trata-se de trecho que escuta seus pais lendo de um livro que gosta muito e que usa como *script* quando quer contar sobre algo que está vendo e quer atenção dos adultos.
Estágio 2 (ecolalia mitigada/gestalts quebradas e misturadas).	Nesta fase estão mitigando gestalts maiores do Estágio 1 em pedaços menores. Também estão misturando e combinando partes/pedaços de gestalts "emprestados de outras pessoas ou filmes" em enunciados semiúnicos. Este é também o estágio em que uma criança pode "reduzir" uma Gestalt mais longa. Exemplo do Gestalt se modificando: Forma 1: "Há um monstro no final deste livro!" para "Há um monstro no final!". Forma 2: "Tem um monstro + ali embaixo" para "Tem um monstro".

Estágio 3 (palavras únicas e combinações de duas palavras).	Fase em que dividem os *scripts* em unidades de palavras únicas ou com novas combinações de substantivos. É quando as crianças são, finalmente, capazes de identificar as palavras como unidades únicas de significado e começam a usar uma linguagem mais flexível e própria. Não devemos nos preocupar em cobrar uma gramática correta neste estágio. Exemplos: "Monstro" (substantivo único); "monstro assustador" (combinação de adjetivo + substantivo); "cama de monstro" (combinação de substantivo + preposição + substantivo).
Estágios 4 ao 6 (novas frases e desenvolvimento de sentenças originais com avanços na gramática).	Nessas fases, o indivíduo já consegue construir suas próprias frases ou sentenças, inicialmente com gramática mais simples, mas que vai avançando até a criação de frases com gramática complexa. Vão juntando unidades de palavras individuais para formar suas próprias frases/sentenças. No Estágio 4, estão usando uma gramática básica mas com estruturas já delineadas, e é nesse estágio que podemos começar a apoiar o desenvolvimento gramatical, trazendo elementos de morfossintaxe para as intervenções. Nos estágios 5 ao 6, as crianças começam a usar gramática mais avançada e complexa; é quando a comunicação alcança maior funcionalidade e os diálogos possuem maior flexibilidade comunicativa social, sendo mais bem compreendidas pelos pares. Exemplos: "O monstro afundou" (estágio 4); "O monstro não consegue sair" (estágio 5); "Ele não deveria ter saído de debaixo da cama, e agora?" (estágio 6).

Fonte: Palestra da fonoaudióloga Tamiris Akbart no IX Congresso Brasileiro de Comunicação Alternativa - ISAAC BRASIL, 2023.

Algumas crianças preferem desenvolver a linguagem de maneira analítica, enquanto outras, especialmente autistas, optam pelo processamento Gestalt. Crianças mais novas podem combinar esses dois estilos (Gestalt e analítico). Em geral, independentemente do estilo predominante, apoiar e adaptar ambos os estilos, validando as preferências e as singularidades de cada indivíduo, ampliará seu autoconhecimento e o transformará em um comunicador mais corajoso, alcançando interações mais funcionais e sociais. Por isso, avaliações fonoaudiológicas específicas e detalhadas de todos os níveis de linguagem, especialmente da pragmática, são essenciais e devem fazer parte da análise multidisciplinar diagnóstica e continuada de todos os autistas. Fonoaudiólogos atualizados e especialistas em linguagem e desenvolvimento infantil são determinantes no tratamento integral e baseado em práticas com evidências científicas que apoiam a neurodiversidade no TEA.

Como apoiar comunicadores gestálticos?

- Use comunicação multimodal com gestos, verbalização e símbolos em sistemas robustos de comunicação aumentativa e alternativa, incorporando as gestalts mais utilizadas pela criança.
- Utilize as ecolalias como uma ponte para uma linguagem mais flexível.
- Observe e ouça atentamente a criança.
- Trate cada interação como uma oportunidade de conexão e validação da comunicação.
- Conquiste a confiança da criança, focando-se na conexão e evitando perguntas diretas.
- Comente as atividades, em vez de fazer perguntas, valorizando momentos de "modelagem" de comunicação.
- Analise junto ao fonoaudiólogo o contexto e as funções comunicativas que a criança está tentando expressar.
- Reconheça e valorize todas as formas de comunicação (gestos, sons, comunicação alternativa e aumentativa, músicas, expressões faciais etc.).

É primordial que todos os envolvidos no dia a dia dos processadores gestálticos reconheçam o valor e o poder por trás das gestalts/ecolalias. Quando familiares, terapeutas, médicos e professores aprendem a se conectar e a criar experiências significativas para a criança, tornam-se parceiros de comunicação melhores, atendendo verdadeiramente às necessidades de nossas crianças!

Referências

BLANC, M. et al. *Using the Natural Language Acquisition Protocol to Support Gestalt Language Development. Perspectives of the ASHA Special Interest Groups, 2023.*

PETERS, A. *The Units of Language Acquisition.* Cambridge University Press, 1983; 2021.

PRIZANT, B. M. *Uniquely Human: A Different Way of Seeing Autism.* Nova York: Childhood Communication Services, 2015.

13

SUPERANDO DESAFIOS
A JORNADA DAS MULHERES AUTISTAS PROCESSADORAS DE LINGUAGEM GESTALT NA ESCOLA E O USO DA CAA

Mulheres autistas, processadoras de linguagem gestalt, enfrentam desafios no contexto escolar pela falta de conhecimento dos profissionais em relação às particularidades do autismo feminino e da forma natural de desenvolver linguagem, chamada de gestalt, acarretando em consequências como a falta de acesso à comunicação e banalização das dificuldades de linguagem e comunicação devido à camuflagem social.

CAROLINE PERES

Caroline Peres

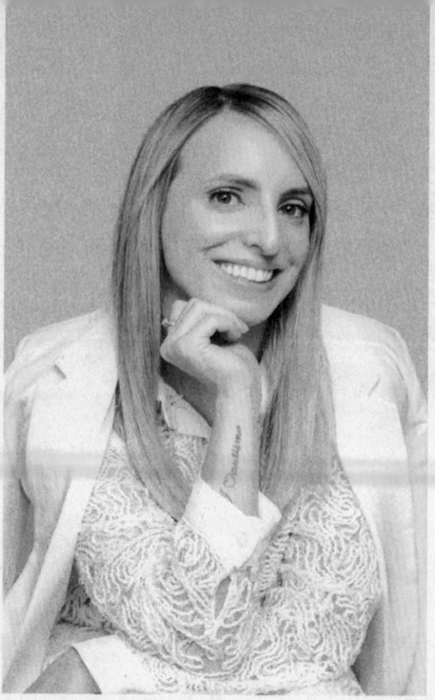

Fonoaudióloga, mentora, mestranda em atenção integral à saúde; especialista em intervenção multidisciplinar no transtorno do espectro autista e em análise do comportamento aplicada para transtorno do espectro autista. Formação em Comunicação Aumentativa e Alternativa (PECS, Cboard, Coughdrop, Lamp, Td Snap), ESDM avançado - *Early Start Denver Model,* TEACCH - *Treatment and Education of Autistic and related communication-handicapped children,* PROMPT - *Prompts for Restructuring Oral Muscular Phonetic Targets* nível I e II, DTTC - *Dynamic Temporal and Tactile Cueing,* REST - *Rapid Syllable Transition Training,* apraxia de fala na infância e ecolalias.

Contatos
carolineperes32@gmail.com
Instagram: @caroline.peres_
55 99221 1292

Joana foi uma bebê sonora, gostava muito de melodias e entonações das músicas, se atentava mais à melodia num todo do que nas palavras, ou seja, conseguia processar primeiro o som, depois as palavras. Mais tarde, durante o período escolar, sua professora chamou-a para escrever uma carta de natal para o papai Noel: "Vamos escrever a carta para o papai Noel? Será divertido!", e sua colega gritou: "Yeah, legal!".

Joana passou a utilizar esta frase toda vez que era convidada para fazer algo que julgava ser divertido, porém, sua professora nunca conseguia entender o motivo pelo qual Joana utilizava aquela expressão: seja na segunda-feira durante a roda de conversa, quando os colegas contavam o que haviam feito no final de semana, ou quando um colega terminava a atividade, ou, ainda, quando iam para o lanche. A professora ignorava quando Joana usava essas frases, e pensava: "Repetindo novamente? Vou ignorar e ela vai parar, ou então vou contextualizar esse assunto, dizendo: 'Sim, Joana, foi muito legal o dia em que escrevemos a carta para o papai Noel, mas que outras coisas também são legais?'".

Mesmo com as explicações da professora, no dia seguinte ou na semana seguinte, lá estava Joana dizendo novamente a frase. Também era perceptível que, durante uma conversa com os colegas, Joana usava frases ditas por sua colega Sara, que era a mais próxima da classe, se expressava com facilidade quando se tratava de assuntos do seu interesse, mas travava, ou apresentava desconforto quando eram abordados outros assuntos. No entanto, neste contexto, tanto a professora quanto Joana passavam por uma frustração: a professora, por não conseguir entender a aluna, e Joana, por sentir que não estava sendo entendida.

Esta analogia tem como intuito demonstrar desafios cotidianos enfrentados por mulheres autistas, processadoras de linguagem gestáltica em contexto escolar. Pela falta de conhecimento dos profissionais em relação às particularidades do autismo feminino e da linguagem gestáltica, as mulheres com TEA muitas vezes têm um diagnóstico falho ou tardio, o que aumenta o fardo dessa condição ao atrasar e impedir o acesso aos serviços, levando a trajetórias de desenvolvimento menos desejáveis. A apresentação clínica das mulheres é frequentemente caracterizada por déficits de comunicação social mais sutis, comportamentos restritos e repetitivos menos intensos e incomuns e a presença de mecanismos compensatórios (por exemplo, camuflagem) que podem mascarar sintomas de TEA que, de outra forma, seriam perceptíveis, e, consequentemente, as mulheres que processam linguagem gestalt são invalidadas e inviabilizadas neste contexto de comunicar, ferindo o seu direito à comunicação e colocando-as em situação de desvantagem perante os demais colegas, fator que contribui para a exclusão escolar.

Historicamente, a maneira natural de aquisição da linguagem foi, predominantemente, a analítica, considerada a linguagem típica, a linguagem começa por uma unidade de significado e evolui, a criança balbucia; depois fala palavras isoladas, faz a combinação de duas palavras, frases telegráficas, frases complexas, até chegar em um discurso; pode emitir "bababa","tatata", posteriormente, falar "bolhas, faz bolhas, profe faz bolhas, profe faz bolhas grandes", ou seja, a estrutura da mensagem vai ficando mais complexa conforme aumentam as complexidade das habilidades linguísticas.

Tudo que fosse discrepante dessa forma de aquisição de linguagem era considerado alteração de linguagem. No entanto, autores como Barry Prizant, Margie Blanc e Ann Peters, a partir de suas pesquisas, demonstraram que existe mais um caminho para aquisição do desenvolvimento natural de linguagem, chamado de "Gestalt", a unidade de significado vem de um todo, de blocos inteiros de linguagem, que podem ser curtos longos, musicais, de desenho, e estão vinculados a uma experiência, estado emocional.

Processadores de linguagem gestalt não falantes apresentam sinais como uma fala rica em entonação, repetir frases de filmes, livros, músicas ou de outras pessoas exatamente como as ouviram (ecolalia tardia). Produzir gestalts longos e incompreensíveis, em geral chamados de "jargão", "presos" em palavras isoladas, não faz avanço com os métodos típicos usados na terapia de fala, repete as perguntas em vez de responder.

Processadores de linguagem gestalt não falantes ou minimamente falantes, tocam e repetem partes de vídeos de modo repetitivo – cantarolam/cantam músicas com ritmo, mas ainda não "usam palavras"; têm preferência por sons ricos em entonação, como em músicas e vídeos, gostam de repetir a estrutura das brincadeiras sempre da mesma forma, de guardar os brinquedos em conjunto, percebem-nos como um todo, irritam-se se uma peça estiver faltando, não avançam com CAA tradicional, soam inteligíveis, mas seus sons são longos e ricos em entonação.

O desenvolvimento de processadores gestalt começa do maior para o menor e analítico é ao contrário. Ambos são desenvolvimento natural de linguagem. As ecolalias são indícios claros e perceptíveis de que a criança está processando e adquirindo linguagem. Segundo Rutter et al. (1967) e Rydell e Prizant (1995), pessoas que se comunicam usando ecolalia tardia são processadores gestalt da linguagem. Pelo menos 85% das pessoas autistas são processadores gestalt da linguagem.

Prizant (1982, 1983) estudou o desenvolvimento da linguagem de indivíduos autistas e descreveu o processo de aquisição da linguagem autista como um estilo gestalt "extremo" que faz parte das habilidades de memória episódica associadas ao pensamento gestalt. Esse tipo de memória episódica, que Prizant chamou de "gestalts situacionais", refere-se à capacidade de um indivíduo autista de lembrar todos os aspectos de uma situação particular, incluindo vistas, sons, cheiros, sensações, sentimentos e assim por diante (PRIZANT, 1983). Os elementos específicos da situação fazem parte de toda a gestalt, no sentido de que eles não podem ser separados um do outro na memória da pessoa autista. Por exemplo, quando uma pessoa autista ouve alguém dizer: "Ele atira... ele marca!", a pessoa pode se lembrar imediatamente de uma vez, três anos antes, quando estava na primeira fila central do jogo de basquete do campeonato do ensino médio. Eles podem ter pulado para cima e para baixo com as mãos no ar enquanto gritavam de alegria e lembravam o som da multidão torcendo e o cheiro da pipoca e dos amendoins. Mesmo anos depois, quando lembrado pelo mesmo indivíduo autista, essa gestalt situacional está ligada a um sentimento de intensa alegria, juntamente com uma gestalt de linguagem e outros detalhes do momento original (BLANC; BLACKWELL; ELIAS, 2023).

Diante de mulheres autistas, processadoras de linguagem gestalt, devemos considerar a importância de realizar uma amostra de linguagem, observando em silêncio as preferências, e o brincar livre/exploração da criança no ambiente, deve incluir a família nesse processo, para traduzir algumas situações, que podem ser de um desenho que é desconhecido para a pessoa que está coletando a amostra. Esta análise tem como identificar em qual estágio de linguagem o indivíduo se encontra: estágio 1: gestalts comunicativos; estágio 2: mitigação de gestalts (o estágio de "mesclar e recombinar"); estágio 3: isolamento de palavras (palavras soltas); estágio 4: início da gramática; estágio 5: gramática mais avançada; estágio 6: sistema gramatical completo.

Posteriormente, pode ser considerado um apoio para a comunicação de mulheres processadoras de linguagem gestáltica a comunicação aumentativa e alternativa, que, apesar de ainda faltar pesquisas sobre gestalt e CAA, fonoaudiólogos experientes têm obtido excelentes resultados com os indivíduos que as têm utilizado.

Conforme site da ISAAC-Brasil, a comunicação alternativa é uma área de prática e pesquisa, clínica e educacional para crianças e adultos, que envolve um conjunto de ferramentas e estratégias utilizadas para resolver desafios cotidianos de comunicação de pessoas que apresentam algum tipo de comprometimento da linguagem oral, na produção de sentidos e na interação." Contudo, a CAA foi planejada considerando a aquisição natural da linguagem analítica, fator que requer atenção, já que, neste caso, propomos apoio a processadores de linguagem gestáltica. Logo, a CAA deve ser reestruturada, pensando nessa outra maneira de processar linguagem.

É necessário projetar um facilitador de apoio para a comunicação, que seja construído individualmente, e que deverá ser desenvolvido de maneira natural. Deve ser um sistema robusto de comunicação alternativa, este que não é limitado, pois abrange o desenvolvimento de todas as funções comunicativas, e esse sistema precisa crescer conforme a criança adquire linguagem. Necessita conter expressões, comentários, perguntas, alfabeto, entre outras funções comunicativas, que vão para além de somente pedidos verbais, pois precisa desenvolver todos os subsistemas de linguagem, precisa dar conta de ser usada em diversos contextos, com diversas pessoas.

A CAA não se limita somente a pranchas – ela é constituída por inúmeros elementos, como símbolos, que podem ser gestos, fotos, desenhos, pictogramas, sinais ou palavras escritas; recursos que podem ser de baixa tecnologia, envolvendo materiais simples, por vezes plastificados e colados com velcro, com fotos da internet, imagens, pictogramas, e a alta tecnologia, com recursos tecnológicos como computadores, ipads e tablets, com imagens/pictogramas digitais, acionadores e dispositivos para rastreio e fixação do olhar, bem como emissão de voz. Essas estratégias são o modo como o sistema de CAA é utilizado, como podemos ensinar e aprender a utilizá-los; técnicas, que estão relacionadas ao acesso físico, ou seja, como a pessoa escolhe o símbolo no seu recurso.

Na prancha principal desse facilitador de comunicação, não pode haver mudança no padrão, ou seja, no planejamento motor, pois cada vez que mudamos o plano motor, é como se trocássemos de teclado e celular com frequência e, consequentemente, aparecessem dificuldades em encontrar as teclas. No caso dos usuários de CAA, se o plano motor for alterado, eles terão dificuldade em acessar os símbolos necessários para se comunicar, e queremos que eles se concentrem em transmitir uma mensagem, não em gastar muito tempo localizando símbolos, ou seja, devemos manter padrões motores consistentes.

A codificação por cores facilita o acesso visual (seleção do símbolo) para conseguir comunicar, e a localização das páginas precisam ser de fácil navegação, com arranjos de links que consigam facilmente transmitir as mensagens. O intuito é identificar e facilitar o desenvolvimento das funções executivas e memória operacional, visando identificar se esta apresenta capacidade limitada, seleciona as informações mais importantes para a pessoa e ignora o que é irrelevante, o que recebe o nome de atenção seletiva. É ativa, ou seja, tem a capacidade de captar novas informações a cada momento; possui capacidade associativa e integrativa, em que novas informações podem ser correlacionadas com informações antigas.

Podem ser construídas categorias dentro do sistema do usuário de CAA, que seja a categoria dos gestalts (minhas falas). Deve ser levado em consideração que esses gestalts precisam apoiar o uso das funções comunicativas. Assim, podem ser utilizadas pranchas temáticas com os gestalts da criança, por exemplo, inserindo outras funções comunicativas, para ampliar a complexidade das habilidades linguísticas e comunicativas.

Se atentar ao suporte de dicas, para que seja ofertado um modelo natural de linguagem; então, se uma professora na hora do lanche quer saber o que o aluno deseja comer, não pode se expressar dessa maneira: "Você quer comer? Então pede, mostra o símbolo do comer", porque este não é um modelo natural de linguagem.

Outro fator relevante para CAA de alta tecnologia, utilizada em ipads por exemplo, é a saída auditiva, que, para alguns casos, pode ser benéfica, e para outros, pode não obter sentido a fala sintética, e ser mais relevante a voz de familiares, professores, terapeutas, personagens prediletos. Também pode fazer uso de cenas visuais que sejam relevantes para o indivíduo, como prints de cenas que despertam emoção e afeto, uma imagem de final de ano em família ou cena do filme predileto, para ajudar na regulação emocional e sensorial.

Uma estratégia que pode ser utilizada é diminuir a quantidade de perguntas e realizar maior quantidade de comentários espontâneos, pois, se não há recursos/suportes para auxiliar na resposta de perguntas, ao trazer a mensagem de maneira diferente, aumenta-se a chance do indivíduo conseguir organizar a sua resposta.

Cabe mencionar que esses são alguns fatores que devem ser levados em consideração para uma terapia que respeita a forma de aquisição de linguagem gestalt de mulheres autistas, e a importância de acreditar em profissionais que estudam, dedicam-se para dar voz às pessoas, para não inibirem o direito à comunicação, estes que são capazes de transformar vidas, realizando um trabalho colaborativo entre família, clínica e escola, facilitando os processos de interação, socialização e inclusão social, principalmente em um dos contextos que mais somos expostos a socializar, que é o contexto escolar.

Referências

AMERICAN SPEECH-LANGUAGE-HEARING ASSOCIATION. Disponível em: <https://www.asha.org/practice-portal/professional-issues/ augmentative-and-alternative-communication>. Acesso em: 28 dez. de 2023.

BLANC, M. (2012). *Aquisição da linguagem natural no espectro do autismo: A jornada da ecolalia para a linguagem autogerada.* Centro de Desenvolvimento de Comunicação, Inc.

BLANC, M. *O guia de aquisição de linguagem natural: a ecolalia tem tudo a ver com o desenvolvimento da linguagem gestáltica.* 2023. Disponível em: <www.communicationdevelopmentcenter.com>. Acesso em: 02 mar. de 2024.

BLANC, M.; BLACKWELL, A.; ELIAS, P. (2023). Using the Natural Language Acquisition Protocol to Support Gestalt Language Development. *Ashawire,* 1-8. https://doi.org/10.1044/2023_PERSP-23-00098

LAI, M-C. et al. Improving autism identification and support for individuals assigned female at birth: clinical suggestions and research priorities. *The Lancet Child & Adolescent Health*, Volume 7, Issue 12, 897 - 908.

INTERNATIONAL SOCIETY for Augmentative and Alternative Communication. Disponível em: <https://isaac-online.org/english/home/>. Acesso em: 3 dez. de 2023.

ISAAC BRASIL. Disponível em: <http://www.isaacbrasil.org.br>. Acesso em 28 dez. de 2023.

OCHOA-LUBINOFF, C.; MAKOL, B. A.; DILLON, E. F. Autism in Women. *Neurologic Clinics* 41(2), maio de 2023, p. 381-397. https://doi.org/10.1016/j.ncl.2022.10.006.

PRIZANT, B. Gestalt language and gestalt processing in autism. *Topics in Language Disorders*, 3, 1, 16-23. 1982.

PRIZANT, B. Language Acquisition and Communicative Behavior in Autism: Toward an Understanding of the 'Whole' of It. *Journal of Speech and Hearing Disorders* 48:296–307. 1983.

PRIZANT, B. M.; RYDELL, P. J. (1984). Análise das funções da ecolalia atrasada em crianças autistas. *Journal of Speech and Hearing Research*, 27(2), 183–192. Disponível em: <https://doi.org/10.1044/jshr.2702.183>. Acesso em: 05 jun. de 2024.

RYDELL, P.; PRIZANT, B. Assessment and Intervention Strategies for Children Who Use ecolalia. In: QUILL, K. *Teaching Children with Autism: Methods to Increase Communication and Socialization*. Albany, NY: Delmar Publishers, 1995.

14

DESENVOLVIMENTO DOS ASPECTOS COMUNICATIVOS E SOCIOCULTURAIS DA CONSTRUÇÃO DA LINGUAGEM EM MENINAS COM AUTISMO

Neste capítulo são discutidas as diferenças de diagnóstico e intervenção no TEA em meninas, focando nas características de comunicação e habilidades socioafetivas. Diferenças de desenvolvimento neurotípico da linguagem e dos aspectos socioculturais entre meninos e meninas são exploradas, assim como a expressar melhor habilidades sociais, como empatia, em comparação com os meninos. Dessa forma, torna-se de extrema importância que as intervenções pontuais e preventivas sejam específicas e assertivas para meninas autistas.

ALINE KABARITE
KAMILA CASTRO
DANIELLE VELOSO

Aline Kabarite

Diretora e cofundadora do Instituto Priorit. Fonoaudióloga formada pela UNESA; pós-graduada em Patologias da Linguagem (UNESA); Psicopedagogia (PUC) e Psicomotricidade (CLAVE). Mestre em Educação (UNESA).

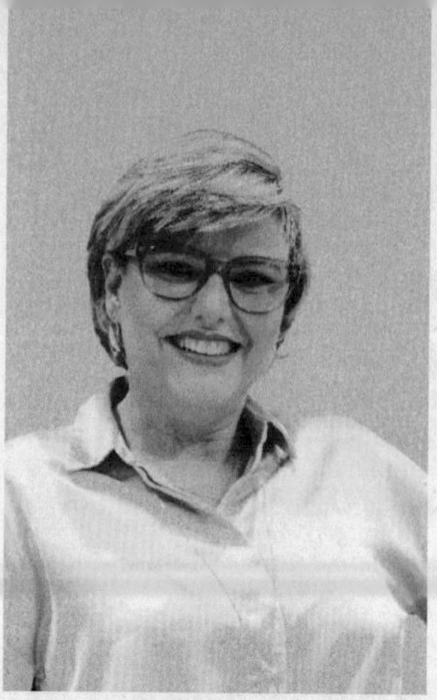

Contatos
www.institutopriorit.com
@institutopriorit
21 99602 4926

Kamila Castro

Nutricionista (UFRGS). Especialista em nutrição pediátrica. Doutora em Saúde da Criança e do Adolescente (UFRGS-PPGSCA). Pós-doutora no Programa de Pós-Graduação em Ciência, Tecnologia e Inclusão da Universidade Federal Fluminense (UFF). Coordenadora do Departamento de Pesquisa, Desenvolvimento e Inovação do Instituto Priorit. Nutricionista na Polaris.

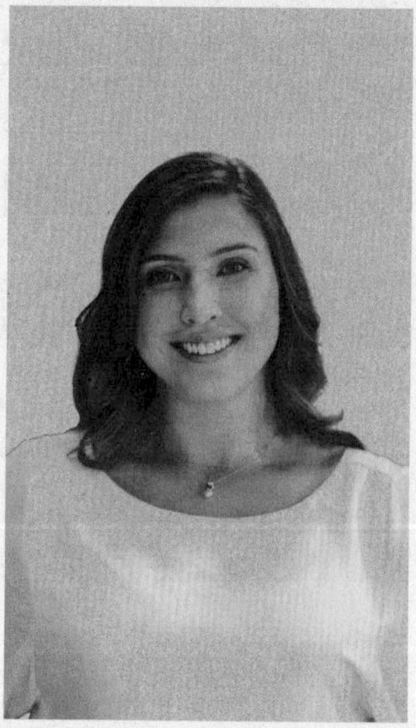

Contatos
www.polarisasd.com
info@polarisasd.com
@polarisasd
61 99833 7492

Danielle Veloso

Fonoaudióloga pela Universidade Federal do Rio de Janeiro (UFRJ), pós-graduada em Fonoaudiologia no Transtorno do Espectro Autista (TEA) pelo CBI of Miami.

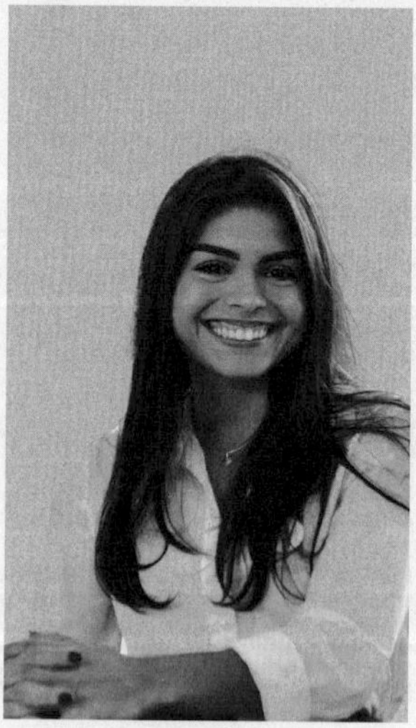

Contatos
@fono_daniveloso
fonodaniveloso@gmail.com

Apesar do aumento de pesquisas sobre o transtorno do espectro autista (TEA) no sexo feminino, ainda existem lacunas importantes entre a percepção de sinais e sintomas e o diagnóstico de TEA em si. Uma vez estabelecido este diagnóstico, as intervenções são pontuais nas dificuldades identificadas e preventivas quanto ao impacto destas no desenvolvimento do sujeito, melhorando, assim, o prognóstico. Neste capítulo, serão abordadas características do sexo feminino relacionadas à comunicação e às habilidades socioafetivas que dependem, além da cognição, da compreensão e da expressão da linguagem nos diferentes contextos em que estão incluídas.

Atualmente, a quinta edição do Manual diagnóstico e estatístico de doenças mentais (DSM-5-TR) considera dois domínios de sintomas para o diagnóstico de TEA: déficits persistentes na comunicação social e interação social e padrões restritos e repetitivos de comportamento, interesses ou atividades (APA, 2023). Apesar do comprometimento do desenvolvimento da linguagem não ser apontado como um sintoma central do TEA (BARSOTTI, 2023), pode-se entender que o primeiro domínio do diagnóstico é um grande guarda-chuva, envolvendo dificuldades específicas e persistentes no desenvolvimento da comunicação, englobando, também, atrasos na aquisição da linguagem compreensiva e expressiva, verbal e não verbal, do indivíduo. Corroborando com isso, estudos mostram o quanto o nível de habilidades linguísticas é heterogêneo no TEA, variando desde aqueles que não conseguem desenvolver a capacidade de se expressar pela linguagem falada, um terço dos casos, segundo Koegel et al. (2020), até aqueles casos onde, apesar do comprometimento na pragmática, as habilidades linguísticas expressivas estão preservadas.

Aspectos da comunicação

A ausência da fala costuma ser a principal queixa dos responsáveis quando há suspeita de autismo, entretanto, não é incomum perceber que eles confundem fala e comunicação, não conseguindo enxergar, em um primeiro momento, que o que está prejudicada é a capacidade de se comunicar como um todo, em seus aspectos verbais e não verbais e não somente o fato do(a) filho(a) não emitir palavras.

Para entender melhor as diferenças existentes em relação aos aspectos específicos da comunicação entre meninos e meninas com TEA, é necessário compreender o que ocorre no desenvolvimento neurotípico da linguagem. Eliot (2013) destaca que as meninas neurotípicas estão à frente dos meninos neurotípicos não só na quantidade de palavras que falam, antes dos dois anos de idade, como também na capacidade de juntar palavras para montar frases, por volta de dois anos e meio. Ainda segundo esta autora, as frases das meninas tendem a ser mais complexas e longas do que as dos meninos. Consequentemente, a melhor performance das meninas também é apontada em relação às habilidades sociais e ao funcionamento sociocognitivo, conseguindo fazer e manter mais suas amizades e relacionamentos íntimos do que os meninos (COLA, 2020). Em relação às habilidades necessárias para a conversação, os estudos também mostram que as meninas usam um discurso mais colaborativo, trazendo mais palavras ligadas à emoção, com preocupação na pessoa, enquanto os meninos têm seu discurso mais focado no problema (BARSOTTI, 2023).

As diferenças relatadas no parágrafo anterior sobre o desenvolvimento neurotípico da linguagem são apontadas em alguns estudos, possivelmente, como consequência de questões orgânicas, como a presença de hormônios sexuais durante o período pré e pós-natal. Segundo Lutchmaya (2001), durante a gestação, os valores aumentados de testosterona foram um preditor inversamente proporcional em algumas aquisições linguísticas. Tais valores, em níveis elevados, coletados a partir do sangue do cordão umbilical, duplicam o risco de atrasos de linguagem clinicamente significativos nos primeiros três anos de vida (WHITEHOUSE, 2012) e diminuem a quantidade de palavras aprendidas (vocabulário) aos dois anos de idade em meninos (HOLLIER, 2013). Entretanto, existe um consenso entre estudos clínicos e experimentais que o aumento da testosterona no período pré-natal tem um efeito organizacional a longo prazo no cérebro em desenvolvimento (WERMKE, 2018). Por isso, a inconclusiva relação entre os níveis deste hormônio e as habilidades de linguagem necessitam de mais pesquisas.

Outro exemplo são os esteroides em meninas, considerados importantes reguladores do comportamento vocal em relação à linguagem, presentes durante o primeiro pico hormonal transitório (pós-natal) denominado minipuberdade (WERMKE, 2018). Esse período é importante, não apenas para promover desenvolvimento interno, maturação de folículos ovarianos nas meninas e de células testiculares nos meninos, como também promover o desenvolvimento da fala.

Um estudo que teve como foco a avaliação da narrativa entre meninos e meninas com TEA constatou que os meninos usam menos palavras e desenvolvem uma narrativa mais simples e curta quando comparados às meninas (BOORSE, 2019). Entretanto, pesquisas recentes apontam que a maneira como as meninas falam sobre temas sociais, especificamente sobre amigos, pode ser o melhor indicador do funcionamento social para um diagnóstico de TEA mais preciso (COLA, 2022).

As diferenças entre a comunicação, principalmente verbal, entre meninos e meninas com TEA também pode ser observada em situações e contextos com demandas de manejo social. A amizade, por exemplo, é uma área onde o diferencial pode se manifestar, pois desafios associados ao estabelecimento ou à sustentação das relações dependem, muitas vezes, de uma comunicação efetiva (KUO, 2011; PLATOS, 2021).

Se as meninas neurotípicas apresentam melhor desempenho nas atitudes comunicativas, como abordado nos parágrafos anteriores e essas habilidades estão correlacionadas a fatores neurobiológicos, é de se supor que as meninas autistas também tenham melhor performance que os meninos autistas na aquisição das primeiras palavras e formação de frases. Estudos de casos, realizados em retrospectiva, mostram que meninas diagnosticadas autistas, com mais de cinco anos, apresentavam maior vocabulário e melhores habilidades comunicativas. Já os meninos, com ou sem deficiência intelectual, ainda na primeira infância apresentavam atraso na linguagem mais evidente, recebendo, assim, o diagnóstico de TEA mais cedo que as meninas (HILLER, 2015; REINHARDT, 2014).

Desse modo, uma vez que os diagnósticos de TEA estão mais associados aos atrasos na aquisição da linguagem e as meninas têm mais facilidade em desenvolver essa habilidade, observa-se também a necessidade de, no momento da avaliação, a equipe multiprofissional, principalmente, o fonoaudiólogo, ter avaliações específicas para ambos os sexos, levando os pontos supracitados em consideração.

Aspecto sociocultural

Em relação ao aspecto sociocultural, é esperado que meninas expressem melhor suas habilidades sociais em situações que envolvem emoções e relacionamentos, demonstrando maior empatia do que meninos (RIEFFE, 2020).

A empatia é a capacidade de sentir as reações emocionais de outras pessoas, especialmente a angústia, evocando o desejo de reagir de maneira solidária (HOFFMAN, 1987). Ela é vista como essencial para os relacionamentos interpessoais e para a manutenção dos vínculos sociais afetivos. E, se existe um domínio para o diagnóstico de TEA que aponta "déficits persistentes na comunicação social e interação social", com certeza acrescenta-se também sob esse guarda-chuva a diferença na capacidade de expressar este sentimento. Os resultados das pesquisas citadas anteriormente ressaltam diferenças socioculturais e neurobiológicas significativas entre os sexos, não apenas na aquisição e desenvolvimento da linguagem, como também na expressão da empatia. Dessa forma, pode-se supor que meninas autistas apresentam melhor desempenho linguístico e maior potencial empático que os meninos com TEA. Entretanto, quando se avalia um sujeito autista, as diferenças do desenvolvimento entre os sexos ainda não são levadas em consideração em nenhum teste estruturado, dificultando ou mascarando o diagnóstico de TEA em meninas.

Diferenças entre a linguagem de meninos e meninas com TEA pode ser considerado um marcador importante de fenótipo social (SONG, 2020). Segundo Rieffe (2020), o fato da prevalência de TEA ser maior no sexo masculino do que no feminino foi o que, possivelmente, negligenciou maiores pesquisas nessa área. Todavia, estudos recentes indicam diferenças importantes no desenvolvimento e comportamento observados entre os sexos, o que vem ajudando a indicar características específicas do fenótipo feminino autista. A falta do conhecimento dessas diferenças tem dificultado a análise correta de muitos casos de autismo em meninas, levando a diagnósticos equivocados de transtornos como o da depressão, da ansiedade e de alimentação.

Meninos e meninas adquirem uma linguagem funcional e desenvolvem uma comunicação social baseada também em suas vivências familiares e experiências sociais. A linguagem, como fenômeno social complexo, medeia a forma como os indivíduos se aproximam e operam dentro de seus mundos sociais (COLA, 2020).

Estudos com amostras de ambos sexos, que avaliaram parâmetros de relacionamentos entre amigos, mostraram que as meninas têm experiências não apenas quantitativas, mas também qualitativamente diferentes em relação aos meninos com TEA – enquanto meninas classificam suas amizades como próximas, seguras e com reciprocidade, os meninos relatam que suas amizades são mais sustentadas por interesses comuns ou atividades compartilhadas (KUO, 2011; PLATOS, 2021).

Por conta das características supracitadas, muitas meninas acabam não recebendo o diagnóstico de autismo durante a infância. Alcançam a adolescência com um esforço silencioso, porém exaustivo, diante das demandas sociais. Acabam por desenvolver estratégias, de maneira consciente ou até mesmo inconsciente para compensar suas dificuldades durante a interação social. Essa habilidade é nomeada como camuflagem (COOK, 2021) e pode trazer, na maioria das vezes, um estresse extremo que possibilita a sobreposição do TEA com outros transtornos.

Entende-se que os comportamentos sociais estão intrinsecamente ligados à capacidade de se expressar socialmente por meio da linguagem (verbal ou não verbal), ou seja, que a comunicação social depende da estruturação da linguagem como processo cognitivo e social, conclui-se que as diferenças entre a linguagem de meninos e meninas com TEA pode ser considerado um marcador importante de um fenótipo social (SONG, 2020).

Um foco mais específico nas diferenças encontradas no desenvolvimento da linguagem e na comunicação social entre os sexos pode colaborar, principalmente, para uma precisão diagnóstica. Com isso, percebe-se a necessidade de mais estudos em relação aos aspectos específicos do desenvolvimento típico feminino que possam viabilizar um diagnóstico precoce e, consequentemente, proporcionar uma intervenção assertiva nessa população.

Referências

AMERICAN PSYCHIATRIC ASSOCIATION. *Manual Diagnóstico e Estatístico de Transtornos Mentais* – DSM-5-TR. Porto Alegre: Artmed, 2023.

BARSOTTI, J. et al. Sex/Gender Differences in the Language Profiles of Italian Children with Autism Spectrum Disorder: A Retrospective Study. *Journal of Clinical Medicine,* v. 12, n. 15, p. 4923, 26 jul. 2023.

BOORSE, J. et al. Linguistic markers of autism in girls: evidence of a "blended phenotype" during storytelling. *Molecular Autism,* v. 10, n. 1, 27 mar. 2019.

COLA, M. et al. Friend matters: sex differences in social language during autism diagnostic interviews. *Molecular Autism,* v. 13, n. 1, 10 jan. 2022.

COLA, M. L. et al. Sex differences in the first impressions made by girls and boys with autism. *Molecular Autism,* v. 11, n. 1, 16 jun. 2020.

COOK, J.; HULL, L.; CRANE, L.; MANDY, W. Camouflaging in autism: A systematic review. *Clin Psychol Rev.* 2021. Nov:89:102080. doi:10.1016/j.cpr.2021.102080.Epub 2021 Sep6. PMID: 3463942 Review

ELIOT, L. *Cérebro Azul ou Rosa.* Penso, 2013.

HILLER, R. M.; YOUNG, R. L.; WEBER, N. Sex differences in pre-diagnosis concerns for children later diagnosed with autism spectrum disorder. *Autism,* v. 20, n. 1, p. 75–84, 25 fev. 2015.

HOFFMAN, M. L. (1987). The contribution of empathy to justice and moral judgment. In EISENBERG, N.; J. STRAYER, J. (Eds.), *Empathy and its development* (pp. 47–80). Cambridge University Press.

HOLLIER, L. P. et al. The association between perinatal testosterone concentration and early vocabulary development: A prospective cohort study. *Biological Psychology,* v. 92, n. 2, p. 212–215, fev. 2013.

KOEGEL, L.K.; BRYAN, K.M.; SU, P.L.; VAIDYA, M.; CAMARATA, S. Definitions of Nonverbal and Minimally Verbal in Research for Autism: A Systematic Review of the Literature. *J. Autism Dev. Disord.* 2020, 50, 2957–2972.

KUO, M. H. et al. Friendship characteristics and activity patterns of adolescents with an autism spectrum disorder. *Autism,* v. 17, n. 4, p. 481–500, 15 nov. 2011.

LUTCHMAYA, S.; BARON-COHEN, S.; RAGGATT, P. Foetal testosterone and vocabulary size in 18- and 24-month-old infants. *Infant Behavior and Development,* v. 24, n. 4, p. 418–424, abr. 2001.

PŁATOS, M.; PISULA, E. Friendship understanding in males and females on the autism spectrum and their typically developing peers. *Research in Autism Spectrum Disorders,* v. 81, p. 101716, mar. 2021.

REINHARDT, V. P. et al. Examination of Sex Differences in a Large Sample of Young Children with Autism Spectrum Disorder and Typical Development. *Journal of Autism and Developmental Disorders,* v. 45, n. 3, p. 697–706, 5 set. 2014.

RIEFFE, C. et al. Quantity and quality of empathic responding by autistic and non-autistic adolescent girls and boys. *Autism,* v. 25, n. 1, p. 199–209, 24 set. 2020.

SONG, A. et al. Natural language markers of social phenotype in girls with autism. *Journal of Child Psychology and Psychiatry,* 10 nov. 2020.

WERMKE, K.; QUAST, A.; HESSE, V. From melody to words: The role of sex hormones in early language development. *Hormones and Behavior,* v. 104, p. 206-215, ago. 2018.

WHITEHOUSE, A. J. O. et al. Sex-specific associations between umbilical cord blood testosterone levels and language delay in early childhood. *Journal of Child Psychology and Psychiatry,* v. 53, n. 7, p. 726–734, 26 jan. 2012.

15

TEORIA DA MENTE EM PESSOAS DO ESPECTRO AUTISTA DO SEXO FEMININO

A teoria da mente é a capacidade de compreender os estados mentais próprios e de outrem, observando sua importância no desenvolvimento humano. As pessoas com TEA do sexo feminino enfrentam desafios no que tange a comunicação social, reconhecimento social e vocal, bem como a interpretação de tais dados. Associada à estratégia de camuflagem e aos riscos associados de depressão e ansiedade. Dessa forma, concluímos sobre a necessidade de uma intervenção direcionada ao desenvolvimento de estratégias inclusivas no apoio das pessoas com TEA.

FERNANDA REIS
MARIELAINE GIMENES

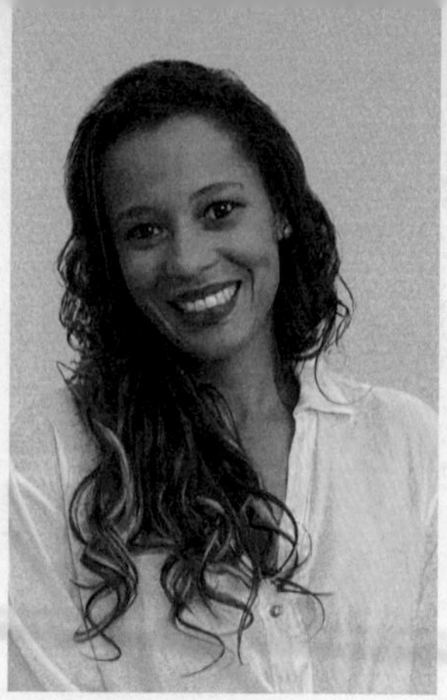

Fernanda Reis

Fernanda Reis Merli é fonoaudióloga formada pela PUC de São Paulo há 15 anos; mestre, também, pela PUC de São Paulo; especialista em linguagem pelo Conselho Federal de Fonoaudiologia; analista do comportamento, Certificação Internacional do Modelo Denver de Intervenção Precoce (*Early Start Denver Model*) pelo Mind Institute. Nível Introdutório Prompt. Diretora clínica da Comunicare e supervisora de setor.

Contatos
https://clinicacomunicare.com.br
comunicareclin@outlook.com
Instagram: clinica_comunicare
11 2849 4843

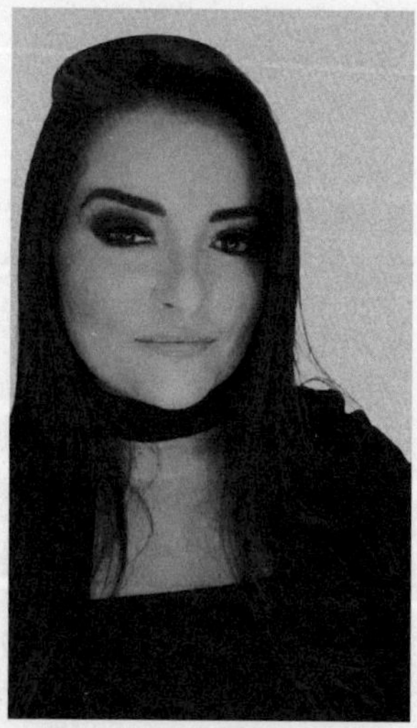

Marielaine Gimenes

Marielaine Martins Gimenes é fonoaudióloga formada pela PUC de São Paulo há 21 anos. Mestre, também, pela PUC de São Paulo. Especialista em linguagem pelo Conselho Federal de Fonoaudiologia. Analista do Comportamento. Certificação Internacional do Modelo Denver de Intervenção Precoce (Early Start Denver Model) pelo Mind Institute. Nível Bridging Prompt. Diretora clínica da Comunicare e supervisora de setor.

Contatos
https://clinicacomunicare.com.br
comunicareclin@outlook.com
Instagram: clinica_comunicare
11 2849 4843

A teoria da mente é a capacidade de compreender os estados mentais dos demais que nos cercam e de si mesmo, sendo esta uma característica essencial do ser humano. Tendo iniciado desta forma, sugerimos dar dois passos atrás e olhar para os primeiros relatos desta "habilidade", inicialmente estudada nos chimpanzés, em 1978. Premak e Woodruff levantam a questão dos chimpanzés terem habilidade de atribuir estados mentais a si próprios e aos demais.

Posteriormente a este, diversos outros estudos (ASTINGTON; GOPNIK, 1991; DIAS, 1993; FELDMAN, 1992; LOURENÇO, 1992; SIEGEL; BEATTIE, 1991; WELLMAN, 1991) retomam a mesma temática desse caminho para frente, com maior enfoque em crianças.

Astington e Gopnik (1991) trazem, na década de 1990, o questionamento sobre em qual situação se manifesta esta habilidade, quando se dá a origem e o desenvolvimento dela; e, desde então, observa-se um olhar mais atento, principalmente para as crianças.

Algumas teorias explicam a natureza da teoria da mente, e de maneira muito sucinta, as citamos a seguir:

Teoria da simulação

No ano de 1992, Harris compreende que a simulação permite à pessoa identificar as emoções, crenças e desejos do outro. No caso, a simulação permite ao outro pensar em como atuaria na posição do outro.

Teoria da teoria

Neste enfoque, é sugerido que as crianças desenvolvam uma "teoria" (no sentido exato da palavra) sobre a mente dos outros, criando representações mentais sobre as intenções e emoções das pessoas. Essas atribuições de estados mentais se devem à observação e ao raciocínio (GOPNIK, 1992).

Módulo inato da teoria da mente

A teoria de Fodor (1992) é de que a criança tenha um componente social que permite adquirir conhecimento popular ajustado à cultura da qual faz parte. Esta teoria envolveria a capacidade de um processo intelectual de inferir, a partir de um conjunto de crenças, guiado por certas regras (cultura), as crenças do outro.

Teoria do espelho neuronal

Rizzolatti (2005), entre outros autores, acredita que as ações dos demais ativam áreas no cérebro que também são envolvidas na execução dessas mesmas ações, fornecendo uma certa base neuronal para compreensão e imitação de ações.

Teoria do desenvolvimento da teoria da mente

Baron-Cohen (1991) é um dos nomes (BRETHERTON, 1991; PERNER, 1991; LESLIE, 1987) que apontam características "primitivas" e precursoras da teoria da mente em crianças pequenas, como o contato ocular em bebês, atenção compartilhada em torno dos nove meses, utilização de comunicação verbal aos dois anos e brincadeiras imaginativas.

Wellman (1990) pressupõe um desenvolvimento dessa capacidade em etapas, inicialmente com a capacidade de atuar e predizer comportamentos considerando seus próprios desejos; em um segundo momento, essa predição leva em consideração as crenças e a percepção de que as crenças do outro podem não ser as mesmas de si próprio; e, por fim, com o metarrepresentacional, proposto por Perner (1991), desenvolvendo-se ao longo do tempo nas crianças.

Abordagens da neurociência cognitiva

Pesquisas de imagem de substratos neuronais têm contribuído para a compreensão dos envolvidos na teoria da mente.

Baron-Cohen (1991), estudioso de transtorno do espectro autista, afirma que a habilidade de regular atenção compartilhada está em déficit em crianças no espectro.

Observando as premissas para o diagnóstico e prognóstico da pessoa com TEA (transtorno do espectro autista), e os critérios desse transtorno do neurodesenvolvimento, que são alterações qualitativas da comunicação social e os padrões restritos e repetitivos de comportamento, podemos pensar sobre o exposto a seguir (APA, 2013).

As dificuldades de comunicação social incluem pareamento de habilidades sociais, tais quais, iniciar e responder, manter interação, envolvimento social, tomada de perspectiva, resolução de problemas, entre outras (BELLINI; GARDNER; MARKOFF, 2014).

Embora a teoria da mente não seja única e suficiente para o desenvolvimento de tais habilidades, faz um papel preponderante para a compreensão social, e, mesmo não sendo o todo, faz o papel de início para o aprendizado e desenvolvimento de comportamentos sociais mais complexos (SOUTHALL; CAMPBELL, 2015), tornando esse desenvolvimento um verdadeiro desafio para as pessoas com TEA.

Alguns autores, entre eles Hutchins et al. (2016) e Seidman (2018) pontuam sobre a complexidade da Teoria da Mente e a dificuldade inerente às pessoas com TEA em compreender estados mentais de si e dos demais e na aplicabilidade para promover melhora das relações e prever o comportamento dos demais. Baron-Cohen (1985) aponta inclusive para maior complexidade desse aprendizado em detrimento de pessoas com deficiência intelectual.

Partindo, então, para uma vertente desenvolvimentista, contamos com a visão crítica de Tager-Flusberg (2001), em que deveria ser realizada distinção entre dois componentes primordiais: o social-perceptivo, em que é movido por motivos afetivos, em especial a recompensa, auxiliando o bebê a fazer julgamentos a respeito de estados mentais alheios; e o social-cognitivo, que possui influência direta da memória de trabalho e na linguagem, permitindo deduções sobre estados mentais como a intenção e a crença.

Diante desse modelo, o autismo envolve um déficit básico nos sistemas que sustentam o componente socioperceptivo. As crianças com melhor desenvolvimento de linguagem e habilidades cognitivas obteriam melhor evolução das habilidades da Teoria da Mente, inclusive passando por testes de falsas crenças.

Com base nas pesquisas de Klin (2022), Saitovitch (2014), Mineau (2013), Attwood (2010) e Adrien (2011), obtivemos uma perspectiva de que a inferência de informações necessárias para decodificação da teoria da mente implica no reconhecimento de informações enviadas pelo rosto do outro, mais propriamente, pela região dos olhos. A voz se mostra outro fator que, em conjunto com os olhos (olhar), auxiliam na compreensão e elaboração de hipóteses sobre os estados mentais do outro. Sob a perspectiva da dificuldade de pessoas com TEA como o foco atencional e contato ocular, podemos inferir que esses indivíduos apresentam tratamento menos eficaz de informações sociais.

Diante disso, a interpretação de informações provenientes do rosto implica diretamente no contato ocular, visto que é neste em que se apresentam grande parte das informações necessárias para essa "leitura".

Ao longo do percurso deste texto, nos empenhamos na explicação da teoria da mente e de seu funcionamento do TEA, mas quando se trata desta habilidade na população do sexo feminino TEA, enfrentamos larga dificuldade em encontrar pesquisas.

Bargiela (2016) menciona sobre o mecanismo de camuflagem dos sinais e sintomas na população feminina; as dificuldades de interação social, maior motivação social e capacidade de formar relacionamentos, além de menor manifestação de movimentos estereotipados.

Diante dessas questões, observamos que as meninas TEA manifestam em "menor intensidade" as dificuldades de interação social e de desenvolvimento do relacionamento; possuem menor tendência de apresentar movimentos estereotipados motores e uma produção verbal mais reducionista, dificuldade com rotinas e insistência nos mesmos interesses demonstrando certo ritualismo (GOULD, 2017). Caminhando nesse percurso, essas meninas encontram mecanismos próximos ao neurotípico, contribuindo com os altos índices de diagnóstico tardio ou não diagnóstico no sexo feminino.

Entre as estratégias utilizadas foram observadas tentativa de contato ocular, utilização de anedotas e/ou frases aprendidas em conversas anteriores, mimetização de gestos e expressão facial, além da distância física dos demais colegas (GREEN, 2019), o uso de *masking*, apropriação de personagens diferentes para cada situação, bem como mimetismo são estratégias utilizadas (BARGIELA, 2016), mesmo que sejam exaustivas quando aplicadas com alta frequência.

Esse cenário deixa essas mulheres/meninas em situação de vulnerabilidade para depressão e ansiedade, bem como exposição a situações de risco, diante da dificuldade de percepção de perigo, haja vista a dificuldade de interpretação social. Estas meninas falham em decifrar entrelinhas e gestos não verbais, como as expressões faciais, linguagem corporal, tom de voz e gestos (MIRKOVIC, 2019).

Quanto à teoria da mente, a metanálise de Hull (2016) aponta que a população masculina apresenta desempenho prejudicado na alternância de tarefas, bem como de flexibilidade; maiores índices para hiperatividade e menor produção de memórias autobiográficas. Já a população feminina apresentou desempenho reduzido para inibição de resposta, maior exibição de comportamentos típicos do gênero, padrão este que pode ser invertido na fase da adolescência e internalização.

Lenhardt (2015) adverte para tal fenótipo mais relevante em meninas/mulheres com TEA que não tenham deficiência intelectual, apresentando melhor desempenho por meio de técnicas de comunicação não verbal e melhor compreensão intelectual das regras de amizade, sociabilidade e emocionalidade.

A teoria da mente representa uma porção fundamental da condição humana; ao aplicarmos tal entendimento no transtorno do espectro autista, percebemos que esta desempenha um papel fundamental na dificuldade enfrentada por indivíduos no espectro, principalmente no que tange à comunicação social. A complexidade da teoria da mente, aliada às características do TEA apontam para a importância da intervenção focada no reconhecimento de informações sociais, por vezes transmitida pelas expressões faciais e voz, permeando uma interação social eficaz.

Ao associar o TEA em meninas/mulheres, emergem desafios adicionais diante da camuflagem, na qual as características principais podem ser mascaradas, levando ao diagnóstico tardio e que, embora possam aparentar adaptação, resultam em vulnerabilidades emocionais.

Dessa forma, a compreensão da teoria da mente nesta população, especialmente no sexo feminino, se faz crucial não apenas para diagnósticos mais assertivos, mas também para desenvolver estratégias de apoio que observem as nuances especificas de cada individuo. A investigação e o estudo contínuo neste campo se faz essencial para aprimorar intervenções e promover uma sociedade realmente inclusiva e compreensiva para todas as pessoas, independentemente de suas características e/ou dificuldades.

Referências

ADRIEN, J.-L.; BLANC, R.; THIEBAUT, E.; BARTHELEMY, C. *L'evaluation psychopathologique du développement cognitif et socio-emotionnel d'enfants atteints d'autisme et de retard mental.* Actes du Colloque Recherche Défi, Paris 2002.

ADRIEN, J-L. Les différents systèmes de communication visualisée. In: Adrien, J.-L.; Gattegno M.P. *L'Autisme de l'enfant: évaluations, interventions et suivis*. Bruxelles: Mardaga, 2011.

APA. *Diagnostic and Statistical Manual of Mental Disorder.* 2013. Disponível em: <http://www.dsm5.org/proposedrevision/Pages/proposed-dsm5-organizational-structure-and-disorder-names.aspx>. Acesso em: 28 nov. de 2023.

ASTINGTON, J.W.; GOPNIK, A. Theoretical explanations of children's understanding of mind. *British Journal of Developmental Psychology,* 9, 7-31. 1991.

ATTWOOD, T. *Le Syndrome d'Asperger – Guide complet.* 3.ed. Bruxelles: De Boeck, 2010.

BARGIELA, S.; STEWARD, R.; MANDY, W. The experiences of late-diagnosed women with autism spectrum conditions: an investigation of the female autism phenotype. *Journal of Autism and Developmental Disorders,* v. 46, n. 10, p. 3281-3294, out. 2016.

BARON-COHEN, S. Autismo: uma alteração cognitiva específica de "cegueira mental". *Revista Portuguesa de Pedagogia,* 24, 407-430. 1990.

BELLINI, S.; GARDNES, L.; KIMBERLY, M. Social Skill Interventions. In: Volkmar, F.; Rogers, S.; Paul, R.; Pelphrey, K. (Ed.). *Handbook Of Autism And Pervasive Developmental Disorders.* New York, NY: Wiley, 2014. P.887-906.

BRETHERTON, I. Intentional communication and the development of an understanding of mind. FRYE, D. ; MOORE, C. (Orgs.), *Children's theories of mind: Mental states and social understanding*. Hillsdale, NJ: Eribaum, 1991.

DIAS, M. G. B. B. O desenvolvimento do conhecimento da criança sobre a mente. *Psicologia: Teoria e Pesquisa,* 9, 587-600. 1993.

FELDMAN, C. F. The new theory of theory of mind. *Human Development,* 35, 107-117. 1992.

FODOR, J. A. Discussion: A theory of the child's theory of mind. *Cognition,* 44, 283-296. 1992.

GOPNIK, A.; WELLMAN, H. M. Why the child's theory of mind really is a theory. Mind and Language, 7(1/2), 145-171. 1992.

GOULD, J. Towards understanding the under-recognition of girls and women on the autism spectrum. *Autism,* v. 21, n. 6, p. 703-705, jul. 2017.

GREEN, R. M. et al. Women and autism spectrum disorder: diagnosis and implications for treatment of adolescents and adults. *Current psychiatry reports,* v. 21, n. 4, p. 22, mar. 2019.

HARRIS, P. L. From simulation to folk psychology: The case for development. *Mind and Language,* 7, 121-144. 1992.

HUTCHINS, T et al. Explicit vs. applied theory of mind competence: a comparison of typically developing males, males with ASD, and males with ADHD. *Research in Autism Spectrum Disorders,* v. 21, p. 94-108, 2016.

HULL, L.; MANDY, W.; PETRIDES, K. V. Behavioural and cognitive sex/gender differences in autism spectrum condition and typically developing males and females. *Autism,* v. 21, n. 6, p. 706-727, dez. 2016.

LEHNHARDT, F-G. et al. Sex-related cognitive profile in autism spectrum disorders diagnosed late in life: implications for the female autistic phenotype. *Journal of Autism and Developmental Disorders,* v. 46, n. 1, p. 139-154, ago. 2015.

LESLIE, A. M. Pretense and representation: The origins of "theory of mind". *Psychological Review,* 94, 412-416. 1987.

LOURENÇO, O. Teorias da mente na criança e o desenvolvimento de crenças falsas: falsas de quem? *Análise Psicológica,* 4, 431-442. 1992.

MINEAU, S.; DUQUETTE, A.; ELKOUBY, K.; JACQUES, C.; MÉNARD, A.; NÉRETTE, P-A.; PELLETIER, S.; THERMIDOR, G. (2013). *L'enfant autiste – Stratégies d'intervention psychoéducatives.* Montréal: Éditions du CHU Sainte-Justine.

MIRKOVIC, B.; GÉRARDIN, P. Asperger's syndrome: What to consider?. *L'Encéphale,* v. 45, n. 2, p. 169-174, abr. 2019.

PERNER, J. *Understanding the representational mind.* Cambridge, Mass.: Bradford Books/MIT, 1991.

PREMACK, D.; WOODRUFF, G. Does the chimpanzee have a theory of mind? Behavioural and Brain Science, 1, 515-526. 1978.

RIZZOLATTI, G. The mirror neuron system and its function in humans. *Anat Embryol* 210, 419-421. 2005.

SAITOVITCH, A. R. B. *Autisme, sillon temporal supérieur (STS) et perception sociale: études en imagerie cérébrale et en TMS* (Mémoire de Doctorat). Hôpital de la Salpietriêre, Paris. 2014.

SEIDMAN, G.; YIRMIYA, N. Assessment Of Social Behavior In Autism Spectrum Disorder. In: GOLDSTEIN, S.; NAGLIERI, J.; OZONOFF, S. (Eds.). *Assessment Of Autism Spectrum Disorder*. 2ed. New York, Ny: Guilford, 2018. P. 147-178.

SIEGEL, M.; BEATTIE, K. Where to look first for children's knowledge of false beliefs. *Cognition,* 38, 1-12. 1991.

SOUTHALL, C.; CAMPBELL, J. What Does Research Say About Social Perspective-Taking Interventions For Students With Hfasd? *Exceptional Children,* V. 81, P. 194-208, 2015.

TAGER-FLUSBERG, H. A reexamination of the theory of mind hypothesis of autism. In Burack, J. A. et al. (Ed.). *The development of autism: perspectives from theory and research.* Mahwah: Lawrence Erlbaum Associates, 2001, pp. 173-193.

WELLMAN, H. M. *The child's theory of mind.* Cambridge, Mss.: Bradford Books/MIT, 1990.

WELLMAN, H. M. From desires to belief: Acquisition of a theory of mind. In: WHITEN, A. (Org.). *Natural theories of mind.* Oxford: Blackwell, 1991. pp.19-38.

16

COGNIÇÃO SOCIAL DAS MENINAS AUTISTAS

UM ESTUDO DE CASO REFERENTE ÀS INTERAÇÕES SOCIAIS

A cognição social das meninas autistas tem como finalidade a elaboração de um estudo de caso referente às interações sociais e à forma como impactam a vida cotidiana. Muitas situações consideradas corriqueiras, para pessoas autistas, podem significar muita luta, especialmente em se tratando de meninas. Fizemos uma entrevista com cinco meninas autistas para que relatassem os desafios que enfrentaram, ou ainda enfrentavam, em relação ao círculo de amizade, participação em festas, vida escolar, lugares públicos e a relação com os irmãos. Foi perceptível, nas falas, que há uma camuflagem, por parte das meninas autistas, relacionada ao fato de o comportamento delas ser diferente em alguns aspectos de interação social se comparado ao dos meninos.

BLASIUS DEBALD
ISABEL DEBALD

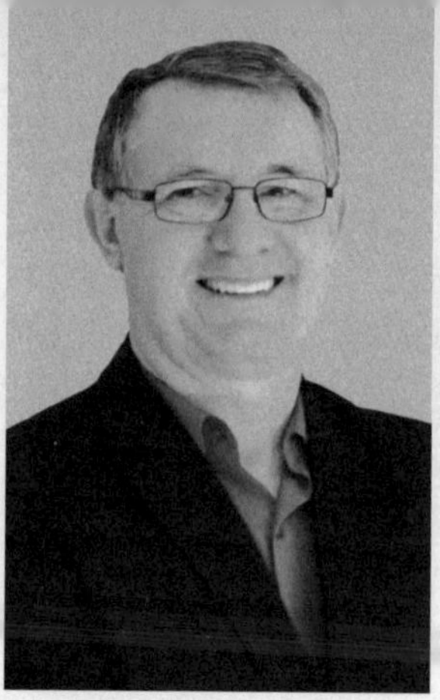

Blasius Debald

Doutor em Educação. Especializações em gestão de aprendizagem, metodologias ativas, educação híbrida e ciência ABA. Foi pró-reitor acadêmico do Centro Universitário União das Américas, coordenador do curso de História e integrante da equipe editorial da Revista Pleiade, da mesma Instituição. Tem experiência na área de educação, especialmente na utilização de metodologias inovadoras e novo perfil docente. Dedica-se a pesquisas que se articulam com a promoção do protagonismo estudantil, aprendizagem baseada por competência, introdução de metodologias ativas de aprendizagem, mediação docente e formatos avaliativos. Assessora a implementação do currículo por competência e o desenvolvimento de planejamento docente inovador para a prática educativa. Integra a equipe de consultores da Multiversa, que auxilia outras IES em processos de inovação e implementação de aprendizagens ativas, currículos dinâmicos e abertos, além do planejamento que torna o estudante o protagonista do processo educativo. Faz parte da equipe da Faculdade Multiversa e é diretor-geral do Instituto de Educação Talentto's, ambos da cidade de Foz do Iguaçu/PR.

Contatos
blasius@ietalenttos.com.br
blasius@multiversa.com
Instagram: @blasiusdebald
Facebook: Blasius Debald
45 99975 4377

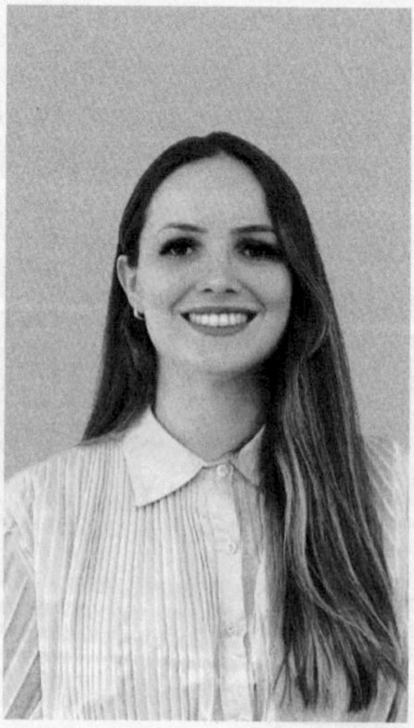

Isabel Debald

Especialização em TEA (fase de conclusão). Formada em Pedagogia e Mídias Digitais. Sócia e gestora financeira e administrativa do Instituto de Educação Talentto's. Formação em gerenciamento de redes sociais e atendimento a crianças com autismo. Irmã de atípico.

Contatos
Instagram: @beldebald
@ietalenttos

A terceira década do século XXI, marcada pelo predomínio das conexões virtuais e influenciada pela manifestação da diversidade cultural, oportuniza que crianças e adolescentes que optam por maior isolamento passem despercebidos no que diz respeito ao autismo. O comportamento é visto como "normal" para quem não convive no dia a dia, mas sua ocorrência poderá esconder um problema com maior gravidade, uma vez que pode ter indícios de casos ocultados ou disfarçados. Ficar atento aos sinais das crianças com as quais convivemos é essencial para identificar possíveis indícios do autismo.

É intenção deste capítulo relatar, mediante análise, a experiência de acompanhamento de cinco adolescentes, com idades entre 10 e 19 anos com autismo e o caminho percorrido quanto às interações sociais. Fizemos entrevistas coletivas, aplicando a história oral e de vida, registrando as falas para posterior interpretação e problematização. As meninas foram selecionadas pelo Instituto de Educação Talentto's, de Foz do Iguaçu, Paraná, do qual somos gestores e sócios. Solicitamos autorização aos pais e, para manter o sigilo das meninas, utilizaremos nomes fictícios.

Recente estudo de Freire e Cardoso (2022) apresentou resultados interessantes quanto ao autismo em meninas, especialmente relacionadas às variáveis culturais e sociais, pois em relação a elas há uma maior cobrança de ordem comportamental quanto ao modo que devem agir e seguir padrões que são impostos pela sociedade, o que pode interferir durante a investigação do transtorno do autismo feminino. Nas conversas com as adolescentes, percebemos que elas desenvolveram um comportamento social de adaptação, de acordo com o meio em que estavam inseridas ou no qual interagiam. Assim, escola, grupo de jovens, organizações religiosas, festas e outros momentos sociais exigiam muita preparação prévia para participar sem expor os traços autísticos. E, de certa forma, a conduta nem sempre era natural, muito mais forçada ou delimitada pelo meio de interação. Para Dean, Harwood e Kasari (2017) as meninas com autismo apresentam comportamentos socialmente específicos e disfarçam com mais eficácia os sintomas, fazendo que haja subnotificação do TEA.

Nas entrevistas realizadas, evidenciamos o que Oliveira (2022) afirmou ao enfatizar que alguém com dificuldades para iniciar uma conversa pode mascarar sua condição de pessoa autista, na medida em que sorri primeiro ou prepara piadas para "quebrar o gelo". Várias mulheres relataram ter "desenvolvido um repertório de personagens para diferentes ocasiões e, por muitos anos, carregaram um vazio dentro de si, por não reconhecer uma personalidade própria que não fosse imitação". Souza (2022) reforça esta realidade das mulheres, ao afirmar que desempenham tantos papéis para se disfarçar ao longo dos anos, "que perdem de vista sua verdadeira identidade. Podem sentir que suas amizades não são reais, pois são baseadas em uma mentira, aumentando a sensação de solidão".

Agrupamos as conversas com as meninas em cinco temáticas: a) círculo de amizade; b) participação em festas; c) vida escolar; d) lugares públicos; e) relação com os irmãos. A ideia era explorar as interações sociais das meninas e compreender suas atitudes para lidar em cada uma das realidades do recorte de análise.

a) Círculo de amizade

As meninas foram unânimes ao afirmar que têm poucas amigas e que sua convivência já vem de longa data. Nas palavras delas, "são quase irmãs". Ruth relatou que possui uma amiga desde a infância. Visita-a e até dormiu na casa dela algumas vezes. Tem outras, mas não são tão próximas como a "preferida". "A Carol é minha amiga há bastante tempo. Já nos divertimos muito. Gostamos das mesmas coisas. E quando estamos juntas, parece que o tempo não tem fim. Queria ter uma irmã assim. " (Ruth, 2023). Percebemos que é uma característica comum das meninas autistas ter poucas amigas, pois é difícil dar certo pelas particularidades quanto às interações sociais.

Ramona relatou que suas amizades são muito passageiras. Tem muita dificuldade em fazer amizades. Parece que as amigas não gostam dela. Em suas palavras, percebemos certa tristeza, solidão e um vazio. "Gostaria de ter amigas para visitar, conversar, sair e até pousar na casa dela e ela na minha. Mas é difícil. Quando tenho uma amiga, parece que ela se afasta depois de um tempo. Acho que é porque sou diferente" (Ramona, 2023). Nas falas de

Ramona, percebemos, nas entrelinhas, que ser autista é um elemento que dificulta construir laços de amizade. As demonstrações de amizade, como abraços, risadas, estar junto, na sua visão, são difíceis para ela. Precisa se esforçar para conseguir ter uma vivência com outras meninas. Nesse sentido, "a camuflagem em determinados ambientes pode levar à percepção de que os indivíduos funcionam bem e não enfrentam quaisquer problemas, embora esses indivíduos ainda enfrentem dificuldades como resultado da interação do seu ASC e do contexto" (HULL et al., 2017, p. 2534).

Se para Ruth e Ramona as amizades são mais raras ou apresentam certo grau de dificuldade, Anita demonstrou outra face do autismo feminino, uma vez que ressaltou que até tem boa interação social e tem várias amigas. Contudo, quando questionamos como eram estas amizades, Anita (2023) relatou que "são meninas com as quais faço atividades em comum como, por exemplo, lanchar, assistir a filmes, brincar e conversar". Observamos que Anita compreendeu o fato de estar junto ser uma característica da amizade. Quando pedimos para ela relatar se teria alguma confidência ou segredo com as amigas, respondeu negativamente. O mesmo ocorreu quando solicitamos a frequência com que via suas amigas ou conversava com elas e notamos que o intervalo era entre cinco a oito dias, o que dá indícios de que a amizade não é tão próxima ou intensa como o esperado de grandes amigas.

Os três casos indicam o quanto a tarefa de cultivar amizades pode ser desafiadora para as meninas autistas, uma vez que a manutenção dos relacionamentos requer a presença em eventos sociais e a interação. Dessa forma, em busca dos pré-requisitos para parecer normal, a autista pode se forçar a participar das reuniões de jovens, usando estratégias de camuflagem para se integrar ao grupo. Entretanto, mesmo se esforçando, elas podem destoar dos seus pares. Talvez sejam esses os motivos pelos quais as meninas autistas enfrentem tantas dificuldades nos relacionamentos de amizade, e que se estendem pelos relacionamentos amorosos.

b) Participação em festas

Se por um lado o aspecto da amizade remete a obstáculos para as meninas com autismo, a participação em festas é, na percepção delas, mais complicada, pois estar com pessoas desconhecidas ou com pouco relacionamento gera desconforto e instabilidade emocional. E ao não frequentarem, passam a impressão de que não são sociáveis. Bela (2023) relatou que quando ia a festas, costumava chamar conhecidos para acompanhar, "[...] pois gera um certo conforto ao saber que, no local que iremos, teremos alguém que nos conhece e temos certa intimidade para conversar".

O sentimento é compartilhado por Cássia (2023) que relatou um sentimento parecido com o de Bela, afirmando que, ao chegar em um local com muitas pessoas, há um sentimento de desconforto "[...] uma vez que a impressão que se tem é que todos à nossa volta estão fixados olhando para nós. Mas, ao conversar com os conhecidos que estão conosco, torna-se mais confortável e agradável".

A sociabilização com novas pessoas gera apreensão, pois não há conexão e nem convívio que facilite uma possível interação. Para Ramona (2023), os primeiros contatos com pessoas desconhecidas geram dificuldades "[...] em se enturmar em rodas e quando há várias conversas também, sentimo-nos isolados por não conseguir se misturar. Soltamos algumas palavras, mas é difícil a interação pois além de não ser 'confortável' a timidez/vergonha é muito grande. Às vezes, as pessoas até brincam 'Ué Ramona, você tá na festa?'" Também mencionaram que muitas vezes não entendem o que estão falando em se tratando de piadas, sendo difícil a compreensão.

É comum para as meninas com autismo não conversarem muito, preferindo a observação do que está acontecendo, ou o contrário, conversar muito e criar uma personagem para aquele momento. Anita (2023) relatou que prefere "[...] festas em casas, com pessoas mais próximas e com as quais temos intimidade, pois quando saímos e temos que ter interação com desconhecidos gera desconforto".

Observamos que, ao conversarem ou relatarem suas experiências em festas, as meninas entrevistadas não se sentiram muito à vontade. Pelo simples fato de falarem sobre suas experiências em festas públicas, nas quais havia pessoas desconhecidas, uma semana antes já começava o sentimento de "e agora, como vai ser?". Por elas, a melhor festa é ficar em casa, no quarto, assistindo a um filme com pipocas. Quanto menos gente, mais tranquilas, emocionalmente, sentem-se, gerando tranquilidade.

c) Vida escolar

Enfrentar uma sala de aula foi considerado pelas cinco meninas um desafio diário. Inicialmente, porque preferem ficar sozinhas, e se fosse por opção delas, em casa, no quarto. Contudo, a legislação requer matrícula e frequência em escola regular, o que torna o desafio diário de sair de casa para ir à escola um ritual pelo qual nem sempre estão dispostas a passar. Assim, o cumprimento da regra, nem sempre entendida pelas meninas, exige enfrentar situações que não são, usualmente, de sua rotina. Em muitos casos, a aprendizagem das meninas autistas pode ser realizada de maneira autodidata, sem a frequência escolar. Contudo, tal medida reforçaria o isolamento e não contribuiria para o processo de socialização. Cássia relatou que não tem paciência de ouvir as explicações dos professores, pois prefere atividades mais práticas. "Quando a professora explica, faço de conta que escuto, pois, do contrário, pensará que não estou interessada. Mas gosto mesmo é quando tem atividades para fazer, mas não em grupo, e sim, individual. Sinto-me mais confortável ao realizar atividades individuais" (Cássia, 2023).

No nosso entender, a escola tradicional não se conecta com as pessoas autistas, pois utiliza uma metodologia uniforme, que não se adapta à realidade. A pessoa autista precisa de um atendimento mais personalizado, individualizado e ajustado ao hiperfoco. E a escola, no formato tradicional, não consegue atender estas particularidades. Ramona (2023) afirmou que adora a área de Ciências, pois o contato com a natureza, mesmo que seja por meio dos livros, faz que ela se sinta bem. Em relação à área das exatas relatou: "Sinto dificuldades em aprender, pois é muito distante do que vivo no dia a dia. O professor não trabalha com material concreto, aí fica difícil de entender".

As falas reforçam que devemos planejar as atividades de aprendizagem de maneira mais personalizada e considerando as habilidades de cada pessoa autista. Observamos durante as entrevistas que as meninas não são muito de questionar ou reclamar, introjetando pensamentos e sentimentos mais do que os meninos.

d) Lugares públicos

Se ir para a escola já é um desafio, espaço em que encontra colegas conhecidos e, em alguns casos, de longa convivência, frequentar um shopping, ir às compras em lojas, visitar parques ou simplesmente programar um cineminha são tarefas que exigem muita preparação por parte das meninas autistas. Necessitam de uma preparação antecipada, com um roteiro pré-definido, para se sentirem seguras e confortáveis.

Ruth, Anita e Cássia afirmaram que dificilmente fazem programas em lugares públicos. Preferem visitar amigas ou colegas, embora esta ação também exija esforço e preparação. Ramona relatou: "Quando vou a lugares públicos, onde tem muita gente, sinto-me sufocada, parece que todo mundo está me olhando. É muito desconfortável". Aqui se percebe a pressão que as meninas autistas sofrem e ao mesmo tempo como disfarçam sua condição atípica.

As autoras Mendonça e Silva (2022) relatam, em sua obra, que a sua luta para socializar os achados de seus estudos é uma consequência da constatação da falta de conhecimento e até da distorção sobre as características do autismo no feminino, reforçando a narrativa das meninas entrevistadas.

e) Relação com os irmãos

O relacionamento entre irmãos, quando um tem o espectro e o outro não, se a família não souber gerenciar e os terapeutas não orientarem, fica um tanto prejudicado, pois, inevitavelmente, as pessoas próximas fazem comparações quanto ao desenvolvimento, atitudes e habilidades. E, querendo ou não, afeta o sadio desenvolvimento da criança e, se não for acompanhado, trará problemas futuros. Bela (2023) relatou que: "Eu e meu irmão sempre tivemos uma boa convivência, mas tínhamos muitas brigas também. Gostávamos de brincar juntos, se divertir, correr. Fazer várias atividades juntos. Portanto, quando brigávamos, sai de perto... era fogo!".

O sentimento de Bela é reforçado pelos autores Prizant e Fields-Meyer (2023) ao abordarem que devemos olhar para a menina e menino com autismo como uma pessoa à sua maneira, com características diferentes, mas continua sendo alguém com particularidades que podem ser aperfeiçoadas. Anita (2023) relatou que ela e os irmãos sempre tiveram exclusividade dos pais, com igual atenção, e, tudo que um ganhava o outro tinha que ganhar também, pois "não aceitávamos essa de não ser igual ou um só ganhar".

Como Ramona (2023) tem um irmão autista, ela relatou que "[...] ele nunca demonstrou muito afeto de ficar falando que me amava, que gostava de mim, mas sempre demonstrou com atitudes simples, por exemplo: me ajudar a andar de bicicleta quando eu estava aprendendo, perguntava se eu estava bem. Então ele sempre esteve ali, demonstrando com atitudes".

O que observamos nas entrevistas é que as meninas relataram que sempre foram parceiras dos irmãos, independente das brigas, da vontade de se bater ou se odiar na hora. Cássia (2023) lembrou:

> Tivemos uma relação de demonstrar nas atitudes o amor e carinho um pelo outro, nunca fomos de ficar falando sobre sentimentos. Não éramos aqueles irmãos grudentos um com o outro, sempre cada um foi no seu canto. Quando saímos juntos, geralmente, ficávamos só eu e ele ali conversando ou quando víamos um conhecido, íamos dar oi ou conversar. Mas, nunca fizemos amizades fora do ciclo em que estávamos. Éramos muito tímidos e tínhamos muita vergonha, isso fazia que ficássemos mais no nosso canto conversando.

Como encaminhamento da nossa percepção, entendemos que o autismo feminino ainda requer maior espaço de estudos e discussões para entendermos suas diferentes formas de manifestação. É possível traçar características comuns, mas muitos elementos aqui destacados são mais particulares e personalizáveis. Entendemos que a continuidade do estudo se faz necessário para maior aprofundamento e maturidade, contribuindo para resultados mais conclusivos.

Referências

DEAN, M.; HARWOOD, R.; KASARI, C. The art of camouflage: gender differences in the social behaviors of girls and boys with autism spectrum disorder. *Autism,* v. 21, n. 6, 2017.

FREIRE, M. G.; CARDOSO, H. dos S. P. Diagnóstico do autismo em meninas: revisão sistemática. *Rev. Psicopedagogia,* v. 39, n. 120, p. 435-44, 2022.

HULL, L. *et al.* "Putting on my best normal": Social camouflaging in adults with autism spectrum conditions. *Journal of autism and developmental disorders,* v. 47, p. 2519-2534, 2017.

MENDONÇA, S.; SILVA, S. S. *Autismo no feminino*: *a voz da mulher autista.* Belo Horizonte/MG: Mundo Asperger, 2022.

OLIVEIRA, A. de. Autismo em mulheres: inteligente demais para ter um transtorno e esquisita demais para ser normal. *In:* STRAVOGIANNIS, A. L. (Org.). *Pais de autistas: acolhimento, respeito e diversidade.* São Paulo: Literare Books Internacional, 2022.

PRIZANT, B. M.; FIELDS-MEYER, T. *Autismo*: *humano à sua maneira – um novo olhar sobre o autismo.* Tradução de Marcelo Cipolla. São Paulo: Edipro, 2023.

SOUZA, M. Autismo 'leve' em meninas: o que você precisa saber. In: STRAVOGIANNIS, A. L. (Org.). *Pais de autistas: acolhimento, respeito e diversidade.* São Paulo: Literare Books Internacional, 2022.

17

MENINAS E MULHERES AUTISTAS

COMO VIVER EM UMA SOCIEDADE NÃO PREPARADA PARA PESSOAS ATÍPICAS

Este é um texto escrito por uma mãe e seu filho atípico. E, ao escrever este capítulo, muitas memórias vieram à tona. Trazemos para análise do leitor, temáticas como: 'dores' das meninas e mulheres; barreiras na convivência com pessoas fora do círculo familiar e caminhos que possam auxiliar meninas e mulheres com autismo.

FÁTIMA DEBALD
ALANO DEBALD

Fátima Debald

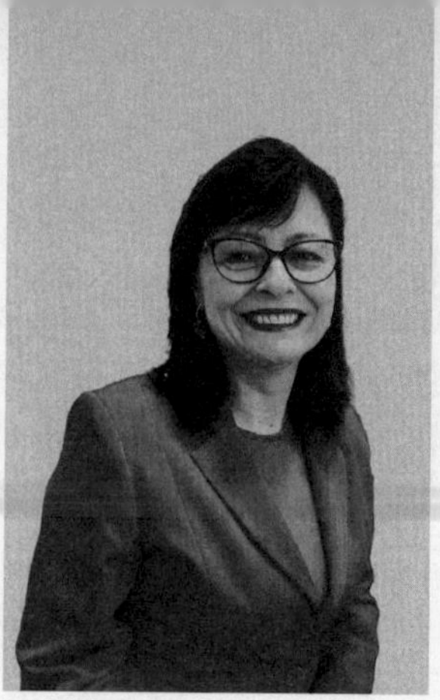

Licenciatura em Ciências, Química e Pedagogia. Mestrado em Educação. MBA em Educação Híbrida, especializações em TEA, Ciência ABA, Metodologia Ativa, Gestão da Aprendizagem, Psicopedagogia Clínica e Institucional e Neuropsicopedagogia. Atuação profissional como professora universitária, palestrante e sócia-proprietária do Instituto de Educação Talenttos, atendendo crianças, adolescentes e adultos.

Contatos
www.ietalenttos.com.br/
fatima@ietalenttos.com.br
Instagram: @fatimabergonsi
45 99117 9668 / 45 99138 1498

Alano Debald

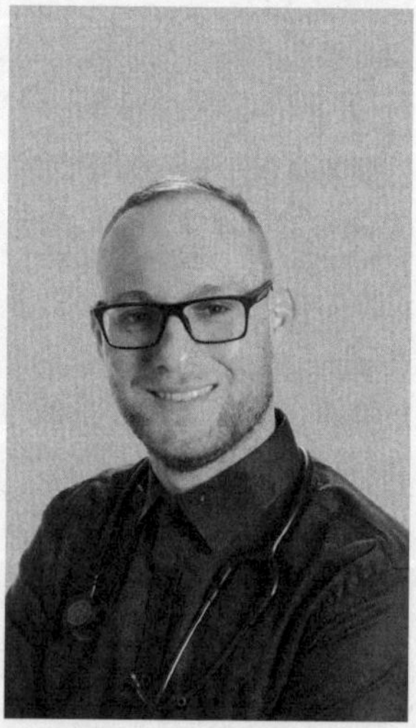

É graduado em Medicina, atuando desde 2023. Possui pós-graduação MBA em Gestão Educacional Inovadora, ACLS e em Psiquiatria da Infância e Adolescência (em curso). Experiência profissional no atendimento hospitalar, clínica geral e pediatria, atuando em UBS, UPA, PA e Hospital. É autista laudado e estuda a temática para contribuir com pessoas atípicas.

Contatos
alanomedicina@gmail.com
Instagram: @Dr.Alano.Debald
45 98838 3934

Na abordagem do tema meninas e mulheres autistas e os desafios de conviver em uma sociedade que não está preparada para interagir com pessoas atípicas, veio-nos à memória as várias meninas e mulheres atendidas no Instituto de Educação Talentto's, espaço dedicado para o desenvolvimento de habilidades e competências psicomotoras, linguísticas, sociais e de aprendizagem. Ao mesmo tempo, espelha um pouco da nossa trajetória pessoal, quando, como mãe e filho (autores do capítulo), há mais de vinte anos, percorríamos consultórios, juntamente com o esposo/pai, buscando atendimento ou ajuda, pois percebíamos que nosso filho era diferente.

Nos atendimentos que realizamos no Talentto's, e pela nossa experiência adquirida no percurso da trajetória profissional, temos registros de relatos que são uma verdadeira jornada de sofrimento, uma vez que a vida foi de muitos desafios. Mulheres e meninas, sem apoio ou ajuda, foram se adaptando para conseguirem viver em sociedade. Não eram pessoas autênticas, mas sim atrizes, que desempenhavam papéis conforme as circunstâncias. Carol (2023) é um desses casos em que se encontrou e se reconheceu como ela mesma, fazendo sessões no Talentto's:

> "Passei toda a minha infância e adolescência querendo ser uma pessoa que não sou. Via minhas amigas e colegas de escolas e tentava imitá-las para parecer 'normal', mas enxergava-me diferente. Meus pais me rotulavam como tímida, envergonhada e quieta. Somente quando comecei a resistir em sair é que procuraram ajuda. Foi aí que encontrei um lugar em que pude ser eu mesma. Tive uma sensação de libertação."

A finalidade deste capítulo foi analisar o transtorno do espectro autista em meninas e mulheres em idades variadas, o diagnóstico tardio e o prejuízo para a vida pessoal, profissional e acadêmica. Pela falta de reconhecimento do porquê são como são, muitas meninas e mulheres acabam criando mecanismo de adaptação e inserção social, como se fossem atrizes da vida, representando um personagem, não sendo elas como queriam ser, criando um mundo irreal.

A estratégia metodológica utilizada foi o relato de experiências a partir da análise qualitativa de depoimentos e da aplicação da anamnese, trazidas por meninas e mulheres ao serem atendidas e por meio de pesquisa científica de autores que abordam a temática. Os relatos, conduzidos e orientados por profissional capacitado, no Instituto de Educação Talentto's, especializado no atendimento de pessoas autistas, trouxeram uma riqueza de detalhes e achados que foram analisados pelos autores do capítulo. Por questões de sigilo profissional, utilizaremos nomes fictícios atribuídos para as cinco meninas ou mulheres quando reproduzirmos narrativas das entrevistadas.

"Dores" das meninas e mulheres

O instituto faz, em média, quatrocentos atendimentos mensais, dos quais, aproximadamente, 70% são de pessoas atípicas. Dentro deste percentual, 43% são meninas ou mulheres que fazem diferentes atividades terapêuticas e de aprendizagem, focadas em seu desenvolvimento pessoal, acadêmico e profissional.

Em muitas delas, percebemos que há "dores" reprimidas ou sufocadas, relacionadas a eventos vivenciados ou memórias colecionadas ao longo da vida. Um desses casos é Amanda (2023), que, ao se comparar com os irmãos, relatou:

> "Queria ser parecida com meus irmãos em relação aos sentimentos. Eles abraçam, dão beijos, interagem, são sociáveis. Parece que não faço parte da nossa família. Eles não falam, mas percebo que me acham diferente, para não dizer 'esquisita'. Até quando olho as fotos, dá a impressão que há harmonia entre os demais irmãos e pais, mas eu aparento ser diferente, distante, não pertencente."

Nos testes de rastreio e intervenções realizados pelo nosso instituto, os motivos pelos quais as meninas ou mulheres buscaram ajuda é porque estavam vivendo uma vida com uma série de problemas, com frustrações, depressão, ansiedade e sentimento de culpa. Geralmente são mulheres ou meninas com muitas decepções na vida, com muitas angústias e sofrimentos em virtude de as coisas darem errado em sua vida.

Encontramos também nas falas delas, constantes momentos em que relataram a falta de confiança e segurança em aspectos da vida diária, bem como se percebendo diferentes de todas as demais meninas e mulheres, achando-se incapazes, muitas vezes incompreendidas pelas pessoas à sua volta. Há literatura que aborda a situação, referindo-se como camuflagem, ou seja, tentar esconder ou fazer parte sem ser notada. Para Costa (2020, p. 17) isso ocorre

> [...] nos esteios da questão da camuflagem, relatos de mulheres autistas estão repletos de menções, e tanto mais em suas infâncias e juventudes, a "máscaras", a fingirem ser quem não eram, a se sentirem 'E.T.s', a disfarçarem o que dentro de si experienciavam e a quererem, em suma, "ser normais.

Cláudia (2023), uma adolescente, passa três tardes no instituto, realizando diversas atividades, uma vez que é perceptível sua falta de socialização e infantilidade nas palavras e atitudes. Ela mesmo se autodefine como 'anormal', pois possui traços autísticos bem evidentes. Cláudia (2023) falando de si:

> "Eu sou uma menina diferente. Gosto de coisas que minhas amigas e colegas não gostam. Tenho duas amigas, e colega na escola, uma. Fico chateada quando não conversam comigo, afinal são minhas amigas e colega. Só vou na casa das minhas amigas para brincar e assistir filme. Comemos pizza e falamos sobre coisas da escola. Temos pouco assunto e às vezes acho que minhas amigas não gostam da minha presença, sentem pena e por isso me convidam."

Por sentirem-se excluídas da vida cotidiana, buscam um comportamento não autêntico. O acompanhamento no Talentto's faz que consigam desenvolver habilidades que até então não imaginavam. As atividades propostas centram-se na necessidade mais urgente, que, no caso, é comunicação e socialização.

Barreiras na convivência com pessoas fora do círculo familiar

Ao analisarmos as falas relacionadas ao ambiente escolar, essas meninas são vistas pelos professores e gestores como educadas demais, encantadoras e muito comportadas, servindo como modelo para os demais alunos da sala. Segundo as meninas atendidas na instituição, manifestaram dificuldades na escola com restrições de expressões e verbalizações. Relataram que ficam muito angustiadas e deprimidas, por vezes, chegando em casa com crise de ansiedade, e sofrem por não conseguirem expressar seus sentimentos. Chamou-nos atenção que elas passam despercebidas pelos olhos da maioria dos docentes e da equipe pedagógica.

Puig Jové (2016, p. 45) ao observar mulheres autistas na escola, identificou que elas

> [...] não tendem a ter tantos problemas comportamentais quanto os homens, que externalizam mais o comportamento, sendo mais comuns neles agressões físicas a expressar sua frustração. Comparando-os, meninos autistas têm pior desempenho, adaptação e geralmente uma atitude mais negativa em relação à escola, professores e colegas do que mulheres (PUIG, 2016, P. 45).

Tal constatação foi reforçada pelas palavras de Jaqueline (2023):

> "Na escola, em termos de aprendizagem, sou considerado uma boa aluna. Os professores gostam de mim, pois não dou trabalho e não crio problemas. Contudo, nos aspectos de desenvolvimento como pessoa, que são as habilidades socioemocionais, noto que não sou boa e ninguém me orienta ou dá dica de como posso melhorar. Neste aspecto, mesmo que sendo como um 'zumbi' parece que a escola nem está aí comigo."

Nas questões emocionais, muitas das meninas e mulheres entrevistadas, relacionando o TEA a doenças, tais como: depressão, ansiedade, síndrome do pânico, angústia, sentimento de inferioridade, dificuldade de relacionamentos amorosos e amigáveis, falta de responsabilidade, briguentas ou mal-humoradas. De acordo com o Manual Diagnóstico e Estatístico de Transtornos Mentais, na quinta versão (DSM-5-TR; APA, 2023), compreende-se que o Transtorno do Espectro do Autismo (TEA) é um transtorno do neurodesenvolvimento que se caracteriza por déficits na comunicação e em habilidades para desenvolver, manter e compreender relacionamentos sociais e comportamentos estereotipados e interesses restritos. Essas características, também fazem parte da vida das meninas e mulheres.

Mônica (2023) relatou que sofreu *bullying*, tinha dificuldades para demonstrar emoções, mas tem muitas emoções. O quarto é a casa e o melhor espaço. Sente-se chateada, pois as pessoas a convidam para festas e jantares e sempre inventa uma desculpa, pois não se sente bem em comparecer e, quando vai, carrega um livro junto para fazer de conta que está lendo, mesmo que não leia. Muitas vezes, promete que vai, mas, chega na hora, desiste. Depois vem a frustração e a decepção. Mônica (2023) relatou até um episódio que ficou marcado em sua vida e, ao relembrá-lo, observamos o quanto dói a falta de habilidades sociais:

> "Uma vez meus colegas de trabalho fizeram uma festinha de final de ano. Éramos um grupo de uns dez. Combinamos de nos encontrar em um barzinho, à noite. Confirmei. Fui de Uber até o local, mas, quando paguei a corrida, desci. Estava me dirigindo para o barzinho, quando espiei pela janela e vi meus colegas conversando, rindo... Aí deu um medo e certo pânico que chamei um outro Uber e fui para casa. Dei a desculpa que não passei bem."

Na experiência com as mulheres e meninas autistas atendidas pelo instituto, percebemos que elas não têm maldade, tendem a ter um grau de ingenuidade, têm dificuldade para entender piadas e charges. A comunicação não flui, elas se comparam com outras mulheres e se decepcionam, pois gostariam de ser diferentes ou, como dizem, "normais". No trabalho, são rotuladas como "chatas e implicantes". Percebemos isso também no depoimento de Mônica, reforçado nas demais falas de Cláudia, Jaqueline, Amanda e Carol. Isso demonstra que elas desenvolveram estratégias sociais para quando precisam ir a lugares públicos, levando um livro e fazendo de conta que estão lendo.

Caminhos que possam auxiliar meninas e mulheres com autismo

Como a sociedade não enxerga que certos comportamentos das meninas podem ser propensos ao autismo, o diagnóstico muitas vezes é tardio, prejudicando também a questão das conexões neurais, pois a poda neuronal ocorre nos primeiros anos de vida e dificulta as intervenções a partir de treinamento comportamental. As meninas, por muitas vezes camuflarem o comportamento a fim de serem aceitas no convívio social, fazem que seu diagnóstico venha quando já são mães por seu filho estar no espectro ou por muitas frustrações na vida e saem em busca de um diagnóstico. Dessa forma, questões que seriam treinadas com o diagnóstico precoce são prejudicadas pelo diagnóstico tardio e afetam a vida da mulher adulta (SILVA, 2022).

Algumas pessoas só recebem o diagnóstico de autismo na idade adulta após perceberem os sinais e forem pais e tiverem um filho no espectro (SANTOS; VIEIRA, 2018). Com isso, relembram seus comportamentos na infância, que observam nas ações dos filhos (VASCONCELOS, 2022), fato que dificulta o diagnóstico precoce dessas pacientes e impacta a qualidade de vida e o desenvolvimento saudável (MALAGONI; LUZ, 2021).

É comum que se desenvolva pelos profissionais que atendem o indivíduo, um plano para atrelar um grupo social e as habilidades aprendidas que camuflam seus traços de TEA, sendo uma das possíveis explicações sobre o porquê de pessoas do sexo feminino serem diagnosticadas tardiamente (VASCONCELOS, 2022). Nesse sentido, entendemos os conflitos das meninas e mulheres, especialmente da Amanda (2023), quando afirma que "na universidade quero fazer trabalho sempre sozinha, é uma tortura fazer em grupo e apresentar na frente. Muitas vezes pego atestado porque passo mal no dia anterior de parar no pronto atendimento pela ansiedade e o alto estresse. Mas na Universidade as pessoas também não me entendem".

A metodologia Talentto's auxilia as meninas e mulheres, uma vez que oportuniza vivências práticas de socialização, comunicação e o desenvolvimento pessoal, de maneira personalizada e grupal, por meio de atividades e terapias naturalísticas. A instituição possui uma equipe interdisciplinar e multidisciplinar para realizar os atendimentos e cada qual trabalha com sua expertise. O propósito é acolher às meninas e mulheres, auxiliando-as para enfrentarem os desafios pessoais, estudantis e profissionais do cotidiano. Tem-se o plano individual de atendimento, para ampliar o repertório daquilo que elas mais precisam para superar seus obstáculos e suas habilidades. Assim, preparamos as meninas e mulheres para a vida na sociedade, na qual, muitas vezes, passam pela invisibilidade.

Referências

AMERICAN PSYCHIATRIC ASSOCIATION. *Manual diagnóstico e estatístico de transtornos mentais: DSM-5-TR*. 5.ed. rev. Porto Alegre: Artmed, 2023.

COSTA, F. L. *Representações sociais de mulheres com o nível 1 do transtorno do espectro autista sobre "ser normal" em seu passado escolar. [Dissertação]*. Universidade Estácio de Sá, Rio de Janeiro-RJ, 2020.

GUERRA, S. R. C. *Há diferenças de gênero na manifestação do Autismo?* Universidade Federal de Minas Gerais, Especialização em Transtorno do Espectro do Autismo, 2020.

MALAGONI, G.; LUZ, A. C. *Dificuldades no diagnóstico de autismo em meninas.* Estudos Avançados Sobre Saúde E Natureza, 1, 2021.

PUIG JOVÉ, L. *Diferencias de género/sexo en el perfil psicológico de adolescentes diagnosticados de trastorno del espectro del autismo. [Trabalho de Graduação]*. Barcelona, Universitat Abat Oliba CEU, Facultad de Ciencias Socialis, 2016, pp. 3-82.

SANTOS, R. K.; VIEIRA, A. M. E. C. S. Transtorno do espectro do autismo (TEA): do reconhecimento à inclusão no âmbito educacional. *Revista Includere,* 3(1), 2018.

SILVA N. M. da. Dificuldade no diagnóstico precoce do transtorno do espectro autista. *Revista Eletrônica Acervo Médico*, 16, e11000, 2022.

VASCONCELOS, V. C. *Meninas e mulheres com transtorno do espectro do autismo:* diagnósticos, reconhecimentos e vivências. Universidade Federal de São Carlos, Centro de Educação e Ciências Humanas – Departamento de Psicologia, 2022.

18

DESAFIOS DA MENINA AUTISTA NA ESCOLA

O objetivo deste capítulo é mostrar as dificuldades que a menina autista encontra no ambiente escolar. Vou dividir com vocês as principais queixas que recebo sobre o tema e quero alertar para a importância de uma infância feliz e incluída na formação de um adulto com boa saúde mental.

KAREN CAPUANO MARQUES

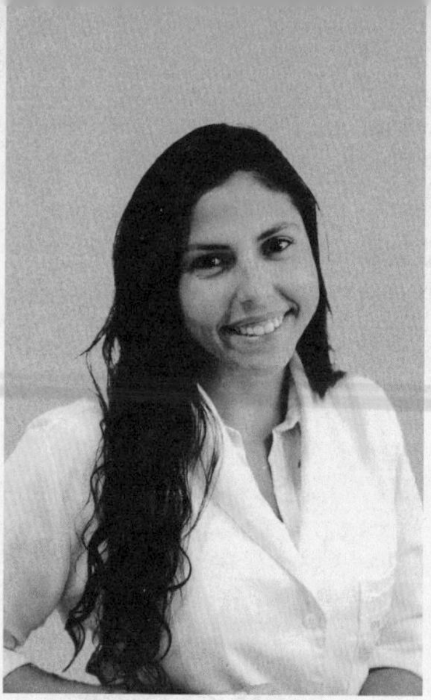

Karen Capuano Marques

Graduada em Medicina pela UFRJ. Pediatra e neuropediatra pela UFRJ. Mestre em Saúde da Criança e do Adolescente pela UFRJ. Pós-graduada em Autismo e em Neurodesenvolvimento pelo CBI of Miami. Aperfeiçoamento em Psiquiatria Infantil pela Santa Casa da Misericórdia do Rio de Janeiro. Médica da certificação Thiago Castro.

Contatos
karen.neuroped@gmail.com
linktr.ee/karen.neuroped
Instagram: @karen.neuroped

A infância é um chão que a gente pisa a vida inteira.
Ariane Osshiro

Fazer parte da sociedade é uma amolação, mas estar excluído dela é uma tragédia.
Oscar Wilde

Um breve relato

Elis entrou na escola com quatro anos e tudo que se dizia sobre ela é que era uma boa menina, um pouco tímida e bastante obediente. Nos relatórios da escola, a professora sempre dizia que Elis não tinha problemas na socialização. Aos seis anos, Elis começou a reclamar de dores na barriga e na cabeça que só aconteciam na escola. Foram feitos vários exames e nada foi constatado. A mãe pergunta na escola se algo está acontecendo e as professoras dizem que Elis vai bem. No ano seguinte, Elis chega da escola chorando. A mãe pergunta o que aconteceu e a menina diz que não gosta mais da escola, mas não consegue explicar o porquê.

Novamente a família procura a professora, que relata que Elis está sempre com o mesmo grupinho e não soube de nenhuma briga.

A mãe quer levar a filha ao psicólogo para entender o que está acontecendo, mas acaba desistindo, pois familiares e escola acham que não tem necessidade.

Aos nove anos, os pais de Elis recebem uma ligação da escola pedindo que eles a encontrem num pronto-socorro próximo à escola. A menina está sendo submetida a exames e está usando uma máscara de oxigênio. Durante a aula de artes, Elis começou a sentir falta de ar, disse que não conseguia mais respirar e caiu no chão. Elis passou três dias internada e monitorada. Todos os exames normais. Diagnóstico: crise de ansiedade. Elis começou a terapia e conseguiu falar para os pais que tinha muita dificuldade de brincar com as amigas e que nem sempre achava graça do que elas falavam. Que torcia para ter sempre muito trabalhinho na escola para sobrar pouco tempo livre para brincar. Durante o dever, as coisas eram mais fáceis.

Elis deu entrada muitas outras vezes na emergência até encontrar uma neuropediatra em um plantão que sugeriu uma consulta ambulatorial para avaliar melhor o quadro. Os pais ficaram indecisos, mas acabaram marcando. Elis foi diagnosticada com autismo. Tantas coisas fizeram sentido. "Por isso, ela não gostava de ficar com a roupa molhada ou com a mão suja". "Por isso ela chorava só de ver alguém comendo strogonoff ou algo mais cremoso". "Agora entendi por que era tão difícil quando não cumpríamos um combinado".

Foram tantas respostas. Elis, pela primeira vez, se viu compreendida pelos seus pais. E eles, pela primeira vez, perceberam que agora tinham os recursos necessários para lutar pelos direitos e bem-estar de Elis.

Elis é uma personagem fictícia. Na verdade, ela é uma colagem de várias pacientes que atendo no consultório. As dores e dificuldades são muito parecidas, mas nem sempre o desfecho é esse. Por muitas vezes há dificuldade dos pais em conseguir o diagnóstico, ou de aceitar o diagnóstico. Muitas vezes a escola ou colegas da família dizem que a criança não pode ser autista afinal "ela fala, ela abraça... claro que não é autismo". Por preconceito e desinformação, a menina autista vai sofrendo durante os anos escolares. Em busca de aceitação, buscando se incluir, sem entender exatamente o que está atrapalhando essa fluidez no relacionamento, vai se tornando mais triste e ansiosa.

A escola

Há algumas gerações, a prioridade das escolas era ensinar as disciplinas tradicionais, como leitura, escrita e aritmética.

No entanto, as crianças agora estão passando uma grande quantidade de tempo na escola, onde aprendem, brincam e socializam.

Ou seja, cada vez mais a escola vem ocupando um maior papel na vida social da criança.

Para alguns alunos, as escolas têm uma influência positiva na sua saúde mental. Enquanto para outros, a escola pode se apresentar como uma fonte considerável de estresse, preocupação e infelicidade (ATKINS, 2023).

Quais são os maiores desafios da menina autista na escola? Destaquei abaixo os mais citados na prática clínica

A escola não suspeita de algo diferente no desenvolvimento

O autismo feminino é subdiagnosticado em todos os meios. É menos percebido pela família, na escola e demais ambientes sociais. Até mesmo entre profissionais de saúde há um atraso no diagnóstico (SALARI, 2022).

Em muitos casos, a escola é o primeiro elemento a identificar que algo está diferente no desenvolvimento da criança. Um número significativo de encaminhamentos para investigação de autismo é gerado em escolas (WHITLOCK, 2020).

Em geral, as crianças agressivas, agitadas, com choro intenso, com dificuldade em seguir regras são crianças que chamam mais atenção dos professores e geram mais queixas.

O menino autista em sala de aula costuma brincar sozinho, ser agitado, com atraso na fala, podendo ter comportamento agressivo. Já a menina autista, em geral, é quieta, cumpre as tarefas mesmo que com problema executivo e tenta estar com seus pares.

Muitas meninas autistas usam da camuflagem para esconder seus sinais de autismo. Isso contribui para reduzir os encaminhamentos das meninas para uma avaliação.

Enquanto os professores e profissionais que trabalham com crianças buscarem apenas as apresentações mais clássicas para detectar características de autismo (por exemplo, isolamento social no parquinho), as meninas tenderão a ficar sem identificação (GIBSON, 2023).

A escola minimiza o diagnóstico e não oferece recursos

"Sempre me lembrarei do meu professor para crianças com necessidades especiais dizendo que sou muito ruim em matemática para ser autista" (BARGIELA, 2016).

Não é incomum uma família ouvir da escola que sua filha não é autista, contrariando uma suspeita da parte do terapeuta ou médico assistente.

Relatórios escolares que dizem que a menina interage bem com os pares, quando, na verdade, ela apenas tolera estar perto, mostram como é discrepante a experiência da criança na escola quando em comparação com a visão dos seus professores (TOMLINSON, 2020).

Mais comum ainda é a família ouvir que, por ser uma menina verbal, não há necessidade de adaptação de conteúdo, adequação sensorial ou de acompanhamento com mediador. E sabemos que essas mudanças comprovadamente melhoram o funcionamento da criança a longo prazo (COLA, 2020).

Dificuldade em participar de atividades não estruturadas

Pesquisas de qualidade de vida mostram que ter uma amizade mútua (em que ambos os envolvidos se procuram) está associada com maior satisfação escolar.

Nas escolas, as relações sociais são desenvolvidas em sala de aula e no recreio, por meio da participação em conversas, jogos e atividades.

Nas atividades fora de sala de aula espera-se que as crianças e adolescentes reajam de maneira rápida e com comportamentos pré-estabelecidos para determinadas situações.

As alunas autistas em atividades não estruturadas tendem a ficar isoladas em relação aos seus pares. Relatam maior rejeição dos colegas nesses momentos (DEAN, 2023).

Quando adolescentes, as meninas autistas relatam dificuldade de se integrar pois novas regras sociais implícitas são impostas nessa fase da vida. A competição entre meninas e as fofocas geram maior dificuldade na interpretação correta do que está ocorrendo. (RYAN, 2021).

Bullying

Crianças autistas têm um risco quatro vezes maior de serem vítimas de *bullying* na escola em comparação com os seus pares não autistas. Esses números aumentam quando há atraso intelectual associado (BEMMOUNA, 2023).

Maior risco de depressão e ansiedade

As meninas, em busca de se integrar com seus pares, muitas vezes se utilizam da camuflagem. A camuflagem pode ser definida como o uso de estratégias por pessoas autistas para minimizar algumas características em situações sociais (KEATING, 2021).

Com isso, ela consegue se integrar e se misturar com o grupo, aumentando as chances de serem aceitas.

Porém, a camuflagem é exaustiva e pode levar ao aumento da ansiedade, depressão e sensação de uma identidade perdida. (DEAN, 2023). É relatado que meninas autistas internalizam sofrimento psicológico mais do que os meninos (WHITLOCK, 2020). A camuflagem também é marcador de risco para ideação suicida (CAGE, 2019).

Como podemos mudar isso?

Fazendo o diagnóstico precocemente. Treinando profissionais de saúde e professores para reconhecer as diferenças sutis no desenvolvimento das meninas autistas.

Mulheres autistas que viveram sem diagnóstico até a fase adulta relatam que esse atraso resulta em maior isolamento social e *bullying*, bem como sentimentos de serem incompreendidos ou de "não se encaixarem".

Além disso, o diagnóstico de autismo pode trazer acesso a serviços, levar à identificação de necessidades e intervenções individuais.

Da mesma forma, reconhecer-se autista desde criança pode ajudar os indivíduos a desenvolverem uma identidade positiva sobre o autismo, com um sentimento de pertencimento à comunidade. Evitando a busca tão cansativa de se encaixar (WHITLOCK, 2020).

Nas escolas, devemos reforçar que cada menina autista é única e suas necessidades devem ser avaliadas individualmente.

A seguir, estão alguns exemplos de como o diagnóstico é libertador e melhora a qualidade de vida:

- Fala de uma menina autista quando perguntada diretamente sobre como um professor poderia ajudar:

> "Um bom professor é alguém que dedica tempo para ouvir; compreende as dificuldades e os problemas que um jovem autista enfrenta em uma escola; percebe que uma pessoa autista tem problemas sensoriais com barulho e multidões e oferece apoio e ajuda quando necessário; percebe que pode ser difícil para alguém autista fazer amigos; garante que os sentimentos de isolamento ou ansiedade (e de não serem desejados) não aumentem ao pedir-lhes que escolham um parceiro; fornece uma área tranquila para eles irem quando precisarem; e é 'alguém paciente, gentil, compreensivo, prestativo, atencioso, calmo e, acima de tudo, que não grita muito'" (GOODALL; MACKENZIE, 2019).

- Debra, após saber seu diagnóstico:

> "Um alívio, porque durante anos e anos tudo foi atribuído à ansiedade e à depressão. Tudo dos últimos 30 anos fez sentido, tudo se encaixou e fez sentido" (STAGG, 2019).

Que assim como Elis e tantas outras meninas, o diagnóstico (e com ele o autoconhecimento) liberte e torne mais fácil o caminhar ao longo dos anos escolares.

Referências

ATKINS, J.L.; VEGA-URIOSTEGUI, T.; NORWOOD, D.; ADAMUTI-TRACHE, M. Social and Emotional Learning and Ninth-Grade Students' Academic Achievement. *J Intell.* 2023 Sep 19;11(9):185.

BARGIELA, S.; STEWARD, R.; MANDY, W. The Experiences of Late-diagnosed Women with Autism Spectrum Conditions: An Investigation of the Female Autism Phenotype. *J Autism Dev Disord.* 2016 Oct;46(10):3281-94.

BEMMOUNA, D.; WEINER, L. Linehan's biosocial model applied to emotion dysregulation in autism: a narrative review of the literature and an illustrative case conceptualization. *Front Psychiatry.* 2023 Sep 29;14:1238116

CAGE, E.; TROXELL-WHITMAN, Z. (2019). Understanding the Reasons, Contexts and Costs of Camouflaging for Autistic Adults. *Journal of autism and developmental disorders*, *49*(5), 1899-1911.

COLA, M. L.; PLATE, S.; YANKOWITZ, L.; PETRULLA, V.; BATEMAN, L.; ZAMPELLA, C. J.; DE MARCHENA, A.; PANDEY, J.; SCHULTZ, R. T.; PARISH-MORRIS, J. Sex differences in the first impressions made by girls and boys with autism. *Mol Autism.* 2020 Jun 16;11(1):49.

CROMPTON, C. J.; HALLETT, S.; AXBEY, H.; MCAULIFFE, C.; CEBULA, K. (2023). 'Someone like-minded in a big place': Autistic young adults' attitudes towards autistic peer support in mainstream education. *Autism : the international journal of research and practice,* 27(1), 76-91.

DEAN, M.; CHANG, Y. C.; SHIH, W.; ORLICH, F.; KASARI, C. Social engagement and loneliness in school-age autistic girls and boys. *Womens Health* (Lond). 2023 Jan-Dec;19:17455057231170973.

GIBSON, M. T.; SCHMIDT-KASSOW, M.; PAULMANN, S. (2023). How neurotypical listeners recognize emotions expressed through vocal cues by speakers with high-functioning autism. *PloS one*, *18*(10), e0293233

GOODALL, C.; MACKENZIE, A. (2019) *What about my voice? Autistic young girls' experiences of mainstream school,* 34:4, 499-513.

KEATING, C. T.; HICKMAN, L.; GEELHAND, P.; TAKAHASHI, T.; LEUNG, J.; SCHUSTER, B.; RYBICKI, A.; GIROLAMO, T. M.; CLIN, E.; PAPASTAMOU, F.; BELENGER, M.; EIGSTI, I. M.; COOK, J. L.; KOSAKA, H.; OSU, R.; OKAMOTO, Y.; SOWDEN, S. (2021). Global perspectives on autism acceptance, camouflaging behaviours and mental health in autism spectrum disorder: A registered report protocol. *PloS one, 16*(12), e0261774.

RYAN, C.; COUGHLAN, M.; MAHER, K.; VICARIO, P; GARVEY, A. (2021) Perceptions of friendship among girls with Autism Spectrum Disorders. *European Journal of Special Needs Education*, 36:3, 393-407.

SALARI, N.; RASOULPOOR, S.; RASOULPOOR, S.; SHOHAIMI, S.; JAFARPOUR, S.; ABDOLI, N.; KHALEDI-PAVEH, B.; MOHAMMADI, M. The global prevalence of autism spectrum disorder: a comprehensive systematic review and meta-analysis. *Ital J Pediatr.* 2022 Jul 8;48(1):112.

STAGG, S. D.; BELCHER, H. Living with autism without knowing: receiving a diagnosis in later life. *Health Psychol Behav Med.* 2019 Nov 6;7(1):348-361.

TOMLINSON, C.; BOND, C.; HEBRON, J (2020) The school experiences of autistic girls and adolescents: a systematic review. *European Journal of Special Needs Education,* 35 (2). pp. 203-219. ISSN 0885-6257.

WHITLOCK, A.; FULTON, K.; LAI, M. C.; PELLICANO, E.; MANDY, W. Recognition of Girls on the Autism Spectrum by Primary School Educators: An Experimental Study. *Autism Res.* 2020 Aug;13(8):1358-1372.

19

MEDIANDO A APRENDIZAGEM DE HABILIDADES SOCIAIS DAS MENINAS COM TEA NA INTERVENÇÃO PRECOCE

Meninas com TEA parecem menos isoladas socialmente, brincando em paralelo com colegas, mas não de forma compartilhada, criando a impressão de estarem interagindo socialmente. Devido à sutileza dos sintomas, é imprescindível o conhecimento mais específico para a mediação das habilidades sociais desse público. Assim, este capítulo é um convite à reflexão sobre os procedimentos de ensino das habilidades sociais e de aspectos pragmáticos das meninas com TEA.

CÍNTIA BONFANTE

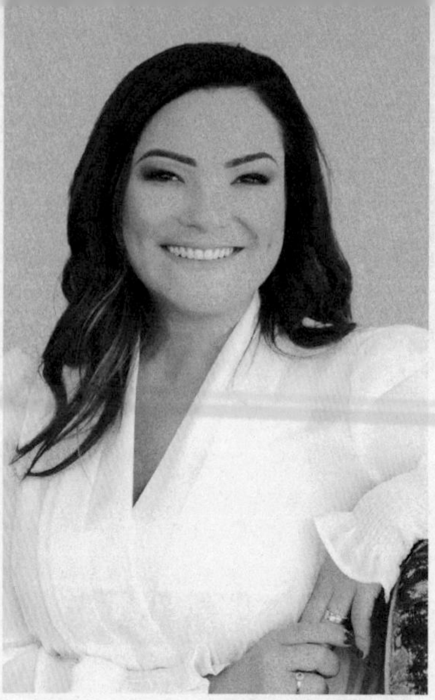

Cíntia Bonfante

Graduada em Fonoaudiologia. Fonoaudióloga clínica com experiência, desde 2009, em intervenção precoce no atendimento de crianças com atraso do neurodesenvolvimento e transtornos motores de fala. Especialista em Neuropsicologia pela Universidade Federal do Rio Grande do Sul. Certificada no Modelo Denver de Intervenção Precoce (ESDM) pelo Instituto MIND, na Califórnia. Capacitada no conceito Neuroevolutivo Bobath pela ABRADIMENE. Capacitada em Integração Sensorial Voltada Para Pessoas com Deficiência pelo Núcleo Terapêutico e de Estudos do Desenvolvimento Humano; especialista em fonoaudiologia neurofuncional. Certificada no método de organização promotora PROMPT, nível avançado para desordens articulatórias, pelo *PROMPT Institute* nos Estados Unidos. Ministrante de palestras, cursos e capacitações. Idealizadora de materiais terapêuticos e livros infantis voltados para transtornos motores de fala. Supervisora de assistentes terapêuticas baseada no ESDM e de fonoaudiólogos. Portfólio com inúmeros cursos realizados anualmente.

Contatos
www.fonocintiabonfante.com.br
Instagram: @fonocintiabonfante
fonocintiabonfantepereira@gmail.com
54 99100 4925

Desde muito cedo na minha graduação em Fonoaudiologia, eu sabia que gostaria de focar minha atuação em crianças com atrasos do neurodesenvolvimento. Sempre busquei estudar o funcionamento cerebral como base para entender por que eu realizava determinadas intervenções e, por isso, eu precisava me adequar a cada criança de maneira muito singular e personalizada. Intervir na comunicação dos indivíduos vai muito além do ato motor de falar e, por esse motivo, meu olhar sempre foi mais integrativo para o ser humano como um todo e tudo que influencia o desenvolvimento da comunicação – aspectos psicológicos, genéticos, ambientais, físicos, sensoriais.

Por isso, quando iniciei meus atendimentos de crianças com TEA, entendi que, apesar de um mesmo diagnóstico, as crianças nunca eram iguais. Isso só aumentou minha busca por conhecimento na área, então comecei a estudar sobre as diferenças fenotípicas no autismo feminino, mudando significativamente o direcionamento dos objetivos nos meus atendimentos e no treinamento das minhas assistentes terapêuticas.

Nesse sentido, é importante observar as particularidades das dificuldades sociocomunicativas das meninas com TEA, para que os tratamentos direcionados a elas sejam, de fato, efetivos. Por isso, o ensino das habilidades sociais para meninas no espectro autista deve atender às demandas sociais específicas ao gênero, que passam muitas vezes despercebidos.

Mas por que focar em habilidades sociais?

As habilidades socioemocionais são a base para o aprendizado de outras habilidades posteriores mais complexas. Desde o nascimento, o bebê já faz referenciamento social, busca se conectar com seus cuidadores, desenvolve atenção compartilhada e já demonstra habilidades de imitação. Ao contrário das crianças com autismo, que focam mais atenção em detalhes do ambiente, de objetos e menos em pessoas. Assim, perdem muitas oportunidades de aprendizado que teriam por meio da comunicação e das ações de outras pessoas.

Contudo, as crianças com TEA têm respostas atípicas a inúmeras informações sensoriais que também irão afetar o comportamento delas e, consequentemente, as suas experiências de aprendizado social. Por exemplo, uma criança que é extremamente sensível a barulhos pode perder muitas oportunidades de aprendizado em diversos ambientes sociais, como o aniversário de um colega, restaurantes e até na própria sala de aula. Ao mesmo tempo que outra criança que não se importa com o barulho, mas que fica extremamente focada na sensação que ela tem com a areia entre os dedos no parquinho, não observa o que as outras crianças estão fazendo ao redor dela, perde igualmente oportunidades de interação social e de aprendizado.

Um sinal importante que indica um déficit social desde o início da vida são as dificuldades em responder à atenção compartilhada ou iniciar esses comportamentos. Esta falha irá influenciar no aprendizado de diversas habilidades no futuro, por exemplo, quando o adulto aponta e diz: "Olha, um passarinho!"; a criança com autismo pode não seguir o olhar, o que fará que ela deixe de conectar a palavra "passarinho" com o que foi mostrado pelo interlocutor. Estudos indicam que, quanto mais a criança tem dificuldade de seguir o olhar para o apontar do adulto (déficit em responder à atenção compartilhada), mais dificuldades essa criança terá no aprendizado e compreensão da linguagem.

Da mesma forma, a maioria das crianças com autismo faz pouco esforço para direcionar ou manter a atenção dos seus cuidadores para o que eles estão interessados por meio de contato visual, vocalizações, gestos e/ou expressões faciais ou de trazer objetos para mostrar ao adulto (déficits em iniciar atenção compartilhada). Assim, a diminuição de compartilhamento de interesses reduz oportunidades de as crianças aprenderem com as respostas dos seus cuidadores como reconhecimento de palavras, ações, conceitos e hábitos associados a esses momentos, que ocorrem naturalmente e inúmeras vezes no dia a dia.

Por isso, menores são as chances de a criança imitar, trocar turnos e compartilhar experiências com seus pares durante a brincadeira, dificultando o aprendizado de novas habilidades ou a construção de amizades, o que aumentará suas dificuldades sociais no futuro.

Com isso, uma criança que não sente valor no reforço social não estará adquirindo de maneira natural os tipos de experiências necessários para estimular a organização e a especialização das redes neuronais que promovem o desenvolvimento da comunicação social e das formas mais avançadas de aprendizado social.

Entendendo as demandas sociais das meninas com TEA

Retraídas e mais passivas nas relações sociais, normalmente têm poucos amigos na escola, são mais distraídas, "não incomodam", fazem um esforço para evitar chamar a atenção para si. São algumas das características em geral relatadas nas meninas e que interferem nas suas interações sociais e, consequentemente, nos seus aprendizados.

Um estudo de 2022, publicado na Molecular Autism, detectou que, apesar de as meninas autistas apresentarem fala funcional, elas ainda enfrentavam inúmeros desafios sociocomunicativos, confirmando que falar não é o mesmo que demonstrar habilidades sociais ou possuir compreensão e reciprocidade social.

Dessa forma, a linguagem é um instrumento que propicia a interação entre as pessoas. Os seres humanos, por meio de diferentes formas de expressão da linguagem, seja no âmbito verbal ou não verbal, demonstram que pretendem se comunicar. A linguagem pragmática é uma das áreas afetadas no TEA, que consiste na habilidade de usar a linguagem de maneira socialmente apropriada, incluindo a compreensão e uso de regras sociais e contextuais na comunicação. A linguagem pragmática é essencial para a interação social, a comunicação efetiva e o desenvolvimento de relacionamentos interpessoais saudáveis.

No autismo feminino, as características da linguagem pragmática variam de acordo com o nível do seu funcionamento cognitivo e linguístico e nortearão os objetivos e estratégias utilizadas na estimulação precoce de habilidades sociais.

Muitas vezes, apresentam menor atenção compartilhada, dificuldades em reciprocidade e troca de turnos na conversação, como esperar sua vez de falar, fazer pausas adequadas para o interlocutor responder. Por exemplo, parece que estão falando sozinhas sem levar em consideração o que o ouvinte está sentindo e se ele está interessado neste tópico da conversa.

Apresentam menos iniciativa de comunicação e manutenção do diálogo, compreensão mais literal, ecolalias (repetição de palavras ou frases ouvidas anteriormente, sem compreender seu significado ou usá-las de maneira funcional) e podem apresentar uma entonação monótona na fala e falta de expressões faciais adequadas ao contexto, o que pode afetar a compreensão emocional e a comunicação social.

Por exemplo, C. G. menina no espectro autista, tem uma comunicação verbal com tendência a ecolalias imediatas. Muitas vezes, as pessoas entendiam que ela estava respondendo à pergunta, quando na verdade ela estava apenas realizando uma ecolalia. Por exemplo, "Oi, tudo bem?" e ela repetia "Oi, tudo bem?" ou perguntas como "Você quer pão?" ela repetia "pão" em vez de dizer "sim". Assim, além de adquirir a prosódia (entonação) e trejeitos do falante enquanto interagia com seus pares, ela também apresentou déficits nas trocas comunicativas, não conseguindo manter uma conversa ou iniciar novos tópicos. Neste caso, entre outros manejos, foi importante mudar a forma de realização das perguntas, tornando-as mais fechadas para que C. G. não tivesse mais o reforço do comportamento ecolálico como única forma de resposta.

Além disso, as meninas utilizam camuflagem, mascaramento para compensar seus déficits sociais em função do autismo. Não o fazem de maneira consciente, mas tem melhor capacidade de imitação, copiando inúmeras características do seu interlocutor. Por exemplo, houve situações que a AT (acompanhante terapêutico) criou o hábito, sem perceber, de sempre fazer uma saudação inicial da mesma forma, utilizando os mesmos movimentos e expressões faciais. A menina passou a dar oi da mesma maneira, sem adequar-se ao ambiente ou à pessoa a quem ela dirigia o cumprimento. Neste caso, foi necessário reformular e variar a rotina de início dos atendimentos, buscando aumentar o seu repertório, incentivando iniciativa e criatividade e procurando trazer sua própria personalidade para o discurso.

Assim, ao planejar a intervenção terapêutica, é preciso ter cuidado para não promover aumento do mascaramento e camuflagem, que exigem um desgaste cognitivo grande para as meninas com TEA.

Ao invés de ensinar "frases prontas" e roteiros específicos, é importante levar em consideração seus gostos, preferências e suas potencialidades para conseguir aflorar suas habilidades inatas de integração em grupos sociais. As intervenções baseadas no ensino incidental, mediadas pelos pares, os grupos de habilidades sociais em ambiente clínico e natural, o treinamento de professores para ajudar a construir um ambiente social que é favorável e acolhedor para as meninas com autismo são algumas das abordagens que utilizo na minha prática clínica.

Ademais, é preciso ter um olhar ainda mais especializado para ensinar as assistentes terapêuticas (AT) a mediar as habilidades sociais neste público. É frequente a tendência de ensino das meninas por meio da modelagem, tornando-as ainda mais propensas a esconderem aspectos de quem são, para se enquadrarem ou acabarem representando um papel durante a socialização.

As meninas aparentam ter menos comportamento de isolamento social porque muitas vezes brincam em paralelo com os colegas, mas não de maneira compartilhada, o que também pode trazer a impressão que as meninas estão interagindo socialmente.

É importante ressaltar que, entre os 24 e 36 meses de idade, a criança passa a fazer um brincar associativo com os pares, por exemplo, compartilhando itens, "conversando", e a partir dos 48 meses o brincar passa a ser cooperativo, onde eles terão um objetivo em comum na brincadeira. Ou seja, dependendo da idade da menina e de suas habilidades prévias sociais, é imprescindível que essa área seja também foco dos objetivos a serem estimulados.

Com relação ao brincar funcional, é comum as famílias procurarem uma avaliação especializada quando um menino brinca hiperfocado em girar a roda do carrinho, mas não irão achar incomum quando a menina fica muito tempo tirando e colocando a roupa da boneca, penteando repetidas vezes o seu cabelo, pois são aparentemente brincadeiras funcionais que, na verdade, podem ter um cunho mais estereotipado e ritualístico. Mais uma vez é necessário um olhar mais delicado para as nuances das variações e qualidade desse brincar.

Em geral é muito comum que as crianças brinquem melhor com adultos do que com seus pares da mesma idade. Muitas vezes porque praticam muito mais com terapeutas e pais do que com outras crianças, e, por isso, não generalizam o repertório aprendido. Outro motivo é que as crianças não necessariamente terão a mesma paciência ou reciprocidade exigida, em termos de fornecer atenção e/ou reforço social, para que a nossa criança continue brincando e interagindo. Por isso é tão importante praticar no grupo de habilidades sociais com pares, com objetivos bem traçados e com equipe treinada para mediar essas habilidades.

Assim, busco orientar muito os pais e a equipe sobre os mínimos detalhes que irão interferir nos aspectos sutis de ensino de habilidades sociais às meninas.

Em função da sutileza dos sintomas na primeira infância, muitas pessoas que não têm o conhecimento especializado no autismo podem questionar e, muitas vezes, invalidar não só a necessidade da intervenção, mas também reduzir, assim, a probabilidade de que as meninas sejam encaminhadas para uma avaliação especializada.

As dificuldades na linguagem pragmática podem ter um impacto significativo na vida diária das pessoas com TEA. A falta de habilidades pragmáticas pode afetar a capacidade de estabelecer e manter relacionamentos sociais, a participação em atividades sociais e acadêmicas, a compreensão de informações e instruções verbais, e a independência na vida.

Contudo, a implementação de programas especializados de maneira precoce terá um papel essencial em diminuir esses déficits de aprendizados que, embora aparentemente sutis, geram uma cadeia de dificuldades para as meninas com autismo.

O ESDM (Modelo Denver de Intervenção Precoce) reforça a importância do aprendizado social por meio da facilitação do desenvolvimento da atenção compartilhada, do engajamento em interações sociais, para que o cérebro possa receber o estímulo ideal durante os primeiros anos de vida.

Felizmente, o cérebro é incrivelmente aberto, apto e busca o aprendizado. Aprender é resultado das nossas experiências e o aprendizado muda a estrutura e o funcionamento do cérebro. A intervenção especializada baseada em evidências científicas é capaz de estimular o aprendizado, mudar comportamentos, reduzir sintomas e aumentar a função cerebral, trazendo qualidade de vida, independência e melhor desenvolvimento para as crianças.

Referências

BARGIELA, S.; STEWARD, R.; MANDY, W. The experiences of late-diagnosed women with autism spectrum conditions: an investigation of the female autism phenotype. *J Autism Dev Disord.* 2016;46:3281-94.

COLA, M.; YANKOWITZ, L. D.; TENA, K.; RUSSELL, A.; BATEMAN, L.; KNOX, A.; PLATE, S.; CUBIT, L. S.; ZAMPELLA, C. J.; PANDEY, J.; SCHULTZ, R. T.; PARISH-MORRIS, J. Friend matters: sex differences in social language during autism diagnostic interviews. *Mol Autism.* 2022 Jan 10;13(1):5. doi: 10.1186/s13229-021-00483-1. PMID: 35012645; PMCID: PMC8751321.

HILLER, R. M.; YOUNG R. L.; WEBER, N. Sex differences in pre-diagnosis concerns for children later diagnosed with autism spectrum disorder. *Autism.* 2016;20:75-84.

HILLER, R. M.; YOUNG, R. L., WEBER, N. Sex differences in autism spectrum disorder based on DSM-5 criteria: evidence from clinician and teacher reporting. *J Abnorm Child Psychol.* 2014;42:1381-93.

JORGENSON, C.; LEWIS, T.; ROSE, C.; KANNE, S. Social camouflaging in autistic and neurotypical adolescents: a pilot study of differences by sex and diagnosis. *J Autism Dev Disord.* 2020;50:4344-55.

LIVINGSTON, L. A.; SHAH, P.; HAPPÉ, F. Compensatory strategies below the behavioural surface in autism: a qualitative study. *Lancet Psychiatry*. 2019;6:766-77.

LOCKE, J.; SHIH, W.; KRETZMANN, M.; KASARI, C. Examining playground engagement between elementary school children with and without autism. Disponível em: <https://www.ncbi.nlm.nih.gov/pmc/articles/PMC4779076/>. Acesso em: 05 jun. de 2024.

MUNDY, P.; SIGMAN, M. (2015). Joint Attention, Social Competence, and Developmental Psychopathology. *Developmental Psychopathology*. 293-332. 10.1002/9780470939383.ch9.

TIERNEY, S.; BURNS, J.; KILBEY, E. Looking behind the mask: social coping strategies of girls on the autistic spectrum. *Res Autism Spectr Disord.*

VIVANTI, G. (2021). Group-Based Early Start Denver Model (G-ESDM). In: Volkmar, F.R. (eds) *Encyclopedia of Autism Spectrum Disorders.* Springer, *Cham*. https://doi.org/10.1007/978-3-319-91280-6_102187.

20

ATRASO DOS MARCOS DO DESENVOLVIMENTO MOTOR DEVIDO À ACEITAÇÃO DO COMPORTAMENTO SOCIAL EM MENINAS AUTISTAS

O entendimento da sociedade, das escolas, das próprias famílias e dos profissionais acerca dos atrasos motores nas meninas é muito mais permissivo, menos cobrado do que nos meninos. Isso tem feito com que intervenções não sejam aplicadas, quando necessárias, de modo precoce, que tem causado atrasos motores em toda uma geração de meninas autistas. E, como sabemos, atrasos motores estão ligados a diversas outras áreas. Discutir esse tema, e começar a mudar isso, pode ajudar a mudar o futuro de toda uma geração.

KADU LINS

Kadu Lins

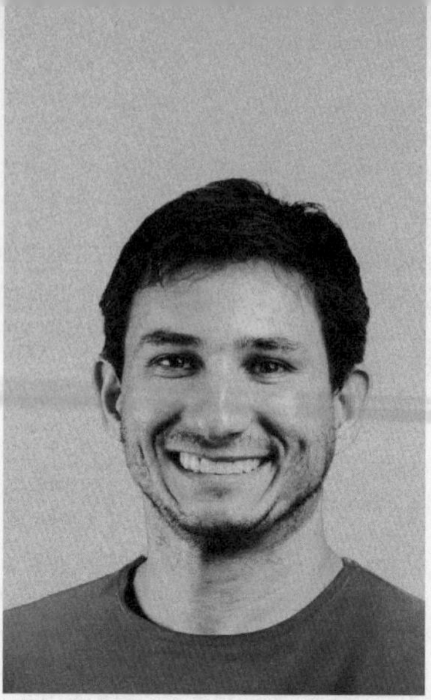

Profissional de educação física, com formação internacional em ciência do exercício, psicomotricista e especialista em desenvolvimento motor infantil. Fundou o Instituto do autismo, e atua na área desde 2012. Somando todas as crianças, adolescentes e adultos autistas, já observamos mais de 15.000 indivíduos ao longo desse tempo, o que, sem dúvida, foi minha maior formação de vida. Busco, sempre, compreender todo o contexto da vida do meu assistido. Sua família. Seu passado. Suas preferências. Seu contexto. Acredito que trabalhar com autismo signifique ajudar o mundo a realizar a inclusão de verdade; ajudar o autista a desenvolver todo seu potencial e ser o que ele quiser ser.

Contatos
www.kadulins.com.br
Instagram: @kadu.lins
81 99103 2546

Quando fui convidado para escrever esse capítulo, fiquei muito honrado de estar no meio de tantos profissionais incríveis de todo o país, falando sobre um tema IMPORTANTÍSSIMO feito esse. Fiquei muito empolgado com a possibilidade de poder falar sobre como vejo uma grande questão de atraso no desenvolvimento motor das meninas, justamente porque "aceitamos" comportamentos diferentes para cada gênero. Obviamente, não deveria ser assim. Hoje em dia, há escalas de acompanhamentos, protocolos avaliativos, marcos de desenvolvimento por semanas, meses... e não deveríamos negligenciá-los, seja em meninos ou em meninas. Vejo tanta gente condenando a frase "cada criança tem seu tempo", e eu sou um dos que condenam, mas, na prática, ainda vejo permissões nas meninas muito mais do que nos meninos, o que tem causado grandes problemas no desenvolvimento motor, social, cognitivo e de comunicação ao longo da sua vida.

Como profissional de educação física, especialista em desenvolvimento motor infantil e psicomotricista, venho ao longo do tempo, mais de 10 anos para ser exato, observando uma demanda crescente de meninas autistas com atrasos motores que poderiam ter sido trabalhados desde que foram percebidos, mas que foram aceitos pelo simples fato de serem meninas e poderem ser mais tímidas, quietas e "não gostarem" de correr e se mexer tanto quanto os meninos. Falo dessa aceitação não apenas por parte dos pais, mas também de profissionais, sociedade, escola, família...

Quando observamos o Exame de Desenvolvimento de Gessel, por exemplo, temos vários pontos a serem analisados. Vamos pegar o exemplo dos marcos psicomotores de 12 meses:

12 meses	
Psicomotores	**Realiza?**
Sentado, gira ou se torce para todos os lados.	
Engatinha com movimentos alternados; usa as mãos e a sola dos pés.	
Permanece de pé sem apoio durante algum tempo.	
De pé, locomove-se apoiado.	
Para andar, necessita ser sustentado por uma das mãos.	
Ensaia sozinho os primeiros passos.	
Anda tropegamente, elevando os braços para se equilibrar.	
Anda sem direção certa, necessitando da assistência do adulto ou apoiando-se nos objetos grandes.	
Ao andar, quando sente que vai perder o equilíbrio, cai para trás, sentando-se.	
Demonstra preferência por uma das mãos para pegar objetos.	
Preensão em pinça superior perfeita.	
Enfileira cubos.	
Coloca blocos numa caixa e os retira.	
Tira o chapéu da cabeça.	
Rola a bola com movimentos imitativos aos do adulto	
Segura um brinquedo pelo barbante	

Quais desses, na sua opinião são realmente analisados e quais são "permitidos" porque são meninas?

E na análise de 24 meses:

2 anos	
Psicomotores	**Realiza?**
Mantém-se de joelhos e levanta-se sem ajuda para andar	
Sobe e desce escadas sozinho, um degrau de cada vez, apoiando-se no corrimão	
Anda de velocípede com alguma dificuldade (em círculo).	
Corre bem e não cai	
Aproxima o polegar e o mínimo, por imitação.	
Opõe polegar e mínimo	
Apresenta preensão do tipo pinça inferior	
Constrói uma torre com 6 ou 7 cubos.	
Trepa numa cadeira para alcançar um objeto.	
Gira o trinco.	
Usa a tesoura.	
Enfia contas usando as 2 mãos.	
Vira páginas de livros ou revistas uma por vez.	

Quais são aceitos, e quais são realmente analisados?

E, por último, para finalizar nossos exemplos, com 5 anos:

5 anos	
Psicomotores	**Realiza?**
Passa da posição supina à posição de pé, sem rolar o corpo.	
Passa de uma posição à outra sem perder o equilíbrio.	
Salta alternando os pés.	
Saltita num pé só.	
Anda para trás sobre os calcanhares ou na ponta dos pés.	
Fica em equilíbrio na ponta dos pés, por vários segundos.	
Equilíbrio parcialmente perfeito.	
Equilibra-se numa barra durante 5 a 10 minutos.	
Desce a escada alternando os pés.	
Desenvolvimento do esquema corporal.	
Domínio dos grandes músculos.	
Utiliza a mão dominante.	
Reproduz uma construção de 8 blocos (sem interferência de cor).	
Relaciona e superpõe objetos e formas geométricas desenhadas.	
Faz uma bola com papel de seda.	
Enrola o fio num carretel.	
Segura o lápis com facilidade.	
Usa ferramentas.	
Coordenação visual motora em desenvolvimento.	
Salta e pega a bola sem ajuda.	
Desenvolvimento da orientação espaço-temporal.	

Quais vocês aceitariam por serem meninas e não considerariam atrasos, e sim comportamento aceitável?

Imagina quando analisamos não apenas os marcos psicomotores, mas também os intelectuais, sociais e AVDs, o quanto de diferença entre gêneros achamos.

Focando nesses marcos psicomotores, eles serviram de base para uma análise em mais de 600 crianças, entre meninos e meninas, aqui no nosso instituto, e os resultados foram esses:

- Mais de 76% das famílias de meninos, quando mostrávamos que eles não realizavam a tarefa, confirmavam isso, e já falavam de outros "atrasos percebidos" e queriam trabalhar para desenvolver.
- Menos de 15% das famílias de meninas, percebiam o atraso, e mais preocupante, admitiam ou aceitavam isso. Relacionavam a serem meninas e por isso serem mais "calmas", ou de "não gostarem" das atividades ofertadas, e por isso não faziam.
- Em mais de 45% dos casos, as escolas, já haviam indicado alguma dificuldade, que não conseguiam saber o que era, nos meninos. Já no caso das meninas, as escolas perceberam em menos de 8% dos casos.
- As famílias perceberam algum atraso em 26% dos casos dos meninos. Já nas meninas, em menos de 5%.

Esses são apenas alguns dos achados que tivemos, entre diversos outros que confirmam o título deste capítulo, em que percebemos a comprovação da aceitação social em atrasos motores nas meninas autistas, pelo simples fato de serem meninas e estarem "permitidas".

Olha como a sociedade, escola, família e todos que têm a missão de ajudar e acompanhar o desenvolvimento infantil, por senso comum, acabam negligenciando e prejudicando o desenvolvimento das meninas por não indicarem a intervenção no tempo certo.

Essa situação fica ainda mais complicada quando estamos falando de crianças autistas, em que os atrasos motores podem estar acontecendo por diversos motivos, incluindo questões cognitivas, sociais, de comunicação ou sensoriais. E quanto mais tempo demorar a iniciar a intervenção, maior a dificuldade de igualar os marcos de desenvolvimento em todas as áreas, fazendo que os prognósticos se tornem cada vez mais difíceis.

Pensar em desenvolvimento motor no transtorno do espectro autista vai muito além de questões musculares ou físicas. Precisamos pensar no cérebro, nas áreas que são estimulados durante o exercício, como o cerebelo, no nível de atividade no hipocampo que melhora memória e aprendizado; nas áreas de Brodmann, que podem estar relacionadas à comunicação, escuta, musicalidade, raciocínio lógico, ou seja, a sessão psicomotora precisa ser completa para um melhor rendimento. Não podemos segregar uma habilidade. Temos que pensar que, para desenvolvermos uma criança motoramente, precisamos desenvolver em paralelo seu poder de comunicação, de entendimento corporal e cognitivo, suas habilidades sensoriais, de consciência corporal, sua relação com os ambientes e com as outras pessoas.

A falta de profissionais capacitados para essa área também tem sido um grande problema. Nem todos estão preparados ou estudando para analisar os marcos de desenvolvimento infantil, seja em crianças neurotípicas ou atípicas. O que faz que ocorram mais atrasos ainda. Além de que, não é comum buscar esse tipo de acompanhamento desde cedo. Não temos essa cultura. Infelizmente.

Não apenas por ser profissional da área, mas também por ser pai recente (meu filho Rafael, nasceu em 4 de setembro de 2023), tenho batido muito na pauta da importância do acompanhamento dos marcos de desenvolvimento desde o primeiro mês. Quanto antes perceber e começar a intervenção, maior a chance de evolução e equiparação dos marcos. No caso de meninas diagnosticadas no espectro, ainda bem que estamos começando a ter diagnósticos cada vez mais cedo, o que permite a estimulação precoce. E temos que cada vez mais combater o *masking* das meninas autistas, porque isso só faz aumentar o seu atraso. Estimular os profissionais a estudar comportamentos e marcos das meninas, porque isso vai fazer toda a diferença. Temos uma geração inteira atrasada não apenas motoramente, mas também em outras áreas porque não tínhamos conhecimento de como as meninas disfarçavam as características do espectro. Porém, hoje em dia, não tem mais justificativa para isso.

Sobre quais áreas e caminhos seguir para estimular, gosto muito de mostrar as áreas do cérebro por meio da visão das 47 áreas de Brodmann:

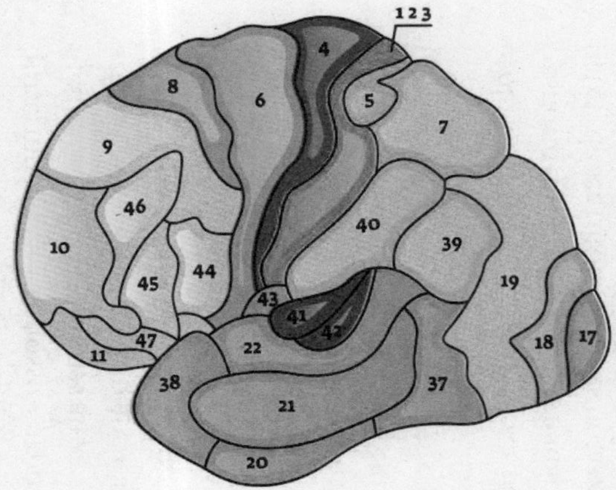

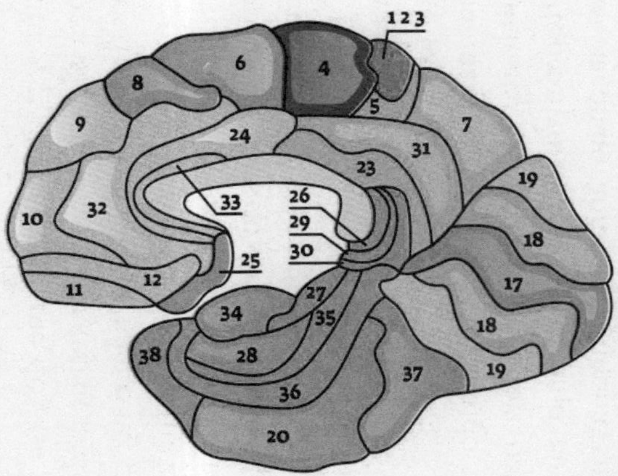

Via Getty Images

Áreas 1, 2 e 3
Córtex sensitivo primário (giro pós central): tato.

Área 4
Córtex motor primário: giro pré-central): controle do movimento voluntário.

Área 5
Córtex sonato sensorial associativo terciário: área associativa parietal posterior (lóbulo parietal superior): estereognosia – capacidade de reconhecer, pelo tato, a forma e consistência dos objetos.

Área 6
Córtex motor suplementar campo ocular suplementar; córtex pré-motor, campos oculares frontais (giro pré-central e córtex adjacente rostra): planejamento dos movimentos dos membros e oculares.

Área 7
Associativa parental superior (lóbulo pariental superior): visão motora e percepção.

Área 8
Campos oculares frontais (Giros frontal superior, médio, lóbulo frontal medial): Movimentos sacádicos oculares.

Área 9 e 10
Córtex associtativo pré-frontal; campos oculares frontais (giros frontal superior, médio, lóbulo frontal medial): pensamento, cognição e planejamento do movimento.

Área 11 e 12
Área orbitofrontal: associado ao processo decisório e comportamentos éticos.

Área 13 e área 14
Córtex insular: associado ao somatossensorial, memória verbal e motivação.

Área 15
Lóbulo temporal anterior; perpecpção auditiva, componentes receptivos de linguagem e memória visual.

Área 16
Périplo Cortical claustral.

Área 17
Córtex visual primário; (margens da cisura calcarina) visão.

Área 18
Córtex visual secundário (giros occipitais medial e lateral): visão e profundidade.

Área 19
Córtex visual terciário, área visual temporal média (giros occipitais medial e latera): Visão, cor, movimento e profundidade.

Área 20
Área temporal inferior visual (giro temporal inferior): forma visual e memória.

Área 21
Área temporal inferior visual (giro temporal médio): Forma visual; memória.

Área 22
Cortéx auditivo de origem superior (giro temporal superior) audição, palavra, memória auditiva e interpretativa.

Área 23
Córtex ventral cingulado posterior; orientação visuaespacial.

Área 24
Córtex ventral cingulado anterior; processamento emocional e cognitivo.

Área 25
Córtex subgenual (parte do córtex ventromedial pré-frontal).

Área 26
Porção ectosplenial da região retrosplenial do córtex cerebral.

Área 27
Córtex piriforme: olfato.

Área 28
Córtex entorrinal posterior.

Área 29
Córtex retrosplenial cingulado.

Área 30
Parte do córtex cingulado; funções autônomas como pressão sanguínea quanto cognitivas, como emoção e aprendizado.

Área 31
Córtex dorsal cingulado posterior: orientação visuoespacial.

Área 32
Córtex dorsal cingulado anterior: memória do medo.

Área 33
Parte do córtex cingulado anterior: aprendizagem averssiva.

Área 34
Córtex anterior entorrinal (no giro parahipocampal).

Área 35
Perirrinal córtex (no giro parahipocampal).

Área 36
Cortex Hipocampal (no giro para-hipocampal); Aprendizado e memória.

Área 37
Córtex associativo parieto-têmporooccipital: área visual temporal média (giros temporal médio e inferior na junção dos lobos temporal e occipital): percepção, visão, leitura e palavra.

Área 38
Córtex olfatório primário; cortéx associativo límbico (polo temporal): olfato e emoções.

Área 39
Cortéx associativo parietotêmporooccipital (giro angular): percepção, visão, leitura e palavra escrita.

Área 40
Cortéx associativo parietotêmporooccipital (giro supramarginal): Olfato e emoções.

Áreas 41
Córtex auditivo primário (Giro de Heschl e giro temporal superior): percepção, visão, leitura e palavra falada.

Área 43
Córtex gustativo (córtex insular – opérculo frontoparietal): Audição.

Área 44
Área de Broca; córtex pré-motor lateral (giro frontal inferior): Gosto.

Área 45
Pares triangulares Área de Broca.

Área 46
Córtex pré-frontal dorsolateral (giro frontal inferior): pensamento, cognição e planificação do comportamento.

Área 47
Giro prefontal Inferior.

Pensando sempre que do cérebro partem todos os comandos para o que quisermos fazer no nosso corpo. Então, para um programa de desenvolvimento motor das meninas autistas, precisaríamos fazer uma avaliação de quão atrasadas estão em relação aos marcos de desenvolvimento não só no aspecto motor, mas também cognitivo, auditivo, social, afetivo, de comunicação, e expressão corporal, para na hora de montar as sessões, conseguirmos aumentar o fluxo sanguíneo, as ativações e respostas nas áreas do cérebro que precisamos de maior estimulação e desenvolvimento. Assim, conseguiremos avançar em relação aos atrasos, melhorando o repertório de atividades motoras, pois desenvolveremos a criança integralmente, minimizando a chance de o atraso não ter evolução por questões específicas.

É muito nítida a evolução das meninas em diversas áreas quando se vê a evolução motora. Costumo escutar, inclusive, que a natação, o judô, o ballet ou o esporte que ela faz, ou as atividades de desenvolvimento motor ajudaram-na a deixar de ser tímida, ou nas notas da escola, ou nos abraços e beijos nas famílias, e confesso que nos enche de alegria escutar isso. O que precisa ser reforçado, é que isso não é uma coincidência. Na hora que ela se desenvolveu motoramente, ela melhorou sua autoestima, sua postura, sua confiança, sua comunicação, seja ela verbal ou corporal. Ou seja, tudo está associado. Precisamos pensar no desenvolvimento motor como ferramenta de desenvolvimento de diversas áreas na menina autista. A natação, a estimulação na psicomotricidade, o judô, o futebol, o ballet, a corrida são, sem dúvida, ferramentas de desenvolvimento humano para crianças autistas. São instrumentos para desenvolvermos o que quisermos. Melhorar tônus muscular, posturas, independência, raciocínio, tomada de decisões, não apenas vai melhorar sua performance esportiva ou naquela atividade específica, mas sim na sua vida.

O que também precisamos ressaltar é a importância do exemplo de casa. Muitas vezes, queremos que as meninas se desenvolvam e as colocamos em diversas atividades, que muitas, sem sucesso, causam frustrações ainda maiores do que antes, mas esquecemos que a melhor forma de ensinar é por meio do exemplo, da imitação. Então famílias, escolas, sociedade, por favor, deem exemplos. Se querem suas filhas ativas, com mais participação nas mais diversas áreas, façam isso também. E não estou falando apenas de atividade física ou esportes, falo também da alimentação, dos comportamentos sociais, estimulação de atividades diárias... Queremos meninas ativas, mas somos sedentários ao extremo. Queremos alimentação saudável, mas somos pegos constantemente na frente delas com bebidas alcoólicas e *fast food*. Queremos que sejam menos tímidas e mais sociáveis, mas passamos o dia na frente do celular, inclusive incentivando telas para ficarem "quietas", sem incomodar.

Por conclusão, este capítulo vem para discutir um tema que tem sido negligenciado por décadas, que é o autismo, por falta de conhecimento, por falta de interesse público e de profissionais. No entanto, o autismo vem sendo identificado de modo cada vez mais precoce, depois de passar muito tempo sem nem ter CID, ou intervenções bem definidas.

Na verdade, suas intervenções no passado, aconteciam em hospitais psiquiátricos, com camisa de força e choque. O conhecimento da época dizia que meninas não eram diagnosticadas, ou apenas na forma mais severa do espectro, o que ganhou o nome de *masking*. E graças a Deus evoluímos muito nisso. Sabemos da importância das terapias. Quais especializações os profissionais precisam ter, quais avaliações vão nos guiar para uma análise de evolução. Como acompanhar os marcos do desenvolvimento. O que chamo a atenção é que não podemos continuar aceitando que, porque avançamos nessas questões, vamos continuar permitindo, que por senso comum, as meninas tão negligenciadas no passado, continuem não tendo as intervenções adequadas, no tempo correto, por um entendimento e aceitação social. Precisamos capacitar sociedade, famílias, escolas e profissionais de saúde para que, ao perceberem atrasos, indiquem a intervenção com maior brevidade possível. Dessa forma, mudaremos o futuro de toda uma parte da população autista, que tanto merece nossa atenção, carinho e acompanhamento.

Para finalizar, gosto de responder como entrei no autismo. Não tenho parente, não foquei no autismo desde o início, mas sim em ajudar pessoas. A formação em ciência do exercício, desenvolvimento motor e treinamento desportivo me fez ver como, de modo integral, a gente tinha a condição de ajudar as pessoas a mudarem, literalmente, de estilo de vida e, consequentemente, seu prognóstico de futuro. E quando começaram a aparecer crianças autistas, muito depois do CID F.84, aquilo me encantou e me fez ver como eu poderia ajudar a mudar o curso de toda uma população, seja com as intervenções propriamente ditas ou com os estudos sobre o tema. E aí, não teve jeito, daí para frente não parei mais e estudo autismo desde então. Sobre as meninas em particular, me chamava a atenção os relatos das mães, e aquilo não me parecia certo. Tenho orgulho dos nossos achados, e mais orgulho ainda de divulgá-los, para que mais profissionais, familiares e leitores deste capítulo possam utilizá-los para ajudar mais meninas. Fiquem com Deus e até o próximo livro.

Referências

BAEHR, M.; FROTSCHER, M. *Duus' Topical Diagnosis in Neurology: Anatomy - Physiology - Signs - Symptoms.* Thieme, 2012.

BAYLEY, N. *Bayley scales of infant and toddler development: administration manual.* 3rd ed. San Antonio: The Psychological Corporation; 2006.

BLUMA, S.; SHEARER, M.; FROHMAN, A.; HILLIARD, J. *The Portage Guide to Early Education* (revised edition). Portage, Wisconsin: Cooperative Educational Service Agency; 1976.

GALLAHUE, David L. *Compreendendo o desenvolvimento motor: bebês, crianças, adolescentes e adultos.* 3. ed. São Paulo: Phorte., 2005, 600. p.

GESELL, A.; AMATRUDA, C. S. *Diagnóstico do desenvolvimento: avaliação do desenvolvimento neuropsicológico no lactente e na criança pequena – o normal e o patológico.* 4 ed. Rio de Janeiro: Atheneu; 2000.

GESELL, A.; AMES L. B. The development of handiness. *The Journal of Genetic Psychology,* v. 70, n.2, p.155-175, jun 1947

MARTIN, J. H. 1998. *Neuroanatomy: Text and Atlas.* 2ª ed. Appleton&Lange. New York. 574p.

ORGANIZAÇÃO PAN-AMERICANA DE SAÚDE. Divisão de Promoção e Proteção da Saúde. *Manual para vigilância do desenvolvimento infantil no contexto da AIDPI.* Washington: OPS, 2005. 54p.

PIPER, M.; DARRAH, J. *Motor assessment of the developing infant.* Philadelphia: W.B.; 1994.

21

CAMALEOAS

ESTRATÉGIAS DE CAMUFLAGEM DO AUTISMO EM MENINAS E MULHERES

Existe uma falácia importante no diagnóstico do transtorno do espectro do autismo entre os sexos feminino e masculino. Uma explicação para tal é a camuflagem social feminina, um compilado de estratégias adaptativas que visam à melhora da performance social e integração ao mundo neurotípico. Este capítulo tem como objetivo descrever e discorrer sobre a camuflagem social, e refletir sobre a capacidade camaleoa da menina e da mulher autistas e suas consequências positivas e negativas ao longo da vida.

NATASHA GANEM

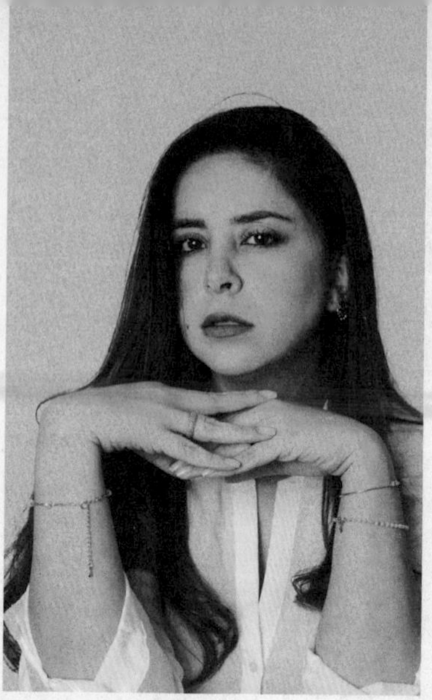

Natasha Ganem

Médica psiquiatra pela Universidade do Estado do Rio de Janeiro (UERJ), com título de especialista pela Universidade Federal do Rio de Janeiro. É membro da Associação Brasileira de Psiquiatria (ABP) e da Associação Brasileira de Neurologia e Psiquiatria Infantil (ABENEPI). É coordenadora no Brasil da Selective Mutism Association (SMA), a mais importante Entidade mundial de mutismo seletivo. Também é fundadora da Associação Brasileira de Mutismo Seletivo e Ansiedade Infantil (ABRAMUTE) e diretora do Instituto de Psiquiatria Integrada, em que atende adultos, crianças e adolescentes com transtornos mentais e do neurodesenvolvimento no Rio de Janeiro. É autora de vários artigos científicos publicados, e também das obras *A menina que não falava*, *A ansiedade de Martin*, *Mutismo seletivo: orientação para pais, educadores, terapeutas e curiosos* e coautora do livro best-seller *Simplificando o autismo*. Colunista e revisora do site Babycenterbrasil, palestrante e mãe de dois lindos meninos.

Contatos
www.natashaganem.com.br
ganemnatasha@gmail.com
Instagram: @dra.psiquiatra

Introdução

O autismo é diagnosticado três a quatro vezes mais no sexo masculino, e por muito tempo se considerou que a incidência do TEA era de fato mais alta em meninos. No entanto, nos últimos anos, para tentar explicar essa discrepância, pesquisadores estudam teorias promissoras relacionadas à apresentação do Autismo no sexo feminino e propõem o denominado espectro feminino do TEA. O espectro feminino é tão peculiar, e por vezes sutil, que essa discussão é fundamental para que as meninas e mulheres possam ser vistas e devidamente abordadas.

As diferentes apresentações do TEA entre os gêneros podem ser entendidas e explicadas pelo compilado de evidências descritas a seguir.

- Genética: teoria do efeito protetor feminino de Luke Tsai. Estudos sugerem que as mulheres precisam de maior carga genética para expressar a mesma quantidade de sintomas que os homens e que o cromossoma X pode ter caráter protetivo. Isso significa que as meninas precisam herdar mais genes relacionados ao autismo do que os meninos para expressar fenótipo semelhante. Portanto, geneticamente, as mulheres seriam privilegiadas. Isso não significa uma incidência menor no sexo feminino, porém determina uma expressão fenotípica menos característica na maioria delas.
- Hormônios: a teoria do cérebro masculino extremo (*EMB Theory*), do pesquisador Simon Baron-Cohen, propõe que andrógenos (hormônios masculinos) podem ser a base de muitas características autísticas. A teoria argumenta que os cérebros masculinos tendem a sistematizar, reconhecer e analisar dados; que estão mais interessados nos padrões e são mais rápidos a detectá-los em sistemas naturais, matemáticos ou mecânicos, enquanto os cérebros femininos são melhores em empatia, ou seja, estão mais sintonizados com o estado emocional dos outros. Tudo isso traz à tona padrões de funcionamento autísticos mais óbvios no sexo masculino que nas mulheres.

• Comorbidades: outro ponto interessante é que as meninas têm mais chances de ter transtornos internalizantes (ansiedade/depressão), enquanto os meninos encabeçam os externalizantes (TDAH tipo hiperativo/TOD), onde há alterações de comportamento que resultam na procura pelo médico e consequente diagnóstico. O grupo das meninas acaba se tornando propenso a diagnósticos tardios ou equivocados.
• Critérios e testes diagnósticos: historicamente, o autismo foi mais estudado em homens, o que levou a um viés de gênero nos critérios de diagnóstico, de testagem neuropsicológica e na compreensão da condição. Os critérios de doenças do DSM-5, CID-10 e testes neuropsicológicos foram desenhados para a população masculina e não adaptados para o sexo feminino. Logo, têm sua acurácia diminuída nesse grupo.
• O estereótipo: o estereótipo do autismo sendo representado nas grandes mídias com personagens masculinos também cria uma falsa ideia de que o TEA pertence a esse público. Personagens emblemáticos como Sheldon de "The Big Band Theory", Raymond do triller "Rain man", Shaun Murphy da série "The Good Doctor", Sam do seriado "Atypical" sustentam essa imagem.
• O "comportamento esperado": quando pensamos em comportamentos socialmente aceitos, entendemos que muitas vezes a interação social prejudicada das meninas fica mascarada sob os adjetivos de "delicada", "recatada", "bem-comportada", "boazinha". E mais uma vez o diagnóstico escorre pelas nossas mãos.
• De todas as diferenças descritas acima, a que tem um caráter mais peculiar e arrojado é a habilidade feminina em camuflar suas características. E é isso que aprofundaremos a partir de agora.

A camuflagem social

A camuflagem social é compreendida como um conjunto de estratégias de pessoas autistas que tentam, de maneira ativa, consciente ou inconscientemente, disfarçar e compensar suas características autísticas em contextos sociais, em um esforço contínuo para se misturar socialmente à comunidade neurotípica. Quase todos os indivíduos fazem pequenos ajustes para se adequar melhor ou estar em conformidade com as normas sociais vigentes, mas a camuflagem implica esforço constante e elaborado. Camuflar é a diferença entre como a pessoa se mostra em contextos sociais e o que está acontecendo com ela internamente. Se alguém tem traços autísticos, mas tende a não os demonstrar em seu comportamento, a disparidade indica que está se camuflando.

Nos últimos 10 anos, um número crescente, embora ainda insuficiente de estudos, tem sido realizado sobre o conceito de camuflagem; no entanto, seus diferentes aspectos, desde a psicopatologia e etiologia até as suas complicações e consequências, não estão claramente definidos.

Apesar de ser adotada por ambos os sexos, o que se observa na clínica e em pesquisa é um predomínio em mulheres e meninas dentro do espectro do autismo sem deficiência intelectual e/ou TEA nível 1 de suporte.

Razões mencionadas para camuflagem de indivíduos autistas incluem ajudá-los a acessar o mundo social e as oportunidades sociais, fazer amigos, ser aceito pelos outros, manter a segurança e construir resiliência. Alguns estudos apontam diferentes razões para camuflagem em relação ao gênero. Enquanto os homens se camuflam para se sentirem mais confortáveis nas interações, as mulheres se camuflam por terem mais interesse nas pessoas e entenderem a importância da interação para servir a um propósito funcional no local de trabalho, escola, contexto familiar e para relacionamentos. O que se percebe no sexo feminino é uma maior motivação social, ou seja, as mulheres entendem a interação como algo fundamental e necessitam de ferramentas para fazê-lo. Além da motivação, o cérebro feminino interpreta comportamentos compensatórios como recompensa, e, com o tempo, se "especializam" em se camuflar.

Portanto, as meninas ou mulheres utilizam mais e têm maior capacidade de camuflagem; por isso, talvez, seus diagnósticos sejam mais tardios e secundários a outros transtornos mentais, geralmente fruto de anos de atuação social.

A camuflagem social se baseia em três estratégias principais e complementares:

1. Imitação ou compensação: compensação da inabilidade relacional por meio de uma competência. Essa competência pode ser na capacidade observacional para a confecção de uma atuação. Esses indivíduos podem observar e imitar comportamentos sociais que consideram adequados, mesmo que esses comportamentos não sejam naturais para eles. Um grande exemplo é o uso de *scripts* ou roteiros previamente aprendidos e ensaiados, observando cuidadosamente as pessoas, suas personalidades, uso de linguagem corporal, expressões faciais e padrões de fala que parecem mais convencionais e até regras sociais. Para a interação ser bem-sucedida, os roteiros são utilizados e o indivíduo que os usa se torna socialmente adequado e validado. Os roteiros podem ser aprendidos pela observação direta das pessoas, em filmes, livros, novelas etc.

"Em consulta, descrevia para uma paciente de 12 anos algumas situações sociais e ela tinha que me falar como se sentiria em cada uma delas. Uma das perguntas era: 'Se os seus amigos te recebessem com uma festa surpresa, como você se sentiria?" Prontamente respondeu: 'Feliz!'. Eu a indaguei sobre essa felicidade. Perguntei se de fato ela se sentiria feliz e depois de pensar alguns minutos, me respondeu que se sentiria incomodada e invadida. A resposta "feliz" é uma resposta socialmente esperada e ela sabia disso, porém não representava o que a menina sentiria no momento."

"Paciente de 18 anos cria 'personagens' diferentes, um para cada grupo social que quer se relacionar. Estuda minuciosamente suas preferências e interpreta seu papel, reproduzindo até as ideias e valores determinados para cada um deles. Refere querer a simpatia de todos por medo da rejeição. Colegas e familiares dizem que ela parece ter mais de uma personalidade, o que levou a um diagnóstico prévio equivocado de transtorno de personalidade *borderline*."

2. Mascaramento ou *masking*: mascarar/esconder/suprimir as características autísticas monitorando constantemente os próprios comportamentos. Por exemplo, o contato visual, expressão facial, gestos para mostrar uma persona não autista para os outros, se policiando para não falar de seus hiperfocos ou não deixando transparecer estereotipias ou incômodos sensoriais. O *masking*, do ponto de vista adaptativo, é uma excelente estratégia e muito necessária em algumas situações.

"Uma paciente de sete anos tapa seu ouvido em uma roda de conversa durante o recreio por incômodo sensorial com o som da mastigação do colega ao lado. Ela o faz de maneira a não ser percebida e coloca o cabelo na frente da orelha para que ninguém a veja. Discretamente ela diminui o ruído e o incômodo provocado pela hipersensibilidade sonora. Esta mesma criança coloca a mão no bolso ou se senta sobre elas, a fim de evitar o movimento estereotipado que faz com as mãos ao estar ansiosa."

"Mulher de 30 anos usa óculos escuros para esconder sua dificuldade no contato visual sustentado quando precisa interagir com colegas de trabalho no almoço."

"Adolescente de 15 anos redireciona sua estereotipia motora para movimentos menos visíveis, apertando os dentes e ou mordendo os lábios dentro de sala de aula, na tentativa de canalizar sua necessidade de estimulação para movimentos mais aceitáveis socialmente. Essa mesma paciente evita falar sobre sua grande paixão, os gatos, pois entende que esse assunto não é de interesse da maioria dos seus pares."

3. Assimilação: a assimilação descreve técnicas comportamentais usadas para se encaixar melhor com os outros por meio do "não ser notada". Para quem olha de fora, a impressão é que o indivíduo está inserido, incluído naquele cenário, mas ele permanece invisível se olharmos com uma lupa aguçada. Ele não partilha de uma interação de qualidade, porém, conse-

gue se manter no seu grupo social. Um exemplo é obrigar-se a interagir realizando o fingimento de um interesse.

"Paciente de 15 anos 'finge' que gosta da *boy band* do momento para se sentir pertencida dentro de seu grupo social, permanecendo calada ao longo da conversa sobre esse tema. Me confidencia que 'acha tudo aquilo uma besteira' e 'elas acham que também gosto'". E provavelmente acham.

*Os exemplos descritos são reais e do contexto do meu consultório.

Consequências

A motivação para camuflagem pode variar em diferentes situações ou estágios da vida de uma pessoa. Táticas de camuflagem podem ser adaptativas e produzir resultados inicialmente positivos para o indivíduo, como ajudá-lo a se conectar com outras pessoas, criar rede de amigos e relacionamentos amorosos, conseguir frequentar a escola ou local do emprego, evitar bullying, participando, assim, mais plenamente da sociedade neurotípica.

As mesmas estratégias usadas em diferentes circunstâncias ou por um longo espaço de tempo podem levar a resultados negativos, pois acabam por perpetuar uma adaptação à luz da expectativa do outro, o que reduz a autoestima e autoeficácia dos indivíduos autistas.

Portanto, a curto e médio prazo, esses esforços podem atingir seu objetivo. No entanto, a longo prazo a conta não fecha. Esforços contínuos para disfarçar características e sintomas podem ser caros para esses indivíduos, visto a complexidade e exigência do processo de camuflagem. São preditores de problemas de saúde como exaustão física, mental e emocional, sentimento de fraude ou síndrome da impostora, perda da autoeficácia, transtorno depressivo, transtornos de ansiedade, automutilação, ideação suicida, uso de substâncias psicoestimulantes para desinibição comportamental e muitos outros.

A camuflagem social também traz um problema sério para os profissionais de saúde que não estão habituados com esse perfil de paciente. Eles não fazem o diagnóstico correto, às vezes apenas tratando a ponta do iceberg. Muitas dessas meninas/mulheres estão em sofrimento e não são diagnosticadas da sua condição de base. Sem o diagnóstico correto são tolhidas de se beneficiar de uma atenção médica e multidisciplinar adequada e que acolha suas demandas específicas.

Estudos apoiam a necessidade de desenvolvimento de critérios diagnósticos sensíveis ao fenótipo feminino, uma vez que mulheres e homens são neurobiologicamente diferentes e o sexo feminino acaba em uma posição desvantajosa em relação aos seus diagnósticos.

O poder do diagnóstico é libertador. Ele não serve como um rótulo, muito pelo contrário. Ele serve para que o indivíduo compreenda a sua biografia, escolha o momento no qual de fato necessita utilizar camuflagem, mantenha sua identidade e autenticidade, entenda sua maneira de estar e vivenciar o mundo, consiga ajustar os seus processos emocionais-afetivos-sociais e sentir-se genuinamente pertencido.

Referências

AI, W.; CUNNINGHAM, W. A.; LAI, M. C. Reconsidering autistic "camouflaging" as transactional impression management. *Trends Cogn Sci*. 2022 Aug;26(8):631-645. doi: 10.1016/j.tics.2022.05.002. Epub 2022 May 28. PMID: 35641372.

AMERICAN PSYCHIATRIC ASSOCIATION (APA) et al. *DSM-5: manual diagnóstico e estatístico de transtornos mentais.* 5. ed. Porto Alegre: Artmed, 2014.

BRADLEY, L.; SHAW, R.; BARON-COHEN, S.; CASSIDY, S. Autistic Adults' Experiences of Camouflaging and Its Perceived Impact on Mental Health. *Autism Adulthood*. 2021 Dec 1;3(4):320-329. doi: 10.1089/aut.2020.0071. Epub 2021 Dec 7. PMID: 36601637; PMCID: PMC8992917.

COOK, J.; CRANE, L.; HULL, L.; BOURNE, L.; MANDY, W. Self-reported camouflaging behaviours used by autistic adults during everyday social interactions. *Autism*. 2022 Feb;26(2):406-421. doi: 10.1177/13623613211026754. Epub 2021 Jun 26. PMID: 34180249; PMCID: PMC8814950.

COOK, J.; HULL, L.; CRANE, L.; MANDY, W. Camouflaging in autism: A systematic review. *Clin Psychol Rev*. 2021 Nov;89:102080. doi: 10.1016/j.cpr.2021.102080. Epub 2021 Sep 6. PMID: 34563942.

DEAN, M.; HARWOOD, R.; KASARI, C. The art of camouflage: Gender differences in the social behaviors of girls and boys with autism spectrum disorder. *Autism*. 2017 Aug;21(6):678-689. doi: 10.1177/1362361316671845. Epub 2016 Nov 29. PMID: 27899709.

HANNON, B.; MANDY, W.; HULL, L. A comparison of methods for measuring camouflaging in autism. *Autism Res*. 2023 Jan;16(1):12-29. doi: 10.1002/aur.2850. Epub 2022 Nov 24. PMID: 36424824; PMCID: PMC10099783.

HULL, L.; LEVY, L.; LAI, M. C.; PETRIDES, K. V.; BARON-COHEN, S.; ALLISON, C.; SMITH, P.; MANDY, W. Is social camouflaging associated with anxiety and depression in autistic adults? *Mol Autism.* 2021 Feb 16;12(1):13. doi: 10.1186/s13229-021-00421-1. PMID: 33593423; PMCID: PMC7885456.

WALSH, M. J. M.; PAGNI, B.; MONAHAN, L.; DELANEY, S.; SMITH, C. J.; BAXTER, L.; BRADEN, B. B. Sex-related brain connectivity correlates of compensation in adults with autism: insights into female protection. *Cereb Cortex*. 2022 Dec 20;33(2):316-329. doi: 10.1093/cercor/bhac069. PMID: 35212373; PMCID: PMC9837609.

McQUAID, G. A.; LEE, N. R.; WALLACE, G. L. Camouflaging in autism spectrum disorder: Examining the roles of sex, gender identity, and diagnostic timing. *Autism*. 2022 Feb;26(2):552-559. doi: 10.1177/13623613211042131. Epub 2021 Aug 23. PMID: 34420418.

WOOD-DOWNIE, H.; WONG, B.; KOVSHOFF, H.; MANDY, W.; HULL, L.; HADWIN, J. A. Sex/Gender Differences in Camouflaging in Children and Adolescents with Autism. *J Autism Dev Disord.* 2021 Apr;51(4):1353-1364. doi: 10.1007/s10803-020-04615-z. PMID: 32691191; PMCID: PMC7985051.

22

PERFECCIONISMO EM MENINAS AUTISTAS

UM RELATO DE CASO

Este capítulo aborda a complexa relação entre perfeccionismo e meninas autistas. No decorrer da leitura, você será apresentado a Ema, uma adolescente cujo caso será detalhado, proporcionando uma ilustração concreta da interseção entre a pesquisa científica e a prática clínica. Combinando aspectos teóricos e práticos, o capítulo busca ser acessível tanto para o público geral quanto para profissionais da psicologia que querem compreender e atender pacientes com esse perfil único.

ANA CAROLINA OLIVEIRA FARIA

Ana Carolina Oliveira Faria

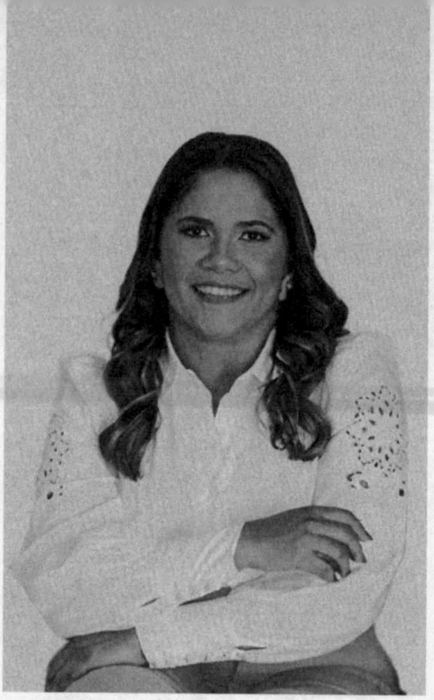

Psicóloga, psicopedagoga, diretora clínica da Criar e Crescer. Atua na área de avaliação e intervenção precoce, avaliação, acompanhamento e planejamento do processo de inclusão escolar.

Contatos
carolfaria028@gmail.com
Instagram: @carolfariagv
33 99915 0029

Desde a prática clínica como psicopedagoga, recebia uma grande quantidade de meninos com hipótese diagnóstica de TEA. No último ano, tenho recebido no consultório um maior número de meninas com encaminhamentos para essa avaliação. Durante meus atendimentos, percebia que as meninas apresentavam comportamentos diferentes como, ficarem mais sentadas, quietas, de poucas palavras e até mesmo tentavam esconder suas dificuldades diárias. Nos atendimentos, eu percebia um maior esforço das meninas para responder corretamente as demandas que eu trazia, a busca por acertar, para sempre fazer tudo perfeito aos seus olhos. Neste momento percebi que trazer o olhar para além dos critérios diagnósticos é o que torna a intervenção mais singular.

Comecei a estudar o perfeccionismo diante dessas observações em meninas. O perfeccionismo é definido como um comportamento obsessivo em realizar tudo com perfeição, com excelência, com o maior apuro possível, uma busca pelos altos padrões de desempenho, acompanhados por uma tendência de autoavaliação crítica (FROST et al., 1990). É possível avaliar o perfeccionismo na prática clínica com escalas, e, especialmente em crianças, a literatura considera duas dimensões do construto, sendo o perfeccionismo auto-orientado e o perfeccionismo, socialmente prescrito (ARAUJO, 2023; FLETT; HEWITT, 1991; VICENT, 2019). O perfeccionismo auto-orientado indica uma constante busca para atingir a perfeição segundo seus próprios parâmetros (ARAUJO, 2023). Já no perfeccionismo socialmente prescrito, o indivíduo busca atingir a perfeição dentro da ótica da sociedade, padrões impostos que devem ser cumpridos com excelência (ARAUJO, 2023).

Na minha prática clínica, para a avaliação dos traços de perfeccionismo em crianças utilizo a "Children and Adolescent Perfectionism Scale" (CAPS; FLETT, et al., 2001). A CAPS foi desenvolvida originalmente no Canadá e se baseia no modelo de perfeccionismo proposto por Hewitt e Flett (1991). No

Brasil, a "Escala de Perfeccionismo para Crianças e Adolescentes – CAPS-BR" foi traduzida e adaptada por Araújo et al. (2023). A escala é composta por 22 itens, sendo 11 para o perfeccionismo auto-orientado e 11 itens para o perfeccionismo socialmente prescrito.

Corroborando com os autores, percebi que o perfeccionismo está relacionado com o transtorno do espectro autista (TEA) (FUNG, 2009; GREENAWAY; HOWLIN, 2010), e com o transtorno de déficit de atenção e hiperatividade (TDAH) (CONNERS, et al., 1998). Greenaway e Howlin (2010) também observaram maiores sintomas de ansiedade e depressão no grupo de indivíduos com TEA em comparação ao grupo de desenvolvimento típico (DT). Os pesquisadores também notaram no grupo com TEA o relato de mais crenças disfuncionais e socialmente prescritas associadas ao perfeccionismo do que no grupo DT. No grupo com TEA, as crianças que manifestaram mais atitudes disfuncionais também apresentaram níveis mais elevados de sintomas obsessivo-compulsivos.

Uma pesquisa americana recente do CDC (Centro de Controle e Prevenção de Doenças) vem evidenciando que uma a cada 36 crianças têm o diagnóstico do TEA (SURVEILL SUMM, 2023).

Considerando os critérios diagnósticos que sempre se concentraram nas características mais prevalentes em meninos e levando em conta a habilidade feminina de disfarçar alguns sinais de autismo, os números dessa relação de gênero podem ser diferentes. Neste contexto, o perfeccionismo pode ocasionar o aumento da ativação nessas meninas, gerando maior ansiedade na busca de atender as altas demandas exigidas por si mesmas e pelo ambiente.

Diante dos estudos e de minha vivência clínica, inseri como protocolo de avaliação este olhar mais atento ao perfeccionismo. Vejo que um diagnóstico assertivo em meninas com TEA faz que muitas meninas saiam do lugar de vítima e se reconheçam, alcançando uma vida mais saudável e de empoderamento. Assim, o objetivo deste capítulo é apresentar o relato de caso de Ema, uma menina cujo diagnóstico do TEA inclui o perfeccionismo como um comportamento presente. Ao final deste capítulo, trarei arcabouços sobre o que é o perfeccionismo e como eu o observei na anamnese e na prática clínica.

Relato de caso: Ema

Ema é uma adolescente diagnosticada com TEA desde os 10 anos. Ela veio encaminhada pela escola por apresentar momentos de irritação, ansiedade e dificuldade em lidar com o barulho em sala de aula. Quando a questionei sobre como eu poderia ajudar, Ema me disse que gostaria de saber o porquê de ser diferente.

Para a jovem, a terapia também seria um momento de busca de autoconhecimento. Ela desejava saber o porquê de sua irritação, sensibilidade auditiva, isolamento social, insistência na mesma rotina e desregulação emocional.

Anamnese e atendimentos clínicos de Ema

A narrativa revela uma adolescente que, apesar de ser verbal, apresenta dificuldades na comunicação, estereotipias e comportamentos repetitivos. Ema foi crescendo e as demandas sociais, cognitivas e emocionais foram aumentando. A mãe, por vezes, repreendia ou conversava, mas não conseguia entender por que sua filha era assim. Aos 11 de idade, Ema começou a apresentar comportamentos de irritabilidade na escola.

Diante do barulho, agrediu um colega, e, depois desse episódio, a escola pediu à mãe que procurasse um profissional em busca de ajuda. No seu primeiro atendimento na psicoterapia, Ema apresentou muita dificuldade para se expressar, não conseguia fazer relatos claros do seu dia a dia, sempre respondendo às perguntas de maneira confusa, frases curtas e, muitas vezes, fora de contexto.

Por vezes, apresentava dificuldade de ser entendida. Demonstrava alteração em sustentar o contato visual, iniciar ou manter um diálogo progressivo. Ema trazia estereotipias, movimentava-se de um lado para o outro para se organizar, precisava se retirar da sala para se movimentar e levava horas para conseguir se organizar.

Ema e o perfeccionismo

Diante do processo de avaliação, criei um quadro comparativo dos aspectos de perfeccionismo apresentados em Ema e os traços do perfeccionismo trazidos na escala de avaliação. Para uma análise observacional do comportamento, isso mostrou em Ema sinais do perfeccionismo. O quadro 1 apresenta uma relação entre o perfeccionismo e os comportamentos observados de Ema:

Traços do perfeccionismo e o comportamento observado em Ema	
Traços do perfeccionismo (Araujo, 2023)	**Comportamento observado nas entrevistas de avaliação e anamnese**
Medo de falhar (auto-orientado).	Cobra-se muito em relação aos estudos.
Dúvidas sobre a qualidade das realizações pessoais e comunicação funcional e progressiva (auto-orientado).	Tem três amigas na escola.
Incerteza de alcançar os objetivos estabelecidos (auto-orientado).	Sempre busca tirar nota máxima nas provas e atividades avaliativas.
Padrões pessoais irrealistas (socialmente prescrito).	Apresenta muita rigidez quando os professores propõem atividade oral ou de arguição.
Autoavaliação crítica (?).	Dificuldade com o professor de matemática, pois ele propõe aulas mais dinâmicas e participativas, indo contra o que ela prevê como aula estruturada.
Fica incomodada se não dá o seu melhor (auto-orientado).	Culpa-se quando não consegue fazer algo perfeito, chora, desorganiza-se.
Apresenta sentimentos de raiva e frustração diante dos erros (auto-orientado).	
Acredita que os outros sempre esperam que ele/ela seja extraordinário(a), perfeito(a) (socialmente prescrito).	Comportamento não identificado na anamnese.
Acredita na pressão da família, amigos, professores para o seu desempenho.	Comportamento não identificado na anamnese.
Medo de decepcionar os outros pelo seu desempenho (socialmente prescrito).	Comportamento não identificado na anamnese.

Precisa ser o(a) melhor se quiser ser aceito(a) ou respeitado(a) em algum ambiente e, para isso, não pode errar (socialmente prescrito).	Comportamento não identificado na anamnese.
Encara o erro como fraqueza (auto-orientado).	Não aceita errar, ou tirar menos pontos nas avaliações, critica-se, fica buscando encontrar onde errou e o porquê.
A sensação de não ser perfeito(a) leva a sentimentos negativos (auto-orientado).	

A anamnese delineia as características de perfeccionismo em Ema. Sua busca por excelência acadêmica, sua rigidez na estrutura das aulas e sua busca por controle estão intrinsecamente ligadas ao TEA.

Diante dos comportamentos de Ema, foi utilizado a CAPS-BR (ARAUJO, 2023) para rastrear e identificar os comportamentos dos perfeccionistas. Os resultados mostraram que Ema apresenta um alto limiar de perfeccionismo, que ela mesma impôs e se cobra.

Ema obteve na CAPS-BR 59 pontos, classificada como acima da média para adolescentes de 12 anos (média: 31 pontos, desvio padrão: 8,5 pontos) para perfeccionismo auto-orientado e ficou abaixo da média para adolescentes de 12 anos (média: 25 pontos, desvio padrão: 8,5 pontos) para o perfeccionismo socialmente prescrito. Os resultados de Ema deixam evidente que a busca por padrões irrealistas, a busca incessante por atingir padrões por ela estabelecidos, uma preocupação excessiva com erros, uma constante preocupação com organização nos mostra uma preocupação significativa com o perfeccionismo auto-orientado em várias áreas da sua vida.

Neste caso, ficou evidenciado que Ema apresenta um nível aumentado de autocrítica. As dificuldades de Ema em relação ao perfeccionismo são percebidas por sua busca implacável pela excelência acadêmica, suas reações a estímulos sensoriais e sua rigidez diante de situações desafiadoras.

Plano de ação: interação com professores e o processo de aprendizado de Ema

Diante da demanda, estimulei Ema a refletir sobre o que a levava a se retirar da sala. Busquei, com questionamentos socráticos, que Ema percebesse o impacto dos episódios de fuga ao sair da sala a todo momento. Refletimos sobre como eles iam de encontro à sua expectativa de ser a melhor aluna da sala, de tirar as maiores notas e ser destaque no bimestre. Ponderamos sobre as consequências, o prejuízo para aprender o conteúdo, associado ao sentimento de frustração e de fracasso.

Fizemos um combinado de conversar com o professor e dizer como ela se sentia em relação às aulas, mas também permanecer em sala para aprender o conteúdo. Desenvolvi a possibilidade de mudança de comportamento, substituindo a fuga por diálogos com o professor para que expressasse suas preocupações e dificuldades.

Os resultados foram observados em melhorias significativas em seu desempenho acadêmico e de recursos adaptativos que evitassem a desorganização. Ema conseguiu se organizar, fazer os testes avaliativos orais, expressou-se para o professor, e se dedicou mais.

Nosso processo terapêutico em nenhum momento foi contra o desejo de excelência, foi desenvolvido para promover um desempenho acadêmico a partir de recursos adaptativos que se tornassem destaque da sala.

Considerações finais e implicações práticas

Ema era uma adolescente que ainda não se conhecia e não sabia o motivo de ficar irritada com barulho, de andar de um lado para o outro, de não conseguir se expressar, levando a uma desorganização. Apenas uma coisa era certa em seus pensamentos: ela não suportava barulho, pessoas encostando nela ou em seus pertences, e isso era algo que a deixava muito irritada.

Hoje, com o diagnóstico de TEA fechado, Ema consegue se entender melhor, ainda que se desorganize em determinadas situações.

Ema e sua mãe relatam que sua vida caminha bem melhor; quando algo não sai como planejado, Ema tenta buscar estratégias para aceitar e melhorar seu desempenho.

A jovem está vivendo o seu processo de autoconhecimento. Ela reconhece algumas situações, sendo capaz de evitar conflitos que a desregulem, evitar a rigidez e a inflexibilidade em busca de sempre tirar as melhores notas, nunca perder, sempre ser destaque na sala – algo muito presente no seu dia a dia.

Hoje, ela percebe que o seu perfeccionismo pode sabotar suas tentativas de aprendizado. Para isso, a psicoterapia permanece com estratégias de autorregulação emocional, estruturação de rotina e previsibilidade dos conteúdos didáticos para alcançar seus objetivos e entender que nem sempre seremos as melhores em tudo.

O estudo de caso de Ema destaca a intrincada natureza do perfeccionismo em meninas com TEA, enfatizando a importância de intervenções personalizadas. A aplicação da CAPS-BR enriqueceu a compreensão das diversas dimensões do perfeccionismo neste relato. É fundamental que os profissionais adotem abordagens adaptativas que levem em consideração as características individuais das pacientes com autismo, priorizando o aprimoramento de seu bem-estar emocional e desempenho acadêmico. No entanto, é preciso reconhecer que ainda estamos no início do processo de investigação, especialmente em relação ao perfeccionismo em meninas com TEA.

Referências

ARAUJO, A. L. C. et al. Adaptation and validity evidence of the Child-Adolescent Perfectionism Scale to Brazilian Portuguese. *Revista de Psicologia: Teoria e Prática,* v. 25, p. 1-22, 2023.

CONNERS, C. K. et al. The revised Conners' Parent Rating Scale (CPRS-R): factor structure, reliability, and criterion validity. *Journal of Abnormal Child Psychology,* v. 26, p. 257-268, 1998.

FROST, R. O. et al. The dimensions of perfectionism. *Cognitive therapy and research,* v. 14, p. 449-468, 1990.

FLETT, G. L. et al. *The Child and Adolescent Perfectionism Scale*: Development, validation, and association with adjustment. Unpublished manuscript, Department of Psychology, University of Columbia, Canada, 2001.

FUNG, C. H. M. Asperger's and musical creativity: The case of Erik Satie. *Personality and individual differences,* v. 46, n. 8, p. 775-783, 2009.

GREENAWAY, R.; HOWLIN, P. Dysfunctional attitudes and perfectionism and their relationship to anxious and depressive symptoms in boys with autism spectrum disorders. *Journal of Autism and Developmental Disorders,* v. 40, p. 1179-1187, 2010.

HEWITT, P. L.; FLETT, G. L. Perfectionism in the self and social contexts: conceptualization, assessment, and association with psychopathology. *Journal of personality and social psychology*, v. 60, n. 3, p. 456, 1991.

LIMBURG, K. et al. The relationship between perfectionism and psychopathology: A meta-analysis. *Journal of Clinical Psychology*, v. 73, n. 10, p. 1301-1326, 2017.

VICENT, M. et al. A reliability generalization meta-analysis of the child and adolescent perfectionism scale. *Journal of Affective Disorders,* v. 245, p. 533-544, 2019.

23

MENTES EXTRAORDINÁRIAS

MULHERES SUPERDOTADAS NO ESPECTRO AUTISTA

Em um capítulo vibrante, exploramos a jornada inspiradora de Temple Grandin, uma mulher autista superdotada que redefiniu as fronteiras do possível. Mergulhamos no funcionamento fascinante do cérebro superdotado, revelando como a neurodiversidade molda pensamentos e inovações únicas. Discutimos teorias da inteligência, iluminando como o autismo e a superdotação se entrelaçam, criando padrões de pensamento extraordinários. Identificamos sinais de superdotação no espectro feminino, sublinhando a importância de reconhecer e nutrir esses talentos ocultos. Este capítulo é um convite para abrir os olhos para o extraordinário, celebrando as mentes que transformam desafios em oportunidades. Aqui, descobrimos que o autismo, longe de ser um limite, é um universo de possibilidades, em que cada mulher superdotada pode brilhar intensamente e inspirar o mundo com sua singularidade.

KELLY MARQUES OLIVEIRA

Kelly Marques Oliveira

CRM 145039 / RQE 47171

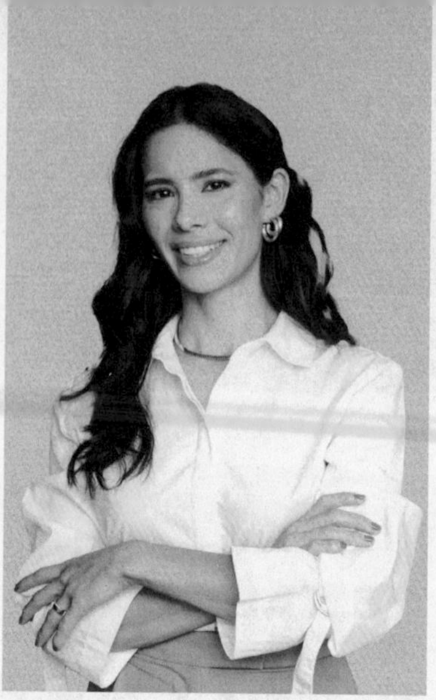

Médica, mãe, escritora, palestrante e mentora, com mais de 10 anos de carreira, fundadora do Pediatria Descomplicada. Por meio de seu impacto nas mídias com informações de excelência e qualidade, tornou-se referência em sua área. Formada pela Unicamp, aprofundou seus estudos em Pediatria pela USP e em Alergia e Imunologia pela Unifesp. Aperfeiçoou-se ainda mais no Canadá, especializando-se em Amamentação em um centro de referência global. Movida pela jornada de sua filha, aprofundou seus estudos no autismo, tendo obtido duas certificações e pós-graduação na área, e vivenciando, na prática, a estimulação e a intervenção precoce, tornando-se uma autoridade em autismo e neurodesenvolvimento. Criou uma metodologia própria de acompanhamento que alia acolhimento humanizado e inovação. Atua como palestrante nessa área, e é coordenadora da pós-graduação em Autismo e Transtornos do Neurodesenvolvimento do Plenitude Educação. Além de sua destacada atuação clínica e acadêmica, dra. Kelly tem uma carreira sólida como empresária e mentora, marcada pela fundação da Pediatria Descomplicada, plataforma que dissemina conhecimento especializado para milhões e capacita famílias e profissionais por meio de cursos e livros.

Tem como um de seus maiores valores a família, é casada e mãe de duas meninas. “Esse é o meu propósito, acredito que todos nós temos a missão de proteger e incentivar nossas crianças a desenvolverem seu pleno potencial.”

Contatos

www.drakellyoliveira.com/

www.link.pediatriadescomplicada.com.br

Blog: www.pediatriadescomplicada.com.br

Instagram: @pediatriadescomplicada/ @drakellyoliveiram

Youtube: Pediatria Descomplicada com Dra Kelly

Instituto Pediatria Descomplicada - 11 93455 0303

Em uma fazenda no Arizona, nos anos 1950, uma menina chamada Mary Temple Grandin observava atentamente o mundo com uma curiosidade que desafiava o convencional. Temple, como viria a ser conhecida, não se encaixava nos moldes típicos da infância; ela não falava até os três anos e meio e interagia com o mundo de uma forma que muitos não conseguiam compreender.

Os médicos da época estavam perplexos; alguns sugeriram que ela deveria ser institucionalizada. Mas Eustacia, sua mãe, viu algo diferente em sua filha. Ela viu uma menina que pensava em imagens, que percebia detalhes que escapavam aos olhares dos outros, que se conectava com os animais de uma maneira profundamente intuitiva.

Quando Temple foi para a escola, as coisas ficaram mais difíceis. As interações sociais eram um enigma, e a crueldade das outras crianças era muitas vezes avassaladora. Mas havia professores que notaram a chama dentro dela – mentores como o Sr. Carlock, seu professor de Ciências, que reconheceu sua habilidade de resolver problemas e a encorajou a perseguir seus interesses em ciência.

Foi na adolescência que Temple encontrou refúgio nos estábulos e na ciência, e a combinação dessas paixões revelou um talento extraordinário. Ela começou a falar sobre as criações em sua mente – invenções que poderiam transformar a vida dos animais da fazenda para melhor. Aos poucos, começou a desenhar e a construir. Suas inovações no design de currais e sistemas de manejo de gado são hoje consideradas revolucionárias.

O diagnóstico de autismo veio mais tarde, mas Temple já estava trilhando seu caminho, impulsionada por sua mente brilhante e pela fé que outros depositaram nela. Ela foi para a faculdade, enfrentou adversidades, quebrou barreiras e tornou-se uma das mais respeitadas especialistas em bem-estar animal do mundo.

Ao explorarmos a história de vida da aclamada Temple Grandin, podemos identificar características peculiares de mulheres no espectro: a dupla excepcionalidade, diagnóstico também conhecido como síndrome de Asperger, no passado.

A dupla excepcionalidade, em que o autismo e a superdotação coexistem, é um fenômeno intrigante. As mulheres com essa condição podem ter habilidades de raciocínio abstrato ou um foco intenso que as permite mergulhar profundamente em áreas de interesse (NEIHART, 2000). No entanto, essa superdotação pode ser mascarada pelas dificuldades interpessoais ou sensoriais associadas ao autismo, levando inclusive à sensação de baixa autoeficácia e ansiedade de desempenho em mulheres autistas. Portanto, para alcançarem o seu pleno potencial, há que se reconhecer tanto as dificuldades quanto as competências de quem está à nossa frente.

Impacto dos testes de inteligência para as autistas

No início do século XX, psicólogos como Charles Spearman estudaram a inteligência e formularam um modelo unifatorial, ou unidimensional, da inteligência. Em 1904, mesma época em que Alfred Binet e Theodore Simon começavam a aplicar na França o primeiro teste de quociente de inteligência, Spearman propôs a ideia de um fator geral para explicar o que ele denominou "inteligência geral", ou *fator g*.

Já na segunda metade do século XX, pesquisadores como Cattell (1971), Gardner (1994) e Goleman (1994) passaram a defender um modelo multifatorial ou multidimensional, em que o indivíduo apresentaria múltiplas, variadas e autônomas dimensões da inteligência (DALGALARRONDO, 2018).

Embora atualmente a importância da cognição social e de outras competências seja considerada em uma avaliação neuropsicológica, os testes de QI mais reconhecidos ainda se mantêm focados no modelo unidimensional. Tanto que o próprio Wechsler, criador dos instrumentos mais utilizados no mundo para avaliar o QI, admitiu que inclusive as suas escalas de inteligência deixavam de captar capacidades funcionais importantes, a exemplo da volição, afetividade e sociabilidade (DALGALARRONDO, 2018).

Em seu livro *A falsa medida do homem*, Stephen Jay Gould (1991) também faz críticas à tentativa reducionista de conceituar e medir a inteligência das pessoas, julgando como nefasto o viés político e ideológico sexista, que acabou por reforçar a supremacia cognitiva masculina e, consequentemente, ignorar o intelecto de mulheres.

Na prática clínica, observo o peso desse preconceito já arraigado à cultura. Quando um menino autista apresenta inflexibilidade mental e exige que os amigos sigam suas regras, ele é visto como um líder inteligente. Por outro lado, as mesmas características exibidas pelas meninas autistas são interpretadas como falta de educação. Quer dizer, o impacto da avaliação formal e informal limitada a um único fator ou expectativa pode evitar o florescimento de um espectro de possibilidades para meninas autistas.

Teoria dos três anéis de Renzulli

Trata-se de um modelo conceitual influente na área da educação de superdotados, desenvolvido pelo psicólogo educacional Joseph Renzulli, que vem para ampliar os horizontes (RENZULLI, 1986). Essa teoria propõe que a SD surge da interseção de três características principais: habilidades acima da média, criatividade e envolvimento com a tarefa (ou comprometimento). Segundo Renzulli, para que a SD se manifeste, não basta ter apenas uma dessas características; é a convergência desses três anéis que cria o ambiente ideal para o desenvolvimento de habilidades superdotadas. São eles:

1. **Habilidades acima da média**: essas habilidades podem se manifestar de maneiras não convencionais, nas áreas de linguagem, arte ou mesmo em domínios acadêmicos específicos, como a própria Temple Grandin. No entanto, essas habilidades podem permanecer ocultas devido às diferenças na expressão do autismo entre gêneros.
2. **Alto nível de comprometimento com tarefas**: essa característica é particularmente notável em muitas meninas e mulheres no espectro. Sua "fúria pela maestria" muitas vezes se traduz em uma dedicação intensa a áreas de interesse especial, que pode variar de tópicos acadêmicos a hobbies criativos. Esse comprometimento profundo pode ser uma fonte tanto de realização pessoal quanto de inovação.
3. **Altos níveis de criatividade**: a criatividade no espectro feminino do autismo é frequentemente única e profunda. Pode ser expressa em soluções inovadoras para problemas, uma abordagem artística única, ou mesmo na forma como interagem com o mundo ao seu redor. Essa criatividade muitas vezes desafia as convenções e enriquece o campo em que a pessoa escolhe se expressar.

Percebe-se, dessa forma, que a superdotação vai além do simples bom desempenho em testes de QI, destacando a importância do desenvolvimento precoce de habilidades, da automotivação e do foco intenso, características que podem desafiar as normas tradicionais de aprendizado e desenvolvimento infantil.

Quais são as características da SD e AH?

Os atributos de crianças superdotadas alinham-se com a teoria dos três anéis de Renzulli, que são as habilidades elevadas em áreas específicas, alto comprometimento com tarefas e uma criatividade notável.

Além dessas características mais importantes, a criança pode apresentar muitas das características descritas a seguir:

- **Assincronia entre domínios do desenvolvimento:** quando há um desenvolvimento cognitivo acelerado, mas o desenvolvimento emocional ou físico está dentro do normal ou levemente retardado, o que pode trazer confusão para pais e educadores, além de ser um desafio.
- **Habilidades de linguagem avançadas:** as habilidades de linguagem são excepcionais, como facilidade no aprendizado de línguas, alfabetização precoce e uso de um vocabulário rebuscado, além de mostrar uma compreensão intuitiva de conceitos complexos desde muito jovem.
- **Preferência por relacionamentos com crianças mais velhas:** há uma preferência por crianças mais velhas ou adultos, pois seus interesses e habilidades intelectuais ultrapassam os de seus pares da mesma idade.
- **Curiosidade insaciável e questionamento perceptivo:** uma característica marcante é a curiosidade sem limites, levando a perguntas profundas e observações detalhadas sobre o mundo ao seu redor, inclusive sobre temas filosóficos complexos.
- **Compreensão rápida e intuitiva de conceitos:** aprende rapidamente e muitas vezes de maneira autodidata. Pode achar métodos de ensino repetitivos entediantes e frustrantes.
- **Memória de longo prazo impressionante:** lembra-se de eventos ou informações detalhadas desde muito novas, incompatíveis com sua idade cronológica.
- **Habilidade de manter problemas não resolvidos na mente:** capacidade notável de refletir sobre problemas por longos períodos até chegar a uma solução.
- **Habilidade de fazer conexões entre conceitos:** percebem relações e padrões que outras pessoas não veem, aplicando conhecimentos de uma área a outra.
- **Interesse em padrões e relações:** tem habilidades matemáticas elevadas, refletindo uma forte inteligência lógico-matemática.
- **Senso de humor avançado para a idade:** seu humor muitas vezes é mais refinado e pode estar relacionado a percepções sutis ou a temas complexos.
- **Coragem em experimentar novos padrões de pensamento:** a abertura para novas experiências e a criatividade são marcas registradas da superdotação.

- **Prazer em resolver e propor novos problemas:** busca desafios intelectuais e se entedia facilmente com tarefas que não estimulam seu pensamento.
- **Capacidade para atividades independentes e autodirecionadas:** a autossuficiência é comum, mas é importante diferenciar isso de um isolamento relacionado ao próprio transtorno do espectro autista, isoladamente.
- **Talento em áreas específicas:** apresenta talentos extraordinários em áreas como arte, música, matemática ou leitura.
- **Sensibilidade e perfeccionismo:** o perfeccionismo pode ser intenso e, em alguns casos, pode causar sofrimento ou problemas significativos.
- **Intensidade de pensamento e emoção:** tende a ser uma criança intensa em todos os aspectos da emoção, por vezes consideradas "difíceis" ou "*high need*" por sua grande capacidade de ter um pensamento profundo e reflexivo, além de alto poder de argumentação lógica.

Algumas características são também marcantes na fase adulta:

- **Além do alto desempenho:** essa questão vai além do simples alto desempenho em testes ou tarefas. Muitas vezes, essas mulheres alcançam realizações significativas e contribuem de maneira extraordinária em seus campos de interesse, sem reconhecer seu próprio talento excepcional.
- **Descoberta tardia da superdotação:** muitas mulheres no espectro descobrem sua superdotação ao investigar características semelhantes em seus filhos. Elas podem ter notado uma facilidade incomum em certas tarefas ou um autodidatismo notável, mas talvez não tenham atribuído isso à superdotação.
- **Relacionamento com o meio:** muitas dessas mulheres podem atribuir suas habilidades ao meio em que estão inseridas, como famílias acadêmicas ou ambientes de trabalho intelectualmente estimulantes, sem reconhecer que sua capacidade vai além do comum.
- ***Workaholic* e superdotação:** podem suportar uma carga de trabalho maior do que seus colegas e se envolver intensamente em atividades que lhes interessam. Esse comportamento workaholic pode ser motivado pela paixão e pelo perfeccionismo em suas áreas de interesse.
- **Síndrome de *burnout*:** o excesso de dedicação e trabalho pode levar ao esgotamento (*burnout*), especialmente em mulheres que equilibram as demandas de carreira e vida pessoal. Este é um aspecto crucial a ser monitorado, pois o esgotamento pode ocorrer, apesar da resiliência típica dessas mulheres.

Uma vez que os sintomas do espectro autista e as características de SD|AH se sobrepõem e se confundem, é crucial envolver profissionais especializados na avaliação e no acompanhamento dessas características únicas. Assim, podemos evitar o estresse, a desmotivação e a evasão escolar, como nos lembra Rudy Simone:

> Seja por parte de nossos colegas ou professores, se formos fitadas com um olhar hostil, intimidatório ou ameaçador, nós desistiremos. Sozinhas, somos talentosas, graciosas, espirituosas e inteligentes, mas, sob tais circunstâncias, nos enrolamos como ouriços... Algumas de nós ficam encurraladas e continuam recuando até que fiquem paralisadas... Em outras palavras, desistimos. Algumas de nós, Aspergirls mais velhas, passamos de alunas superdotadas a alunas que abandonam o ensino médio ou a faculdade (SIMONE, 2010, p. 31).

Ou seja, a nossa expertise como profissionais é fundamental não apenas para um diagnóstico preciso, mas também para assegurar um planejamento de intervenções que respeitem as individualidades e potencializem o desenvolvimento dessas mulheres.

Não se trata de superar o autismo; trata-se de abraçar a singularidade de cada mente, de cada trajetória. É uma celebração de todas as "Temple Grandins" do mundo, de todas as crianças que crescem e se tornam mais do que alguém poderia prever, simplesmente porque alguém acreditou nelas. Que a história de Temple seja um lembrete de que cada pessoa no espectro autista tem um potencial imenso – um potencial que merece ser reconhecido e celebrado.

Que possamos, enquanto pais, educadores, médicos e profissionais da saúde, criar janelas de oportunidade, e não barreiras, para que essas meninas escrevam suas próprias histórias de sucesso e inspiração.

Referências

DUNST, B. et al. Neural efficiency as a function of task demands. *Intelligence.* 2014 Jan;42(100):22-30. doi: 10.1016/j.intell.2013.09.005.

GAGNÉ, F. *Transforming gifts into talents: The DMGT as a developmental theory.* High Ability Studies, 2004.

GOULD, S. J.; COELHO, A. L. de H. S.; ROCHA, J. *A falsa medida do homem.* São Paulo: Martins Fontes, 1991.

GRANDIN, T. *Thinking in Pictures: My Life with Autism.* Vintage., 2006.

HOLLINGWORTH, L. S. *Children Above 180 IQ Stanford-Binet: Origin and Development.* World Book Company, 1942.

LUBINSKI, D. *Exceptional Cognitive Ability: The Phenotype.* 2009.

NAVAS-SANCHEZ, F. J. et al. *White Matter Integrity in High-Functioning Autism.* Radiology, 2014.

NEIHART, M. *Gifted children with Asperger's Syndrome.* Gifted Child Quarterly, 2000.

PAULO, D. *Psicopatologia e semiologia dos transtornos mentais*. Porto Alegre: Artmed Editora, 2018.

RENZULLI, J. S. *The three-ring conception of giftedness: A developmental model for creative productivity.* The Psychology of Gifted Children, 1986.

RENZULLI, J. S. *What Makes Giftedness? Reexamining a Definition.* Phi Delta Kappan, 1978.

SIMONE, R. *Aspergirls: Empowering females with Asperger syndrome*. Jessica Kingsley Publishers, 2010.

24

EDUCAÇÃO PARENTAL
AJUDANDO A MENINA AUTISTA A CONSTRUIR SUA IDENTIDADE

Quando nos vemos frente à maternidade, educar é, sem dúvida alguma, o maior medo e desafio, os quais só aumentam diante de um diagnóstico de uma divergência. Entretanto, entendendo a educação parental podemos conduzir de forma mais leve, para todos, a criação de nossas meninas autistas.

RAFAELLA B. LEAL REIS

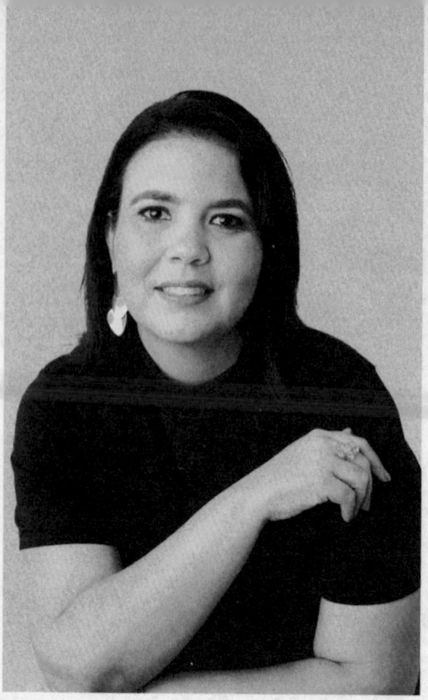

Rafaella B. Leal Reis

Pediatra e neonatologista, mãe atípica, pós-graduada em nutrição materno-infantil pela LWU – Munique, educadora parental pela PDA, atendimento pediátrico de alto risco e neurodivergência. Médica da certificação Thiago Castro.

Contatos
Instagram: @drarafaellaleal
YouTube: @dra.rafaellalealreis
21 97633 1224 / 21 96539 5892

"Meu nome é Jeane, mulher, esposa, mãe, profissional e AUTISTA. E eu, como tantos outros adultos autistas, tive diagnóstico tardio. Antes disso, recebi rótulos, diagnósticos errados, medicamentos desnecessários...

Minha infância foi feliz. Eu posso dizer que brinquei muito. E olha só! Tinha um brincar funcional e conseguia interagir bem com as outras crianças. O que acontecia depois das brincadeiras e das interações, é o que pouca gente sabe. Eu me sentia extremamente cansada. Tinha sono. Falava para minha mãe que precisava descansar porque tinha 'brincado demais'. E era isso que ela, por falta de informação, repetia, e também acreditava... Na escola apresentei dificuldades com o aprendizado. Com a disciplina não. Sempre fui obediente (até demais). Minha mãe pensou que fosse pelo fato de estudar no período da manhã e ter que acordar muito cedo. Na adolescência, as coisas não ficaram mais fáceis, não. Percebi que se continuasse andando com moletom (mesmo em dias quentes) e se não usasse salto (coisa que eu odeio), entre outras coisas, não seria aceita e o *bullying* poderia aumentar. Então aí comecei a imitar. Imitava as meninas da minha idade em tudo, até no corte do cabelo. E deu certo! Me tornei até bem popular na escola e até integrava grupos. Só não me sentia parte deles.

...O tempo passou, eu segui imitando. Descobri num curso que fiz que, quando tivesse vergonha ou timidez, podia olhar no rosto das pessoas, mas não necessariamente nos olhos. E lá fui eu, seguir mais um comando que tirava de mim a minha identidade, a minha essência.

E dá para acreditar que eu vivi 'escondendo' isso tudo a vida inteira?! Pois é. Meninas e mulheres autistas têm muita habilidade de camuflagem e mascaramento dos sinais e comportamentos do autismo. Sinceramente, essa é uma habilidade que eu gostaria de nunca ter tido! Viver mascarando dificuldades, preferências e todo o resto, me fez ser quem eu não era. Trouxe sofrimento e angústia pra mim.

Hoje com o diagnóstico, eu vejo o quanto é LIBERTADOR poder ser quem se é. A Jeane de hoje, renascida no dia 15 de abril de 2021, data em que recebi meu laudo diagnóstico de TEA, é com certeza mais feliz e mais contente. Hoje, aos 36 anos, estou me dando o direito de ser quem eu sou.

E finalizo este texto com um desejo e um pedido. Desejo que todos os autistas sejam ouvidos e respeitados. Desejo que se respeitem antes de tudo. Desejo que este texto chegue até aqueles que ainda não enxergam o autismo nos adultos, acreditando que o autismo é 'infantil'. Desejo que todos os adultos autistas (com ou sem diagnóstico) tenham a oportunidade de se (re) apresentarem ao mundo. E que sejam felizes por isso."

Por Jeane Rodrigues Cerqueira.
Disponível em: https://www.canalautismo.com.br

O processo de criar, educar um indivíduo para o mundo é repleto de desafios e dúvidas, o que tende a aumentar quando nos deparamos frente a uma menina autista. Como pais ou profissionais de saúde que cá estamos para ajudar essas famílias, podemos e devemos entender como a educação parental pode e vai ajudar a construir esta identidade, empoderar esta menina para que ela se reconheça como indivíduo, reconheça seus traços, evitando as consequências deletérias do transtorno.

Para isso é necessário entendermos que a educação parental é algo relativamente novo em nossa sociedade, por isso ainda obscura para alguns, mas que tem potencial de conscientizar os pais sobre a existência de ciclos comportamentais negativos, que, a longo prazo, podem prejudicar o desenvolvimento emocional das crianças. Além disso, para educar de maneira consciente e não instintiva, por crenças ou impulsos, há a necessidade de que esta família observe ativamente a menina, entenda suas características para, assim, fazer uma intervenção ativa. Dessa forma, os pais saem da posição passiva para sujeitos ativos, que conseguem discutir, além dos problemas da menina, as questões familiares, buscando soluções ativas no processo de construção da identidade, o que, além de benefícios à criança, fortalece a família, a qual muitas vezes se abala frente a um diagnóstico.

Mediação para a construção identitária espectral

Segundo Kajsa Igelstrom, professora de neurociência da Universidade de Linkoping, a camuflagem geralmente se desenvolve como uma estratégia de adaptação natural para navegar pela realidade. Porém, esforços constantes para se encaixar, e todo estresse e desgaste que isso gera, podem levar a menina autista a sentir que seus vínculos não são tão genuínos, principalmente quando este *masking* se inicia muito cedo, por interações no âmbito familiar, pois pais e cuidadores repreendem comportamentos como as estereotipias. Mesmo sem intenção, as famílias podem negligenciar as necessidades de suas filhas autistas; o não entendimento das demandas das meninas autistas pode levar à exaustão física e mental e a ansiedade (CHILDREN, s/d), além de baixa autoestima, senso de baixa autoeficácia, e autocobrança elevada.

Como podemos, como família, ajudar nossas meninas autistas?

É necessário que entendamos que adaptações e camuflagens são feitas para se esconder e passar despercebido, e nenhuma criança, nenhum ser humano deve viver na invisibilidade. Acredito que as meninas autistas precisam de liberdade para serem quem realmente são! Serem aceitas sem precisarem se esforçar e sacrificar partes de si mesmas para isso. E para isso a família é o alicerce emocional e moral constante e fundamental na vida de um indivíduo, é o local onde todos devem se sentir amparados e protegidos (DESSEN, 2007) Ao longo da vida, diante de novidades/adversidades, a família pode transformar e evoluir, mas cabe a nós, enquanto família, acolhermos e tentarmos entender nossas meninas autistas; assim como acolhemos e respeitamos os bebês, o mesmo deve ser feito e permanecido por toda a vida.

Para além disso, como família e profissionais de saúde, devemos também conhecer e entender o que a psicologia nomeou como "síndrome da boazinha" (BRAIKER, 2021), a qual é igualmente maléfica para as meninas, ainda mais as autistas. Neste caso, temos meninas que na sua infância são extremamente validadas em seu núcleo familiar, inicialmente, por atos que os adultos consideram: bons, perfeitos, sociáveis. E não recebem validação no dia a dia comum da infância. Isso leva, de maneira inconsciente, que a menina entenda que: quando ela é perfeita para a sociedade adulta, seu núcleo, seu porto seguro (família) a elogia e valida. Isso faz com que seu comportamento se molde no intuito de sempre agradar, ser perfeita e socialmente aceita. A validação excessiva se torna uma dependência psíquica e, quando não ocorre, há frustração e sensação de culpa.

Além de todos os malefícios do estresse psíquico que esta busca por perfeição e aceitação social que o *masking* e a síndrome da boazinha geram, existem possíveis consequências graves a médio e longo prazo: essas meninas tendem a sofrer mais abuso sexual, físico e psíquico por seus pares, e se calam, pois não se sentem merecedoras de atenção, afeto e queixa, por todo o exposto.

Criar e educar não é uma tarefa fácil, e entendo que todo o contexto supracitado pode assustar pais e profissionais, mas é fundamental que vejamos que nossa geração tem em mãos um arsenal literário científico sem precedentes, ao qual, se nos dedicarmos, seremos capazes de juntos (família, escola, profissionais de saúde) quebrarmos um ciclo vicioso e danoso às meninas autistas, que se prorroga e propaga há décadas. Isso posto, entender e estudar as causas e consequências dos comportamentos na infância, principalmente nas crianças atípicas, entendendo o funcionamento desses pequenos cérebros em evolução, é fundamental para quem deseja criar ou trabalhar com crianças.

Cada indivíduo é único, por isso a sugestão de um único modelo de criação/educação seria leviana e danosa. Porém, uma grande sugestão é que, uma vez que todo ciclo se inicia no núcleo familiar, este entre em contato com os traumas e problemas da sua criança passada, os identificando e entendendo, assim, será muito mais fácil não reproduzi-los em sua criação, tornando-a mais leve e compreensiva. Pais e familiares que conseguem dar este passo e entendem sua menina autista levam aos educadores e profissionais de saúde suas demandas e peculiaridades, fazendo escolhas mais assertivas sobre o mundo que rodeia essa menina – que com certeza atingirá seus objetivos na idade adulta, sem tanta dor e tantos traumas quanto suas antepassadas.

Uma ajuda de pequena/grande valia:

Na prática baseada em evidência, independentemente do estilo de educação adotado, hoje dispomos de um questionário: "Inventário de estilos parentais" (MACIEL-PONTES, 2002; GOMIDE, 2007), validado inclusive pelo Conselho de Psicologia. Esse instrumento avalia as práticas parentais utilizadas pelos pais/cuidadores para educar os filhos sob duas óticas: a percepção dos pais e a dos filhos (sua nova versão do IEP apresenta o formato on-line, permitindo seu uso à distância).

O instrumento permite avaliar sete possíveis tipos de comportamentos adotados pelos pais e mensurados pela autopercepção e também pela percepção da jovem. As sete práticas parentais são:

Dois padrões adaptativos:

- Monitoria positiva: em que os pais demonstram conhecimento sobre a rotina, gostos e interesses do filho; aqui há o respeito aos limites do filho, mas também se observa o incentivo ao crescimento.
- Comportamento moral: em que a família ensina valores morais e a discriminação entre o certo e o errado. Esse estilo facilita o cultivo de comportamentos pró-sociais.

Cinco padrões desadaptativos:

- Punição inconsistente: nesse caso, os pais tendem a educar de acordo com o seu humor. Se estão estressados, são mais rigorosos. E, quando estão mais relaxados, podem minimizar a disciplina. Ou seja, as regras costumam ser determinadas pelo estado emocional dos pais e não de maneira contingente ao comportamento do filho.
- Negligência: os pais podem não cuidar de aspectos básicos da saúde e educação. Além disso, os filhos podem se sentir ignorados ou invalidados quanto à sua singularidade. Isso pode ser fonte de insegurança, agressividade e baixa autoestima.
- Disciplina relaxada: quando os pais impõem regras, mas eles mesmos não as cumprem ou não mantêm os combinados, flexibilizam muito a rotina ou se esquecem do que foi determinado.
- Monitoria negativa: nesse caso, os pais podem ser exagerados ao determinar as regras da casa e talvez se tornem hipervigilantes em relação aos comportamentos do filho. Quando eles repetem diversas vezes a mesma ordem e fazem a microadministração dos passos do filho, podemos perceber uma supervisão estressante.
- Abuso físico: os pais utilizam práticas corporais lesivas na tentativa de controlar o comportamento do filho, causando dor, machucados ou marcas na pele da criança.

O abuso físico e a negligência mostram-se como os principais desencadeadores de comportamentos antissociais em crianças e adolescentes.

Ora, inúmeras vezes, como pais ou profissionais nos perguntamos: "Será que estou desempenhando o melhor que posso no papel de criar/educar esta menina autista?". Nesses momentos, a aplicação do questionário, mesmo que apenas sob a ótica do cuidador, pode ser um grande norte, evitando abusos de permissividade, inconsistência e até abuso físico.

Recordo-me de quando reiniciei na terapia após o diagnóstico da minha filha, me sentindo incapaz e negligente, minha terapeuta me pediu que eu escrevesse todas as minhas possíveis negligências e, após isso, de maneira sutil, aplicou o questionário. Quando ela foi nos dar a devolutiva, me lembro do quanto chorei naquela videochamada, parecia que alguém havia tirado toneladas das minhas costas! Eu não estava sendo negligente, apenas mais uma mãe atípica sobrecarregada, em um mundo onde todos olham a sua menina – bonita, educada e funcional – e questionam todo o diagnóstico e trajeto percorrido para chegarmos não apenas ao diagnóstico, mas ao mínimo sofrimento para ela.

História da educação parental

Um dos estudos pioneiros sobre o tema surgiu na Áustria e foi levado para os Estados Unidos pelos austríacos Alfred Adler (WOLFE, 2013), psicólogo, e Rudolf Dreikurs (CHILDREN, s/d), psiquiatra e educador, em meados da década de 1920. A dupla trouxe avanços significativos para entender o comportamento infantil sob a ótica do sistema de psicologia individual – que busca compreender a causa de ações vistas como mau comportamento para estimular a cooperação das crianças, sem que os pais ofereçam castigos ou recompensas em troca.

Desde então, os estudos da dupla cresceram e frutificaram. Os estudos sobre parentalidade formam um alicerce para a criação de programas de educação parental, que visam instrumentalizar pais e educadores para lidar com a complexidade do comportamento infantil. Nos países europeus, esses programas surgiram a partir da orientação da organização internacional da União Europeia, Child Europe, que alertou sobre a responsabilidade do Estado em adotar políticas públicas.

No Brasil, o movimento de educação parental surgiu por meio de pessoas isoladas, fazendo seus estudos, em meados dos anos 2000, mas a nomenclatura passou a ser adotada por volta de 2010.

Um dos modelos mais conhecidos de educação parental no Brasil é a Disciplina Positiva – uma educação respeitosa, não punitiva e nem permissiva.

Mudanças educacionais entre pais e filhos

Muitos de nós ouvimos que uma boa educação era aquela em que os pais não precisavam dialogar, bastava um olhar para que os filhos entendessem o chamado. Uma mistura de respeito, medo da repressão ou até mesmo das temidas palmadas, vistas como forma de educar. Neste cenário, a maior preocupação das famílias era a sobrevivência. Ou seja, prover aos filhos o básico, como alimentação e saúde. Isso causou traumas em muitos adultos, experiências que ficam armazenadas em um nível inconsciente e os reflexos são vistos até hoje, pois muitas pessoas não percebem que estão agindo de maneira automática, repetitiva e negativa com os filhos. Além disso, a punição corporal era banalizada quando é, na verdade, um abuso silencioso que vai humilhando e traumatizando a criança, o que pode causar sequelas irreversíveis. Entre elas, isolamento, sentimentos negativos, baixa autoestima, baixo rendimento escolar, aumento da agressividade e relações piores com os pais.

No Brasil, em 26 de junho de 2014, foi sancionada a Lei nº 13.010 (BRASIL, 1990), que alterou o Estatuto da Criança e do Adolescente (ECA), proibindo o castigo físico contra a criança e o adolescente pelos pais ou responsáveis, conhecida como a Lei do Menino Bernardo. Bernardo foi morto aos 11 anos pelo pai, que aplicou na criança uma superdosagem de Midazolam – medicamento sedativo indicado no tratamento de distúrbios graves ou incapacitantes.

Entendendo o cenário passado conseguimos ver que a exigência de obediências desmedidas, etiquetas sociais, castigos físicos e humilhações verbais, em uma sociedade até então majoritariamente machista e patriarcal, podem ter colaborado de maneira importante para que atualmente nossas meninas autistas tenham seu diagnóstico retardado pelas suas camuflagens, "síndrome da boazinha" e estereotipias disfarçadas.

Na contramão, a escuta ativa e o entendimento da individualidade aumentam a comunicação social dos pais com a menina; além disso a fazem se sentir pertencente ao seu processo de autoconhecimento e aprendizado. Por sua vez, cabe aos profissionais de saúde que acompanham esta menina e sua família orientar seus pais quanto à observação das características do autismo feminino para manejo e intervenção comunicativa, prevenindo inclusive abusos físicos ou emocionais, quando fora do seu ambiente de conforto, evitando adultas como Jeane, que apenas após anos de busca, de autoentendimento, conseguiu se superar e viver a felicidade de maneira plena.

Referências

BRAIKER, H. B. *A síndrome da boazinha – como curar sua compulsão por agradar.* São Paulo: Bestseller, 2021.

BRASIL. Lei n. 8.069, de 13 de julho de 1990 (Estatuto da Criança e do Adolescente), passa a vigorar acrescida dos seguintes arts. 18-A, 18-B e 70-A.

DREIKURS, R.; STOLZ, V. *Children the challenge: The classic work on improving parent-child relations – intelligent, humane, and e minently practical* – ISBN: 978-0801590108

DESSEN, M. A.; POLONIA, A. C. A família e a escola como contextos de desenvolvimento humano. Pesquisas Teóricas. *Paidéia* (Ribeirão Preto) 17 (36) • Abr 2007. Disponível em: <https://doi.org/10.1590/S0103-863X2007000100003>. Acesso em: 04 jun. de 2024.

GOMIDE, P. I*nventário de estilos parentais – IEP – fundamentação teórica, instruções de aplicação, apuração e interpretação.* 4. ed. Curitiba: Juruá, 2021. ISBN: 978655605737-8.

MACIEL-PORTES, J. R.; LIMA CARVALHO-AMORIM, M. V.; VIEIRA, M. L. Estilos parentais, coparentalidade e problemas de comportamento em crianças com autismo: estudo correlacional. *Acta Colombiana de Psicología*, v. 25, n. 2, p. 78-89, 2022.

RUSSO, F. The costs of camouflaging autism. *Spectrum*. 21 Fev. 2018. Disponível em: <https://www.spectrumnews.org/features/deep-dive/costs--camouflaging-autism/>. Acesso em: 04 jun. de 2024.

WOLFE, W. BERAN (2013). *Alfred Adler*: *The Pattern of Life* (em inglês). [S.l.]: Routledge. 272 páginas.

25

COMORBIDADES MAIS PREVALENTES NO TEA FEMININO

Este capítulo tem por objetivo apresentar as comorbidades mais prevalentes em mulheres que apresentam o transtorno do espectro autista (TEA). Estudos apontam que a prevalência do TEA na população feminina pode ser subestimada, uma vez que mulheres autistas podem apresentar comportamentos adaptativos que suavizam a sintomatologia do autismo, dificultando o diagnóstico. Esse diagnóstico pode ficar mais evidente na adolescência quando as demandas sociais e ambientais ficam mais intensas. Quando o diagnóstico ocorre de maneira precoce, é possível prevenir agravos comórbidos na adolescência e na idade adulta.

VICTOR ALVES RODRIGUES

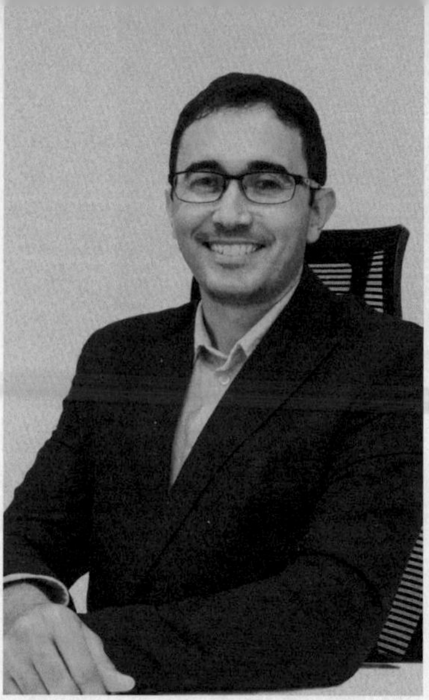

Victor Alves Rodrigues

Graduação em Medicina pela Universidade Estadual do Sudoeste da Bahia – UESB. Residência Médica em Pediatria pelo Hospital Universitário Clemente de Farias / Universidade Estadual de Montes Claros – UNIMONTES. Residência Médica em Neurologia Infantil pelo Hospital Universitário de Brasília / UnB – DF. Curso de Atualização em Neurogenética pelo Hospital Israelita Albert Einstein - SP. Curso de Aperfeiçoamento de Doenças Neurogenéticas de Início na Infância pela Faculdade de Medicina da Universidade de São Paulo – FMUSP. Curso de Neurofisiologia Clínica pela Sociedade Brasileira de Neurofisiologia Clínica – SBNC. Curso de Neurogenética pela Academia Brasileira de Neurologia do Distrito Federal. Membro da Sociedade Brasileira de Neurologia Infantil – SBNI. Pós-graduando em Psiquiatria e Saúde Mental da Infância e Adolescência pelo Child Behavior Institute – CBI of Miami. Coautor do livro *Simplificando o autismo.*

Contatos
www.drvictorneuropediatra.com.br
contato@drvictorneuropediatra.com.br
neurologiainfantil.drvictor@gmail.com
Instagram: @drvictorneuropediatra
73 99955 1919

A condição primária

O transtorno do espectro autista (TEA) é determinado por um conjunto de perturbações estabelecidas em um cérebro em desenvolvimento; elas causam comportamentos atípicos caracterizados por deficiências e/ou prejuízos em campos da comunicação social, na interação com as pessoas, bem como a presença de padrões persistentes de interesses e/ou comportamentos restritos e repetitivos. Isso é o que consta como definição na classificação do Manual Diagnóstico e Estatístico de Transtornos Mentais, Quinta Edição (DSM-5-TR). Entretanto, a definição diagnóstica do transtorno certamente não alcança a magnitude das dificuldades, individuais e diárias, vividas pelas pessoas afetadas pela condição. Essa interação dinâmica entre características particulares do transtorno e de experiências evolutivas adquiridas ao longo da existência se desdobram como um resultado extremamente singular para cada indivíduo. A estabilidade biopsicossocial ou não desse resultado pode causar no indivíduo com TEA modulações físicas e/ou mentais, podendo levar a uma ampla variedade de condições médicas e psicológicas.

Comorbidade – outro elemento a ser considerado

O que é uma "comorbidade"? Comorbidade é um termo utilizado na área da saúde para definir a presença simultânea de duas ou mais condições médicas distintas em um mesmo indivíduo. Essas condições podem ser físicas ou mentais e podem influenciar o curso clínico, o prognóstico e o tratamento de cada uma delas de maneira direta ou indireta e de modo dinâmico. A presença de comorbidades, geralmente, complica a gestão de saúde de um paciente, exigindo uma abordagem muito mais abrangente e interdisciplinar. À medida que avançamos na compreensão da assistência médica às pessoas com TEA, é imperativo desvendar, caso existam, as camadas comórbidas adicionais que se entrelaçam à condição primária. Nesse sentido, cabe à equipe terapêutica assistente realizar uma busca ativa e contínua de sinais e sintomas que possam denotar a presença de alguma comorbidade na evolução desses pacientes. Pessoas com TEA têm, quando comparados à população geral, taxas mais altas de distúrbios genéticos (p. ex., síndrome de Down e síndrome do X frágil), neurológicos (p. ex., epilepsia, paralisia cerebral e macrocefalia), gastrointestinais (p. ex., constipação crônica e refluxo gastroesofágico), distúrbios do sono (p. ex., insônia), distúrbios metabólicos e alérgicos (p. ex., asma).

Ao longo das últimas décadas, o TEA foi reconhecido como uma condição que causa perturbação do neurodesenvolvimento típico e passou por refinamentos dos critérios diagnósticos para que o quadro pudesse ser mais bem caracterizado. São várias linhas de estudo desenvolvidas para o esclarecimento, o mais completamente possível, desse transtorno que se apresenta de maneira espectral. Segundo o Manual Diagnóstico e Estatístico de Transtornos Mentais – 5ª edição – TR (DSM-5-TR), o TEA é diagnosticado três a quatro vezes mais em indivíduos do sexo masculino; essa desproporção entre os gêneros foi demonstrada em diversos estudos de prevalência da condição. Algumas pesquisas têm demonstrado que a prevalência de TEA na população feminina pode ser subestimada, uma vez que mulheres com TEA podem apresentar comportamentos adaptativos que suavizam a sintomatologia da condição e esse diagnóstico pode se tornar evidente somente na adolescência, quando as demandas sociais e ambientais ficam mais intensas. De maneira geral, quando a condição do TEA não foi diagnosticada e tratada em idades mais precoces, o que pode ser visto, na maioria das vezes, é uma marcha evolutiva com acúmulo de agravos, piorando paulatinamente o funcionamento do indivíduo. Esse aumento de demandas ambientais/sociais piora os sintomas e prejuízos da condição de base (TEA), de modo que, em um determinado momento dessa evolução, eis que o "transtorno" se intensifica o suficiente para o surgimento de uma comorbidade. Na rotina clínica diária, não é incomum encontrarmos pessoas com TEA nível 1 de suporte que não foram diagnosticadas em idade precoce; com a menor intensidade da sintomatologia da condição e a aquisição de mecanismos adaptativos e de camuflagem, muitos desses indivíduos recebem primeiro o diagnóstico de condições comórbidas, mas não da condição de base.

Pesquisas epidemiológicas e estudos clínicos comunitários apontam para a presença de taxas que variam de 70% a 75%, de afetação por comorbidades psiquiátricas em crianças já previamente diagnosticadas com TEA (DE BRUIN et al., 2007; LEYFER et al., 2006; SIMONOFF et al., 2008; WOZNIAK et al., 1997). Segundo consta no DSM-5-TR (2023), aproximadamente 70% das pessoas com TEA podem ter um transtorno mental comórbido, e em torno de 40% podem ter dois ou mais transtornos mentais comórbidos. Os transtornos de ansiedade, depressão, o transtorno de déficit de atenção e hiperatividade (TDAH) e o transtorno alimentar restritivo/evitativo são condições muito comuns nos pacientes com TEA. O percentual de pacientes com TEA afetados por comorbidades pode ser ainda mais alto devido à "ofuscação" do diagnóstico. Isso ocorre quando os problemas advindos de sintomas psiquiátricos comórbidos são negligenciados devido às características mais pronunciadas do TEA (p. ex., comportamentos autolesivos ou heteroagressivos, agitação psicomotora intensa, rigidez cognitiva, estereotipias muito frequentes, déficit comunicativo e dificuldade de interação muito intensos), causando sobreposição em intensidade à sintomatologia de outras condições comórbidas.

Os diagnósticos comórbidos mais comuns encontrados em pacientes com TEA são:

- TDAH pode alcançar taxas próximas de 83%;
- Transtorno de Oposição Desafiante (TOD) pode chegar a 73%;
- Transtornos de Ansiedade podem variar muito, de 11% a 84% (essa comorbidade está muito ligada a piora funcional dos pacientes).

Brookman-Frazee et al. (2018) realizaram um estudo comunitário com crianças diagnosticadas com TEA e atendidas em centros terapêuticos na Califórnia (EUA). Eles observaram um percentual de 92% de crianças que preenchiam critérios para, pelo menos, um diagnóstico psiquiátrico não TEA. Dentre os diagnósticos comórbidos mais encontrados estão o TDAH, afetando 78% do grupo de estudo; o TOD, com 58% de incidência, qualquer transtorno de ansiedade chegando a 56%, e qualquer transtorno de humor, com percentual de 30%. Esses resultados mantiveram taxas muito semelhantes às encontradas em outros estudos epidemiológicos realizados previamente. Esses autores encontraram ainda padrões de múltiplas comorbidades, dos quais o perfil de comorbidade múltiplo mais comum foi o de combinação de TDAH, TOD e ansiedade, que chegava a alcançar 17% de afetação nos participantes do grupo estudado.

Diferenças de comorbidades entre os sexos

Nos últimos anos, os estudos epidemiológicos que envolveram pacientes com TEA têm definido análises cada vez mais específicas na tentativa de subestratificar características e riscos que permeiam esse grupo tão diverso. Em um estudo realizado por Supekar et al. (2017) foi avaliada a influência do sexo e da idade nas taxas de prevalência de comorbidades de pacientes com diagnóstico de TEA, utilizando o banco de dados STRIDE. Foram relatadas taxas de TDAH comórbido de 46% em homens e 31% em mulheres de 0 a 18 anos. No geral, o TDAH parece ser mais prevalente em adolescentes do sexo masculino, uma vez que o sexo masculino já foi identificado como fator de risco para essa condição.

O sexo não foi identificado como fator de risco para o diagnóstico comórbido de qualquer transtorno de ansiedade. Porém, vale ressaltar que, apesar de não existir diferença significativa entre mulheres ou homens, foi visto que a prevalência de transtornos de ansiedade pode ser afetada quando o quociente intelectual (QI) está acima de 70, sendo identificado como fator de risco para ansiedade no TEA (SALAZAR et al., 2015). Em outro estudo publicado em 2018 por Soke et al. (2018), foi relatado que a ansiedade parece aumentar a prevalência em indivíduos mais velhos, ou seja, a idade foi identificada como fator de risco. É interessante perceber que, a propósito, o aumento da complexidade de demandas que evoluem com os anos de vida e a própria condição de percepção das dificuldades e das pressões ambientais que cercam o indivíduo com TEA fazem que ele tenha maior risco para transtornos de ansiedade.

Em amostras clínicas, foi relatado que pessoas do sexo feminino têm maior propensão a apresentar transtorno do desenvolvimento intelectual/deficiência intelectual (DI) concomitante, bem como epilepsia (DSM-5-TR, 2022). A epilepsia e os transtornos depressivos predominaram no sexo feminino e aumentaram ligeiramente com a idade (HOVINGA et al., 2017; SKWERER et al., 2019; SUPEKAR et al., 2017; SOKE et al., 2018). Essa correlação também foi relatada em 2014 por Viscidi et al., associação entre a epilepsia comórbida e DI, e esse conjunto foi associado a piores resultados comportamentais e sociais, aumento de dificuldades motoras e comportamento mais desafiador em comparação com o TEA isolado. Em uma coorte de 6.975 crianças, Ewen et al. (2019) avaliaram a gravidade da epilepsia e do autismo e estabeleceram que o sexo feminino apresentava um risco 40% maior de epilepsia em comparação com o sexo masculino. Sabidamente, a taxa de mortalidade é duas vezes maior em indivíduos com TEA e epilepsia comórbidos em comparação com a população em geral. Esse risco é ainda maior em mulheres com essas comorbidades (GILLBERG et al., 2009).

Os distúrbios do sono foram observados com mais frequência em crianças do que em adolescentes (SUPEKAR et al., 2017; SOKE et al., 2018). As estimativas de prevalência de distúrbios de sono na faixa etária infantil variam entre 50 e 80% em pacientes com TEA, em comparação com 9 a 50% das crianças com desenvolvimento típico. Os distúrbios de sono não afetam somente o funcionamento diurno do indivíduo, mas têm grande impacto na qualidade de vida de toda a família. Não foram encontradas diferenças significativas na prevalência de distúrbios do sono entre homens e mulheres.

Um estudo recente de 2021, realizado por Osório et al., comparou 26 meninas e 142 meninos com TEA com foco na avaliação do processamento sensorial e encontrou diferenças relacionadas ao sexo. Foi observado que meninas apresentavam maior comprometimento auditivo e/ou vestibular quando comparadas ao sexo oposto. As estimativas para a prevalência de qualquer problema gastrointestinal (GI) em pacientes com TEA podem variar de 9 e 70% (mas podem até chegar a percentuais de até 91%). Esses problemas podem variar desde um quadro de refluxo gastroesofágico leve até sintomas mais graves, tais como constipação crônica, dor abdominal e diarreia persistente. O problema mais comum parece ser a constipação crônica, com uma prevalência média de 22%. De modo geral, não parece haver discrepância na incidência de comorbidades gastrointestinais e os sexos. Outra condição que afeta pacientes com TEA é a anorexia nervosa (AN). Esse é um transtorno psiquiátrico complexo, caracterizado por intenso medo de ganhar peso e subsequente desnutrição. Algumas pesquisas já documentaram que as pessoas com AN geralmente também atendem aos critérios para possível quadro de TEA. Essa correlação tem sido cada vez mais estabelecida. No início de 2023, foi descrito por McCrossin et al. (2023) uma prevalência, na quarta década de vida, de aproximadamente de 8 a 9% de AN em mulheres com diagnóstico de TEA.

Tint et al. (2021) avaliaram 6.870 mulheres autistas com idade variando entre 15 e 44 anos (considerada como faixa etária reprodutiva). Foi observado que mulheres com TEA em idade reprodutiva tinham uma saúde mais precária quando comparadas com as mulheres que não tinham TEA. Nesse levantamento, ainda foi descrito que as mulheres com TEA apresentavam taxas aumentadas de condições médicas crônicas, condições psiquiátricas, história de agressão e uso de medicamentos potencialmente teratogênicos (medicações que podem ser prejudiciais para a saúde e desenvolvimento de um embrião ou feto). Em contrapartida a esses achados, foi observado que as mulheres com TEA tiveram uma melhor continuidade dos cuidados primários do que as mulheres não autistas, ou seja, mantêm o seguimento em serviços de saúde de maneira mais regular.

Por fim, até o momento atual, existem muitas divergências na literatura sobre as diferenças clínicas e as comorbidades relacionadas ao sexo, em pessoas com TEA. Um grande estudo de 2022 teve o objetivo de investigar as diferenças clínicas relacionadas ao sexo entre crianças com TEA e sem DI usando uma grande coorte de crianças (coorte francesa ELENA), para a qual foram agrupadas 384 crianças com idades entre 2 anos e 12 anos. Nesse estudo, Dellapiazza et al. (2022) não encontram diferenças significativas relacionadas ao sexo e idade correspondente para questões como: frequência escolar, comorbidades, idade no primeiro diagnóstico, pontuações em testes ADOS e ADI-R, QI e perfil sensorial. Lawson et al. (2019) acrescentaram que certas diferenças na cognição ou no funcionamento executivo emergem apenas a partir da adolescência. Outro problema a ser considerado é que os estudos populacionais que visam analisar as diferenças clínicas entre os sexos em pacientes com diagnóstico de TEA podem apresentar amostras populacionais enviesadas pelo fato de existir baixa identificação de meninas com TEA, secundária a perdas durante o processo diagnóstico e/ou classificação dessas com diagnósticos alternativos, tais como transtorno de ansiedade ou depressão etc. Como o TEA é uma condição definida por avaliação do comportamento, não existindo biomarcadores, pode ocorrer uma menor identificação e acesso aos serviços de diagnóstico e tratamento para grupos com apresentações de autismo menos típicas, especialmente para o grupo das mulheres, causando atraso diagnóstico e aumento de risco para o desenvolvimento de comorbidades. Aparentemente, as mulheres com TEA demoram mais para alcançar o status de diagnóstico da condição; e quando conquistam isso, já apresentam múltiplas comorbidades. De modo geral, esse é um tema que merece ser estudado de maneira persistente para que possamos melhor compreender as particularidades desse grupo e melhorar assim as intervenções propostas para pacientes do sexo feminino com TEA, a fim de que não apresentem comorbidades.

Referências

AL-BELTAGI, M. Comorbidades médicas do autismo. *Mundo J. Clin Pediatr.* 2021;10(3): 15-28 [PMID: 33972922 DOI: 10.5409/wjcp.v10.i3.15]

AMERICAN PSYCHIATRIC ASSOCIATION (APA). *Manual diagnóstico e estatístico de transtornos mentais: DSM-5-TR.* 5. ed. Porto Alegre: Artmed, 2023.

BOUGEARD, C.; PICAREL-BLANCHOT, F.; SCHMID, R.; CAMPBELL, R.; BUITELAAR, J. Prevalência do transtorno do espectro autista e comorbidades em crianças e adolescentes: uma revisão sistemática da literatura. *Psiquiatria de Frente.* 27 de outubro de 2021;12:744709. DOI: 10.3389/fpsyt.2021.744709. PMID: 34777048; PMCID: PMC8579007.

BROOKMAN-FRAZEE, L.; STADNICK, N.; CHLEBOWSKI, C.; BAKER-ERICZÉN, M.; GANGER, W. *Caracterizando a comorbidade psiquiátrica em crianças com transtorno do espectro autista que recebem serviços de saúde mental financiados publicamente. Autismo.* Novembro de 2018;22(8):938-952. DOI: 10.1177/1362361317712650. EPub 2017 15 de setembro. PMID: 28914082; PMCID: PMC6491206.

DE BRUIN, E. I.; FERDINAND, R. F.; MEESTER, S.; DE NIJS, P. F.; VERHEIJ, F. Altas taxas de comorbidade psiquiátrica em TID-SOE. J *Autismo Dev Disord.* Maio de 2007;37(5):877-86. DOI: 10.1007/s10803-006-0215-x. PMID: 17031447.

DELLAPIAZZA, F.; MICHELON, C.; RATTAZ, C.; PICOT, M. C.; BAGHDADLI, A. Diferenças relacionadas ao sexo nas características clínicas de crianças com TEA sem DI: Resultados da coorte ELENA. *Psiquiatria de Frente.* 28 de novembro de 2022;13:998195. DOI: 10.3389/fpsyt.2022.998195. PMID: 36518364; PMCID: PMC9742240.

EWEN, J. B.; MARVIN, A. R.; LAW, K.; LIPKIN, P. H. Epilepsia e gravidade do autismo: um estudo com 6.975 crianças. *Autismo Res.* 2019 Ago;12(8):1251-1259. DOI: 10.1002/aur.2132. EPub 2019 24 de maio. PMID: 31124277.

GILLBERG, C.; BILLSTEDT, E.; SUNDH, V. et al. Mortalidade no autismo: um estudo longitudinal prospectivo de base comunitária. *J Autism Dev Disord.* 40, 352-357 (2010). https://doi.org/10.1007/s10803-009-0883-4.)

JONES, K. B.; COTTLE, K.; BAKIAN, A.; FARLEY, M.; BILDER, D.; COON, H.; et al. Uma descrição de condições médicas em adultos com transtorno do espectro autista: um acompanhamento do estudo epidemiológico de autismo de Utah/UCLA da década de 1980. *Autismo*, 20(5), 551-561, 2016. https://doi.org/10.1177/1362361315594798.

KERNS, C. M.; MADDOX, B. B.; KENDALL, P. C.; RUMP, K.; BERRY, L.; SCHULTZ, R. T., et al. Medidas breves de ansiedade em jovens sem tratamento com transtorno do espectro autista. *Autismo*. Novembro de 2015; 19(8):969-79. DOI: 10.1177/1362361314558465. EPub 2015 29 de janeiro. PMID: 25633222; PMCID: PMC6102722.

LAWSON, L. P. Sex differences in autism spectrum disorders across the lifespan. *Current Developmental Disorders Reports*, v. 6, p. 57-66, 2019.

LEYFER, O. T.; FOLSTEIN, S. E.; BACALMAN, S.; DAVIS, N. O.; DINH, E.; MORGAN, J.; TAGER-FLUSBERG, H.; LAINHART, J. E. Transtornos psiquiátricos comórbidos em crianças com autismo: estudo e taxas de transtornos. *J Autismo Dev Disord*. Outubro de 2006; 36(7):849-61. DOI: 10.1007/s10803-006-0123-0. PMID: 16845581.

McCROSSIN, R. Finding the Proportion of Females with Autistic Spectrum Disorder Who Develop Anorexia Nervosa, the True Prevalence of Female ASD and Its Clinical Significance. *Children (Basel)*. 2023 Jan 31;10(2):272. doi: 10.3390/children10020272. PMID: 36832401; PMCID: PMC9955974.

OCHOA-LUBINOFF, C.; MAKOL, B. A.; DILLON, E. F. Autism in Women. neurol clin. 2023 May;41(2):381-397. doi: 10.1016/j.ncl.2022.10.006. Epub 2023 Feb 19. PMID: 37030965.

PLESA SKWERER, D.; JOSEPH, R. M.; EGGLESTON, B.; MEYER, S. R.; TAGER-FLUSBERG, H. Prevalência e Correlatos de Sintomas Psiquiátricos em Crianças e Adolescentes Minimamente Verbais com TEA. *Psiquiatria de frente*. 2019 Fev 18;10:43. DOI: 10.3389/fpsyt.2019.00043. PMID: 30833910; PMCID: PMC6387942.

SIMONOFF, E.; PICKLES, A.; CHARMAN, T.; CHANDLER, S.; LOUCAS, T.; BAIRD, G. Transtornos psiquiátricos em crianças com transtornos do espectro do autismo: prevalência, comorbidade e fatores associados em uma amostra populacional. *J Am Acad Psiquiatria da Criança e do Adolescente*. Agosto de 2008;47(8):921-9. DOI: 10.1097/CHI.0b013e318179964f. PMID: 18645422.

SOKE, G. N.; MAENNER, M. J.; CHRISTENSEN, D.; KURZIUS-SPENCER, M.; SCHIEVE, L. A. Prevalência de condições/sintomas médicos e comportamentais coocorridos entre crianças de 4 e 8 anos com transtorno do espectro autista em áreas selecionadas dos Estados Unidos em 2010. *J Autismo Dev Disord*. Agosto de 2018;48(8):2663-2676. DOI: 10.1007/s10803-018-3521-1. PMID: 29524016; PMCID: PMC6041136.

SUPEKAR, K.; IYER, T.; MENON, V. A influência do sexo e da idade na prevalência de comorbidades no autismo. *Autismo Res*. 2017 Maio;10(5):778-789. DOI: 10.1002/aur.1741. EPub 2017 Fev 11. PMID: 28188687.

THOMAS, S.; HOVINGA, M. E.; RAI, D.; LEE, B. K. Breve Relatório: Prevalência de Epilepsia Co-Ocorrendo e Transtorno do Espectro Autista: A Pesquisa Nacional de Saúde Infantil dos EUA 2011-2012. *J Autismo Dev Disord*. Janeiro de 2017;47(1):224-229. DOI: 10.1007/s10803-016-2938-7. PMID: 27752862.

TINT, A.; BROWN, H. K.; CHEN, S.; LAI, M. C.; TARASOFF, L. A.; VIGOD, S. N.; PARISH, S.; HAVERCAMP, S. M.; LUNSKY, Y. Características de saúde de mulheres autistas em idade reprodutiva em Ontário: Um estudo transversal de base populacional. *Autismo*. Maio de 2021;25(4):1114-1124. DOI: 10.1177/1362361320982819. EPub 2021 19 de janeiro. PMID: 33467914; PMCID: PMC8089036.

TYE, C.; RUNICLES, A. K.; WHITEHOUSE, A. J. O.; ALVARES, G. A. Caracterizando a interação entre o transtorno do espectro autista e condições médicas comórbidas: uma revisão integrativa. *Psiquiatria de Frente*. 23 de janeiro de 2019;9:751. DOI: 10.3389/fpsyt.2018.00751. Errata em: Psiquiatria de Frente. 2019 Jun 27;10:438. PMID: 30733689; PMCID: PMC6354568.

VISCIDI, E. W.; JOHNSON, A. L.; SPENCE, S. J.; BUKA, S. L.; MORROW, E. M.; TRICHE, E. W. Associação entre epilepsia e sintomas de autismo e comportamentos desadaptativos em crianças com transtorno do espectro autista. *Autismo*. Novembro de 2014;18(8):996-1006. DOI: 10.1177/1362361313508027. EPub 2013 28 de outubro. PMID: 24165273; PMCID: PMC4002664.

WHITE, S. W.; OSWALD, D.; OLLENDICK, T.; SCAHILL, L. Ansiedade em crianças e adolescentes com transtornos do espectro do autismo. *Clin Psychol Rev*. 2009 Abr; 29(3):216-29. DOI: 10.1016/j.cpr.2009.01.003. EPub 2009 25 de janeiro. PMID: 19223098; PMCID: PMC2692135.

WOZNIAK, J.; BIEDERMAN, J.; FARAONE, S. V.; FRAZIER, J.; KIM, J.; MILLSTEIN, R.; et al. Mania em crianças com transtorno invasivo do desenvolvimento revisitada. *J Am Acad Psiquiatria da Criança e do Adolescente*. Novembro de 1997;36(11):1552-9; discussão 1559-60. DOI: 10.1016/S0890-8567(09)66564-3. PMID: 9394940.

26

OS DESAFIOS DO TRATAMENTO DA EPILEPSIA EM MULHERES COM TRANSTORNO DO ESPECTRO AUTISTA

A epilepsia é uma comorbidade frequente em mulheres com TEA. Fatores de risco, formas de apresentação, diagnóstico e particularidades do tratamento serão abordados neste capítulo.

FÁTIMA SAFATLE
RAFAEL SCARPA

Fátima Safatle

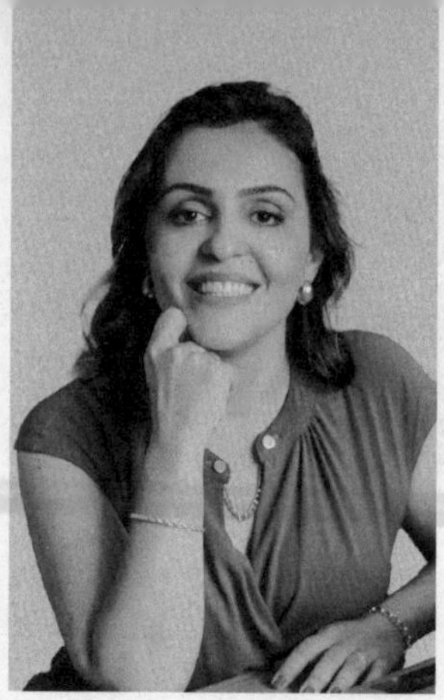

Residência em Neurologia pela Universidade Federal de São Paulo (Unifesp). Pós-graduação em Epilepsia e Eletroencefalografia (Unifesp). *Fellowship* em Neurologia Geral (Hospital San Carlos – Madrid). Certificação em Transtorno do Espectro do Autismo.

Contatos
www.clinicaneurocenter.com.br
Instagram: @dra.fatimasafatle / @dr.rafaelscarpa
19 99469 5995

Rafael Scarpa

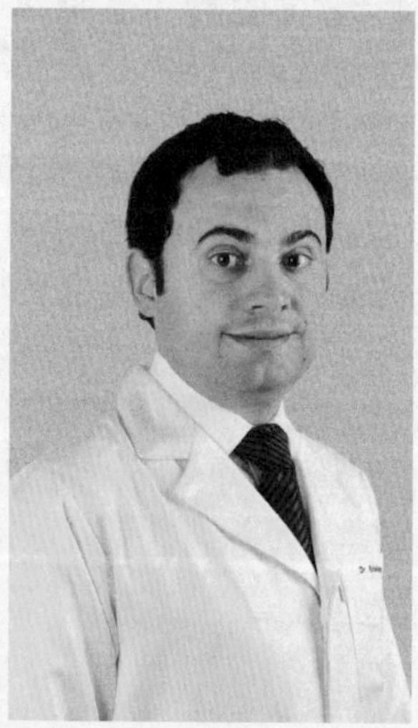

Residência em Neurologia pela PUC-Campinas/SP. Pós-graduação em Epilepsia e Videoeletroencefalografia (Unifesp). Linha de pesquisa: Epilepsia do lobo temporal.

Contatos
www.clinicaneurocenter.com.br
Instagram: @dra.fatimasafatle / @dr.rafaelscarpa
19 99469 5995

> *"Quando minha mãe percebeu que eu tinha sintomas do que hoje se rotula de autista, [...] fez o que lhe pareceu correto. Levou-me a um neurologista. [...] No meu caso, a primeira coisa que o Dr. Crothers fez foi um eletroencefalograma, para saber se eu tinha o Petit Mal, a epilepsia."*
>
> Temple Grandin em *O cérebro autista*

"Doutor, é epilepsia ou convulsão?"

Esta é uma dúvida recorrente durante as consultas neurológicas. Iniciamos, portanto, com esta definição: "Epilepsia é uma alteração cerebral que se expressa por crises epilépticas repetidas, não ocasionadas por febre, drogas ou distúrbios metabólicos" (ENGEL JR., 2001). Em outras palavras, um indivíduo que apresentou um único episódio convulsivo não necessariamente possui o diagnóstico de epilepsia. Da mesma forma, uma criança que apresente episódios convulsivos apenas quando está febril não pode ser diagnosticada com epilepsia.

De acordo com a Organização Mundial de Saúde (OMS), a enfermidade acomete cerca de 2% da população brasileira.

Existem vários tipos de crises epilépticas. A mais facilmente reconhecida é a crise tônico-clônica generalizada, chamada habitualmente de "ataque epiléptico" ou "convulsão". Nesta crise, o paciente apresenta abalos musculares generalizados, salivação excessiva, podendo morder a língua ou perder urina durante o episódio.

Outras crises, entretanto, podem não ser reconhecidas facilmente, pois possuem manifestações clínicas sutis.

Em crianças, por exemplo, é comum a ocorrência de "crises de ausência", caracterizadas por uma breve parada comportamental, às vezes associadas a piscamentos ou movimentos automáticos das mãos. Em alguns casos, essas crises só são suspeitadas após investigação de prejuízo do desempenho escolar.

O diagnóstico é feito por meio de detalhada avaliação médica juntamente com exames complementares como o eletroencefalograma, a tomografia de crânio e a ressonância magnética. O diagnóstico do tipo de crise apresentado pelo paciente permite a escolha do tratamento adequado.

Epilepsia e autismo

Crianças com transtorno do espectro autista (TEA) apresentam maior probabilidade de ter epilepsia; e, da mesma forma, crianças com epilepsia apresentam maior probabilidade de ter autismo.

O autismo e a epilepsia podem ocorrer juntos por razões diferentes. Há crianças que podem apresentar epilepsia e autismo por terem herdado ambas as condições geneticamente; outras podem ter desenvolvido a epilepsia como consequência de uma patologia em comum, ou seja, que predisponha tanto ao autismo quanto à epilepsia. Podemos citar como exemplo a rubéola congênita e a síndrome do X-Frágil (LEE et al., 2015).

Defeitos metabólicos, como a fenilcetonúria, têm sido associados a autismo e epilepsia, com uma prevalência mais elevada do que a encontrada na população geral. Além disso, acredita-se que há uma relação com anormalidades relacionadas a neurotransmissores como a serotonina e a dopamina (PEREIRA et al., 2012).

A epilepsia pode ter início antes do desenvolvimento da linguagem ou a linguagem pode sofrer regressão após o início das crises epilépticas, como ocorre na Síndrome de Landau Kleffner (TUCHMAN et al., 2006). Nestes casos, pode ser difícil diferenciar se a regressão de linguagem/perda de habilidades acontecem devido à poda neural inadequada ou à epilepsia.

Aproximadamente 30% das crianças com autismo apresentam alterações no eletroencefalograma, porém, nem todas desenvolvem crises epilépticas (GABIS et al., 2005). O eletroencefalograma de rotina não deve ser solicitado em crianças com TEA, pois o que define a necessidade de tratamento é a ocorrência de epilepsia – e não a alteração no exame.

Os fatores de risco para epilepsia no TEA incluem atraso cognitivo, comprometimento motor, lesões cerebrais e início das crises epilépticas antes dos 5 anos de idade (SPENCE et al., 2009). Todos esses fatores apresentam maior prevalência no sexo feminino, no caso do TEA (GUTIÉRREZ-SACRISTÁN et al., 2022).

Em um grande estudo envolvendo 59.140 crianças com TEA, constatou-se que a predominância da epilepsia foi expressivamente maior entre meninas do que em meninos (GUTIÉRREZ-SACRISTÁN et al., 2022). Sabe-se que o autismo, em especial em mulheres, é subdiagnosticado, fazendo que, normalmente, somente os casos mais graves sejam reconhecidos. Há também a teoria do efeito protetor feminino, sugerindo que as mulheres necessitam de um maior número de alterações genéticas para desenvolver o TEA, porém, apresentando maior gravidade do quadro. Portanto, a chance de uma mulher com TEA ser diagnosticada com epilepsia seria maior do que um homem com TEA, já que justamente nos casos mais graves de TEA é que temos uma grande incidência de alterações cerebrais que predispõem a epilepsia (GUTIÉRREZ-SACRISTÁN et al., 2022; WERLING et al., 2013).

Existe alguma particularidade para o diagnóstico de epilepsia no TEA?

Pode ser difícil reconhecer crises epilépticas no TEA devido às barreiras de comunicação e também porque alguns sinais de epilepsia podem se confundir com comportamentos frequentes no autismo. Um exemplo disso são os comportamentos repetitivos/estereotipados, que podem assemelhar-se a alguns movimentos rítmicos observados nas crises.

Medicamentos eventualmente utilizados para alterações comportamentais no TEA, como os neurolépticos, também podem gerar movimentos involuntários – as denominadas discinesias – que não raramente são confundidos com epilepsia.

Tiques motores podem ocorrer em até 22% das crianças com TEA, e estes também podem ser confundidos com manifestações epilépticas (UEDA et al., 2021).

Alguns sinais de alarme para investigação de epilepsia são:

- Episódios de parada comportamental, com ou sem automatismos (como piscar os olhos repetidamente, desvio do olhar para um dos lados ou para cima, apresentar movimentos mastigatórios ou movimentos com as mãos).
- Abalos, espasmos (como se fossem "choques"), movimentos amplos dos membros.
- Movimentos involuntários ritmados envolvendo um mesmo lado do corpo.

Mas... o que devo fazer, caso presencie uma convulsão?

[...] Machado dirigiu-me palavras em que não percebi nexo. Encarei-o surpreso e achei-lhe demudada a fisionomia. Sabendo que de tempos em tempos o salteavam incômodos nervosos, despedi-me do outro cavalheiro, dei o braço ao amigo enfermo [...] e só o deixei no bonde das Laranjeiras, quando o vi de todo restabelecido, a proibir-me, que o acompanhasse até casa.

Carlos de Laet, em 1907, ao presenciar uma crise epiléptica de seu amigo, Machado de Assis.

Este trecho descreve com sabedoria, algumas das medidas que devemos tomar caso presenciemos um destes episódios, sendo elas:

- Manter-se calmo.
- Evitar que a pessoa caia bruscamente; deitando-a de lado, afrouxando suas roupas para respirar melhor e colocando um apoio macio sob a cabeça.
- Não tentar conter os movimentos nem colocar a mão dentro da boca da vítima. As contrações musculares durante a crise convulsiva são muito fortes e, inconscientemente, a pessoa poderá mordê-lo.
- Permaneça ao lado da vítima até que ela recupere a consciência.

Ao término da convulsão a pessoa poderá se sentir cansada e confusa, explique o que ocorreu e ofereça auxílio para chamar um familiar. Crises com duração acima de cinco minutos requerem auxílio médico.

O tratamento da epilepsia e o sonho da maternidade

O objetivo do tratamento medicamentoso da epilepsia é controlar as crises sem causar efeitos adversos indesejáveis. No entanto, alguns medicamentos causam efeitos incômodos como: aumento de peso, queda de cabelo, aumento de pilificação e alterações hormonais.

Por outro lado, as alterações hormonais presentes tanto no ciclo menstrual quanto na gestação podem alterar a predisposição de crises (tendo a progesterona um papel "protetor" em relação às crises, e o estrógeno, um fator desencadeante). Até um terço das mulheres com epilepsia apresentam um padrão de crises denominado "catamenial", que é o aumento acentuado de crises durante certos períodos do ciclo (MOSCOL et al., 2022).

Diante de todas essas questões, surge a dúvida: "Eu posso engravidar, usando medicamento para epilepsia? Quais os riscos para o meu bebê?"

Há importantes aspectos que devemos considerar durante o tratamento de mulheres com diagnóstico de epilepsia em idade fértil:

- O tratamento para epilepsia aumenta expressivamente o risco de infertilidade, sendo este risco maior quanto maior o número de medicamentos em uso (BŁASZCZYK et al., 2022).
- A eficácia das medicações para convulsão pode ser alterada na gestação – por questões hormonais, alterações na metabolização, na ligação às proteínas e pelo próprio aumento de peso observado na gravidez (BŁASZCZYK et al., 2022). Com isso, há maior risco de escapes de crises, caso a medicação não seja ajustada adequadamente.
- Há grande interação dos medicamentos utilizados para epilepsia com os anticoncepcionais, podendo resultar em uma gestação não planejada. É importante, portanto, adequar anticonvulsivante e o método contraceptivo, para evitar que a interação entre medicamentos comprometa a eficácia de ambos.

Estudos mostram que até 40% das gestações em mulheres com epilepsia não foram planejadas (BŁASZCZYK et al., 2022). Sabe-se que a formação dos órgãos ocorre até o terceiro mês da gravidez, e muitas vezes a mulher não sabe que está grávida nesse período.

As gestações na população com epilepsia, portanto, devem ser cuidadosamente programadas. Alguns fármacos (em especial o valproato) podem afetar o desenvolvimento do bebê, principalmente quando há associação de vários medicamentos. Desta forma, o médico poderá adequar o medicamento e otimizar o controle das crises, de maneira que o risco seja o menor possível.

Não é infrequente em nossa prática clínica ouvirmos que "assim que descobri estar grávida, suspendi imediatamente todas as minhas medicações até conseguir passar nesta consulta". Por mais que orientemos nossos pacientes, esta situação ainda ocorre, devido ao desespero de uma gestação não planejada em vigência do uso de medicamentos potencialmente prejudiciais ao feto. Reforçamos que a medicação jamais deve ser descontinuada sem orientação especializada. O descontrole de crises por retirada abrupta de medicações pode trazer complicações muito maiores para o feto.

> *A minha angústia era esperar cada um dos ultrassons morfológicos, precisava ter certeza de que o meu bebê não estava sendo impactado pelo uso das medicações. O medo de ter convulsões durante minha gestação convivia com o outro medo: o de utilizar as medicações para preveni-las* (Relato de paciente sobre o receio do uso de medicamentos durante a gestação).

Embora o risco de ocorrência de malformações graves seja duas ou três vezes maior do que em gestantes sem epilepsia, mais de 90% das gestações de mulheres com epilepsia não apresentam intercorrências, resultando na concepção de bebês saudáveis. Entretanto, a maternidade em mulheres com TEA e epilepsia deve ser encarada com a responsabilidade que essa decisão carrega, porém com a mesma leveza e realização de todas as gestantes neurotípicas.

O nosso cérebro é o melhor brinquedo já criado: nele se encontram todos os segredos, inclusive o da felicidade.
Charles Chaplin

Referências

BŁASZCZYK, B. et al. Epilepsy in pregnancy – management principles and focus on valproate. *International journal of molecular sciences*, v. 23, n. 3, p. 1369, 2022.

ENGEL JR, J. A proposed diagnostic scheme for people with epileptic seizures and with epilepsy: report of the ILAE Task Force on Classification and Terminology. *Epilepsia*, v. 42, n. 6, p. 796-803, 2001.

GABIS, L.; POMEROY, J.; ANDRIOLA, M. R. Autism and epilepsy: cause, consequence, comorbidity, or coincidence? *Epilepsy & Behavior*, v. 7, n. 4, p. 652-656, 2005.

GUTIÉRREZ-SACRISTÁN, A. et al. Multi-PheWAS intersection approach to identify sex differences across comorbidities in 59 140 pediatric patients with autism spectrum disorder. *Journal of the American Medical Informatics Association*, v. 29, n. 2, p. 230-238, 2022.

LEE, B. H.; SMITH, T.; PACIORKOWSKI, A. R. Autism spectrum disorder and epilepsy: disorders with a shared biology. *Epilepsy & Behavior*, v. 47, p. 191-201, 2015.

MOSCOL, G. et al. Epilepsia con patrón catamenial. *Revista de Neurología*, v. 74, n. 9, p. 303-311, 2022.

PEREIRA, A.; PEGORARO, L. F. L.; CENDES, F. Autismo e epilepsia: modelos e mecanismos. *Journal of Epilepsy and Clinical Neurophysiology*, v. 18, p. 92-96, 2012.

SPENCE, S. J.; SCHNEIDER, M. T. The role of epilepsy and epileptiform EEGs in autism spectrum disorders. *Pediatric research*, v. 65, n. 6, p. 599-606, 2009.

TUCHMAN, R. Autism and epilepsy: what has regression got to do with it? *Epilepsy Currents*, v. 6, n. 4, p. 107-111, 2006.

UEDA, K.; BLACK, K. J. A comprehensive review of tic disorders in children. *Journal of clinical medicine*, v. 10, n. 11, p. 2479, 2021.

WERLING, D. M.; GESCHWIND, D. H. Sex differences in autism spectrum disorders. *Current opinion in neurology*, v. 26, n. 2, p. 146, 2013.

27

AUTISMO EM MULHERES
DESVENDANDO A COMORBIDADE COM BIPOLARIDADE

Este capítulo explora a complexa relação entre o autismo e a bipolaridade em mulheres, destacando a dificuldade de diagnóstico devido às diferenças de manifestação entre os gêneros. Discute-se a importância de entender os fatores neurobiológicos e genéticos que contribuem para a comorbidade TEA-TB, ressaltando a necessidade de abordagens individualizadas no diagnóstico e tratamento. O texto enfatiza a urgência de avanços na pesquisa e na conscientização sobre estas condições para melhorar a qualidade de vida das mulheres afetadas. Este capítulo é fundamental para profissionais e pesquisadores que buscam compreender as nuances do autismo feminino e sua interseção com a bipolaridade.

FERNANDA SOLER

Fernanda Soler

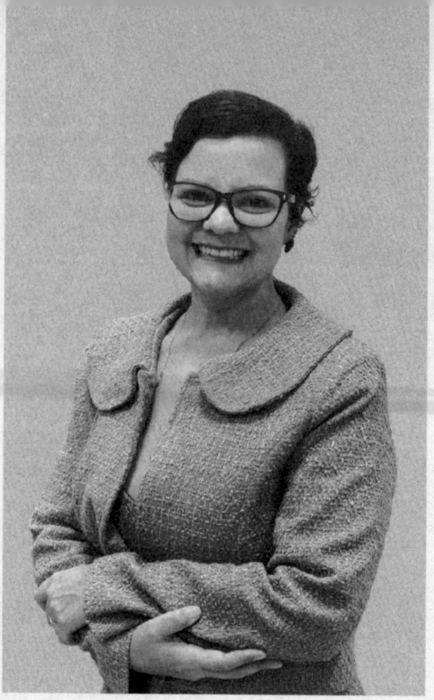

Médica pediatra pós-graduada em Psiquiatria Infantil e pós-graduanda em Neurologia Pediátrica. Mestre em Medicina. Professora universitária e Diretora na Clínica Soped. Atualmente, atua na Clínica Soped, realizando atendimentos presenciais e por telemedicina, no Caps Infantojuvenil, na cidade de Guarulhos, e leciona na graduação de Medicina na Universidade Santo Amaro.

Contatos
clinicasoped@gmail.com
Instagram: @drafernandasoler
11 99545 4431

Uma das áreas mais fascinantes e desafiadoras da pesquisa em TEA é o estudo da interseção entre o transtorno do espectro autista (TEA) e o transtorno bipolar (TB), com um foco especial nas manifestações em mulheres. Este capítulo explora, então, a complexidade do TEA feminino e sua relação com a bipolaridade, destacando os avanços na literatura científica, as implicações para o diagnóstico e o tratamento e os desafios ao profissional que encontra essas pacientes em seu caminho.

Autismo em mulheres: uma busca por compreensão

Historicamente, o TEA era visto como uma condição mais prevalente em meninos, uma percepção influenciada por estereótipos de gênero e pela habilidade das meninas em ocultar seus sintomas. Mulheres com TEA muitas vezes exibem sintomas distintos dos homens, como interesses focados em pessoas e animais, ao invés de objetos inanimados. Enquanto meninos com TEA podem expressar suas emoções de maneira mais visível, com agressividade ou irritabilidade, mulheres tendem a internalizar suas emoções, manifestando comportamentos mais reservados ou tristes, o que pode ser interpretado como típico e socialmente aceitável para meninas, dificultando o diagnóstico. Dessa forma, tanto por essas questões culturais quanto pelas diferenças de exteriorização das emoções, temos ainda o diagnóstico das meninas subestimado (APA, 2022).

Compreendendo a bipolaridade

Ainda que os indivíduos com transtorno bipolar (TB) tipo I não necessariamente apresentem sintomas psicóticos ou episódio depressivo maior, na prática clínica é comum encontrar pacientes que preencham critério para episódio de mania e que tenham tido ou que apresentem, ao longo do acompanhamento, episódios depressivos. Já o transtorno bipolar tipo II requer um ou mais episódios depressivos maiores e pelo menos um episódio hipomaníaco ao longo da vida para fechar o diagnóstico.

A média de idade de início do primeiro episódio maníaco, hipomaníaco ou depressivo maior é cerca de 18 anos para o transtorno bipolar do tipo I. No caso do transtorno bipolar do tipo II, comumente o primeiro episódio ocorre em torno de 25 anos, um pouco mais tarde que o esperado para o tipo I, habitualmente iniciado pelo episódio depressivo (APA, 2022).

Comorbidade entre TEA e TB

A comorbidade do TEA e do TB pode ser atribuída a mecanismos neurobiológicos compartilhados. Pesquisas indicam que ambos os transtornos estão associados a alterações na neurotransmissão do glutamato, contribuindo para déficits cognitivos, sintomas psicóticos e alterações nos padrões de sono. (BUDNI; VALVASSORI; QUEVEDO, 2013). Há evidências de sobreposição genética entre TEA e TB, com vias comuns e genes candidatos implicados em ambas as condições (RAGUNATH et al., 2011). Anormalidades do neurodesenvolvimento, como disfunções em miRNAs neuronais e deleções ou duplicações cromossômicas, foram identificadas em indivíduos com TEA e deficiência intelectual, o que pode contribuir para a manifestação de ambos os transtornos (ZHANG, 2023).

A prevalência do transtorno bipolar, maior em indivíduos com TEA em comparação com a população em geral, sugere uma associação potencial entre as duas condições (GEORGE et al., 2015). No entanto, mais pesquisas são necessárias para compreender completamente os mecanismos neurobiológicos subjacentes que ligam o TEA e o transtorno bipolar. O TEA e o TB são condições complexas e crônicas que afetam o funcionamento cognitivo, emocional e comportamental dos indivíduos. As evidências mais recentes sobre a frequência do transtorno bipolar na população com TEA relataram uma prevalência estimada em 7% (ORUE; MAZEFSKY; ROOKS, 2016). O TEA, normalmente identificado na infância, é marcado por dificuldades sociais, de comunicação e comportamentos limitados. Em adultos, o diagnóstico costuma ser tardio devido à variação nos sintomas e interpretações erradas. A complexidade dos sintomas no TEA desafia o diagnóstico, inclusive por psiquiatras experientes, especialmente na identificação de transtornos afetivos devido a problemas em pensamento abstrato e expressão emocional. Já o TB, com suas intensas variações de humor, é frequentemente diagnosticado na adolescência, e adolescentes com TEA e TB apresentam sintomas como pensamentos rápidos, distração, depressão, isolamento social e menor resposta emocional. O transtorno bipolar parece ser a principal comorbidade para transtorno de humor em adolescentes e adultos jovens com TEA de alto funcionamento (DUNALSKA et al., 2021).

TEA e TB, embora clinicamente distintos, compartilham características como dificuldades na regulação emocional e problemas de sono, contribuindo para a comorbidade. Essa sobreposição pode piorar os sintomas e impactar a qualidade de vida. No TEA, as variações de humor estão frequentemente ligadas a mudanças na rotina, enquanto no TB, episódios de mania ou hipomania têm características específicas. A comorbidade TEA-TB pode apresentar mania atípica e diagnóstico desafiador de depressão no TEA. Diferenciar mudanças de humor no TEA de reações a eventos externos é complicado, e os sintomas de TB podem intensificar problemas sociais e cognitivos em adolescentes com TEA. Evidências indicam que a regulação emocional no TEA pode predispor ao desenvolvimento de transtornos de humor como o TB. Fatores genéticos, neurobiológicos e ambientais são sugeridos como influentes na comorbidade TEA-TB, com estudos apontando sobreposições genéticas e alterações neurobiológicas que contribuem para essa relação. Fatores ambientais como estresse crônico também são considerados relevantes (SKOKAUSKAS; FRODL, 2015).

Estudo de caso

A passagem de uma paciente pelo consultório tornou especialmente importante, para mim, escrever este capítulo. Você poderá visualizar nesse relato prático alguns desafios comuns no diagnóstico do TEA relativo ao TB, em mulheres.

Julia, 38 anos – nome fictício –, chegou ao consultório depois de passar por inúmeros profissionais, com queixas de depressão persistente, "daquelas que vão e vêm e que nenhum antidepressivo dá jeito". Relatava sentimento de vazio e não pertencimento, e que tinha horas que simplesmente não queria ver ninguém, nem mesmo os filhos que ama tanto. Julia trabalhava no seu escritório durante o dia e à noite, dando aulas de Direito na universidade local. Chegava em casa muitas vezes sem sono e ficava trabalhando ou preparando aulas e, quando percebia, já havia amanhecido.

Demonstrou perfil comunicativo durante as consultas. Falou que era advogada e professora universitária, que adorava a sua área, e, no consultório, já realizou algumas observações jurídicas sobre a clínica. Em resumo: mulher com perfil comunicativo, vida profissional de sucesso, casada e com filhos. E uma mulher com autismo.

Julia se descreveu na infância como uma menina tímida, que fazia as coisas "do seu jeito" e emburrava muito quando contrariada. Quando falou de seus gostos, disse que podia passar várias horas estudando sem sequer perceber o tempo passar, e que seus pais, advogados, sempre se orgulhavam e a elogiavam para os amigos.

Sua comunicação e desenvoltura em público não foram conquistados com a mesma facilidade. Com dificuldade, Julia aprendeu com o tempo a olhar nos olhos dos professores, de seus colegas e do juiz, sempre que isso fosse necessário. Porém, ela precisava apresentar seus argumentos para o júri, o que requeria falar em público. Essa necessidade a levou a desenvolver uma estratégia que usa até hoje: Julia aprendeu que se olhasse para um ponto fixo na parede conseguiria falar com qualquer público sobre Direito, sem grandes dificuldades. Questionada, Julia disse que não conseguia manter conversas relacionadas com temas fora do Direito, pois elas eram muito desgastantes. Também disse possuir completo desinteresse em fazer novas amizades ou mesmo de manter as existentes.

Julia possuía prejuízos socioemocionais e comportamentos repetitivos e restritos, manifestos de maneira precoce, mas que não foram percebidos pelo seu entorno devido à sua capacidade cognitiva, que a permitiu criar estratégias adaptativas. Com seu hiperfoco nos estudos, e o sucesso acadêmico e alcance de marcos sociais, Julia se queixava de depressão porque não reconhecia sua sobrecarga emocional e sensorial. Poder identificar que eram as exigências sociais do seu entorno, quando começaram a ultrapassar seus limites, o que a levava a apresentar *shutdowns* seguidos por *info-dumping* foi diferencial para o diagnóstico. Diferentemente do TB, que em mania se torna hiperverbal, com fala acelerada sobre todo e qualquer pensamento ou assunto, Julia só demonstrava essa fala ininterrupta e acelerada sobre seu assunto de preferência. Ela estudava e preparava suas aulas quando chegava do trabalho. Seu hiperfoco a fazia perder a noção do tempo e desencadeava dificuldades para dormir. Julia podia ter traços que se assemelhavam a um transtorno de humor, mas que, após anamnese aprofundada e diagnóstico diferencial, revelaram-se manifestações do TEA.

Diagnóstico e tratamento

O diagnóstico de autismo em mulheres e sua relação com a bipolaridade requer uma abordagem ampla, levando em consideração as características individuais, a história de vida e a dinâmica familiar. Profissionais devem estar atentos à possibilidade de sintomas sobrepostos e à influência que essas condições podem exercer uma sobre a outra. O tratamento é igualmente complexo, frequentemente envolvendo terapias comportamentais, psicoterapia e, em alguns casos, medicamentos para estabilização de humor como lítio, antipsicóticos atípicos, antiepilépticos como valproato de sódio e carbamazepina. O apoio da família e a compreensão da rede de suporte social desempenham um papel crucial na qualidade de vida das mulheres que enfrentam essa dualidade (FADL; NAFADI; JASTANIAH, 2022).

Lítio

Muitos autores apoiam a eficácia dos compostos de lítio em pacientes com TEA, instabilidade de humor e distúrbios comportamentais ciclicamente repetitivos. O lítio parece ser eficaz em pacientes com TEA e prevalência familiar de TB, hiperatividade não responsiva a psicoestimulantes ou distúrbios comportamentais cíclicos (DUNALSKA et al., 2021).

Antiepilépticos

A eficácia do valproato de sódio foi descrita em pacientes com TEA, retardo mental e TB, incluindo ciclagem rápida. O valproato foi eficaz em relação à instabilidade do humor, agressividade e impulsividade. Nas mulheres em idade fértil, a atenção deve ser no risco de causar síndrome dos ovários policísticos (GREEN et al., 2019).

A síndrome dos ovários policísticos está associada à anovulação, resultando em ciclos menstruais irregulares ou ausentes, infertilidade, excesso de pelos faciais ou corporais, obesidade, cistos ovarianos, doenças cardíacas e diabetes com resistência à insulina (GREEN et al., 2019).

Além disso, a carbamazepina foi eficaz na estabilização do humor em uma análise de caso, bem como o uso de oxcarbazepina e neurolépticos atípicos em baixas doses mostrou boa efetividade no tratamento do TEA Nível 1, antigo Asperger, comórbido a TB. Porém, a carbamazepina pode diminuir a eficácia das pílulas anticoncepcionais e ocasionar, para o indivíduo, mais probabilidade de engravidar inesperadamente, sendo necessária uma atenção especial às mulheres (GREEN et al., 2019).

Antipsicóticos atípicos

Os antipsicóticos de segunda geração – a risperidona e o aripiprazol – representam os únicos com aprovação da FDA para uso no tratamento de distúrbios comportamentais que ocorrem no TEA, porém, a eficácia desses medicamentos é descrita principalmente em relação aos distúrbios comportamentais, sem especificar o problema da coexistência de TB (DUNALSKA et al., 2021). O aripiprazol é o único antipsicótico a não causar hiperprolactinemia. A maioria dos antipsicóticos bloqueia o receptor de dopamina 2, o que resulta em um aumento significativo da prolactina.

O aripiprazol é um agonista parcial do receptor de dopamina 2, o que, na verdade, resulta na diminuição dos níveis de prolactina. O aumento dos níveis de prolactina pode causar inchaço dos seios (ginecomastia) e lactação (galactorreia) (GREEN et al., 2019).

Conclusão

O autismo feminino e sua relação com a bipolaridade são tópicos desafiadores, mas o conhecimento de suas nuances e diferenças é extremamente importante. À medida que expandimos nosso entendimento sobre o espectro autista e suas complexidades, novas possibilidades podem surgir. A pesquisa científica e a conscientização estão lançando luz sobre essas questões, permitindo que indivíduos afetados recebam diagnósticos mais precisos e tratamentos mais eficazes, pois o tratamento equivocado pode ser iatrogênico. O caminho a seguir envolve uma psicoeducação das interseções entre essas condições e a promoção da aceitação e apoio para todas as pessoas, independentemente de seu gênero, que vivenciam o autismo e a bipolaridade em conjunto.

Referências

AMERICAN PSYCHIATRIC ASSOCIATION – APA. DSM V – TR – *Diagnostic and Statistical Manual of Mental Disorders: Fifth Edition, Text Revision*. 5. ed. Washington, DC: American Psychiatric Association, 2022.

BORUE, X.; MAZEFSKY, C.; ROOKS, B. Curso longitudinal de transtorno bipolar em jovens com transtorno do espectro do autismo de alto funcionamento. *Journal of the American Academy of Child & Adolescent Psychiatry,* [s.l.], v. 55, p. 1064-1072.e6, 2016. DOI: https://doi.org/10.1016/j.jaac.2016.08.011.

BUDNI, Josiane; VALVASSORI, Samira S.; QUEVEDO, João. Biological Mechanisms Underlying Neuroprogression in Bipolar Disorder. *Revista Brasileira de Psiquiatria,* [S.l.], v. 35, n. 1, p. 1-2, fev. 2013. DOI: 10.1016/j.rbp.2013.01.002.

DUNALSKA, A.; RZESZUTEK, M.; DĘBOWSKA, Z.; BRYŃSKA, A. Comorbidity of bipolar disorder and autism spectrum disorder – review paper. *Psychiatr Pol,* [s.l.], v. 55, n. 6, p. 1421-1431, 31 dez. 2021. DOI: 10.12740/PP/OnlineFirst/122350.

FADL, A. A. S.; NAFADI, K. K.; JASTANIAH, S. Z. Updates in Management of Autism Spectrum Disorder: A Review. *Journal of Pharmaceutical Research International,* [S.l.], v. 34, n. 58, p. 15-23, dez. 2022. DOI: 10.9734/jpri/2022/v34i587260.

GEORGE, M.; BĂDESCU, M.; FILFAN, R. E.; SANDU, R.; SURUGIU, O.; CIOBANU, A.; POPA-WAGNER, A. Molecular mechanisms underlying neurodevelopmental disorders, ADHD, and autism. *Romanian Journal of Morphology and Embryology,* [S.l.], 2015.

GREEN, R. M.; TRAVERS, A. M.; HOWE, Y.; MCDOUGLE, C. J. Mulheres e Transtorno do Espectro do Autismo: Diagnóstico e Implicações para o Tratamento de Adolescentes e Adultos. *Current Psychiatry Reports,* [s.l.], v. 21, n. 4, [s.p.], 2019. DOI: 10.1007/s11920-019-1006-3.

MUTLUER, T.; ASLAN GENÇ, H.; ÖZCAN MOREY, A. Comorbidade psiquiátrica de base populacional em crianças e adolescentes com transtorno do espectro do autismo: uma meta-análise. *Frontiers in Psychiatry,* [s.l.], v. 13, [s.p.], 2022. Disponível em: <https://doi.org/10.3389/fpsyt.2022.856208>. Acesso em: 7 out. de 2023.

RAGUNATH, P.K.; CHITRA, R.; MOHAMMAD, Shiek; ABHINAND, P.A. A systems biological study on the comorbidity of autism spectrum disorders and bipolar disorder. *Bioinformation,* v. 7, n. 3, p. 102-106, 28 set. 2011.

SKOKAUSKAS, N.; FRODL, T. Overlap Between Autism Spectrum Disorder and Bipolar Disorder. *Psycopathology,* [s.l.], 2015, DOI: 10.1159000435787.

ZHANG, H. *Underlying mechanisms of schizophrenia and bipolar disorder.* In: Second International Conference on Biological Engineering and Medical Science (ICBioMed 2022), 2023, [S.l.]. Proceedings of SPIE, v. 12611, 126111H, 24 mar. 2023. DOI: 10.1117/12.2668965.

28

O IMPACTO DA INFLEXIBILIDADE NO COMPORTAMENTO E QUALIDADE DE VIDA DA MENINA AUTISTA

Descubra como o cérebro feminino autista apresenta características de inflexibilidade e como isso impacta seu comportamento e sua qualidade de vida.

JAQUELINE DOS SANTOS

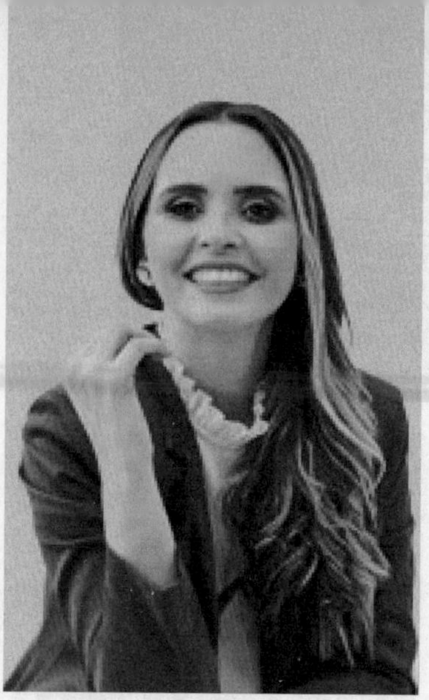

Jaqueline dos Santos

Médica, pediatra, pós-graduanda em Transtorno do Espectro do Autismo pela CBI of Miami, Capacitação em Autismo pelo DR. Thiago Castro, Capacitação em Transtornos do Neurodesenvolvimento pelo Dr. Marcelo Masruha e DR Thiago Castro, aluna da Mentoria em Neurologia Pediátrica DR. Marcelo Masruha. O estudo dos sintomas do autismo e o diagnóstico precoce são as minhas maiores motivações profissionais. Filha da Maria do Carmo e do Pedro Eustáquio, irmã do Dr. Eduardo, mãe da Emanuela e do Daniel, e esposa do Paulo César, a quem dedico este singelo capítulo.

Contatos
jaquelinedossantos56@gmail.com
Instagram:@dra.jaquelinepediatra

"Nada existe até que tenha nome."
Lorna Wing.

A inflexibilidade é um traço comum entre muitas pessoas autistas e desempenha um papel significativo no comportamento e na qualidade de vida das meninas autistas. Para compreender plenamente esse impacto, é fundamental explorar como a inflexibilidade se manifesta e como ela pode afetar diversos aspectos do dia a dia das meninas com autismo.

A inflexibilidade, no contexto do autismo, refere-se à dificuldade em se adaptar às mudanças, à necessidade de manter rotinas e rituais específicos e à resistência a novas experiências ou situações. Isso pode ser observado em várias áreas da vida de uma menina autista, desde a alimentação até a interação social e aprendizagem.

Heliane, minha cunhada, atualmente com 49 anos, lembra que na fase de criança era uma menina muito reservada, que tinha medo de pessoas e de situações novas. Sofreu muito quando iniciou a fase escolar por medo das outras crianças, sempre tinha muita vergonha e muita dificuldade de falar com pessoas desconhecidas, fazer novas amizades era algo difícil demais. Nunca brincava durante o recreio por não conseguir realizar atividades que envolviam grupos de pessoas. Sempre muito apegada às suas coisas e detalhes. Um brinquedo que tirasse o adesivo, por exemplo, já causava um sofrimento e era uma espécie de luto pelo brinquedo que estava faltando o adesivo.

Na adolescência, não tinha vontade de namorar, demorava a perceber que um rapaz estava interessado, e, quando alguém contava sobre o interesse de algum rapaz, geralmente fugia e sentia medo. O primeiro namorado foi aos 18 anos, um homem dez anos mais velho com quem acabou se relacionando devido à insistência da família, que comentava que ela não era "normal".

Sempre foi uma menina muito obediente e "certinha", vivendo da maneira mais correta possível e previsível, pois, assim, sentia paz. Devido a toda sua inflexibilidade, teve três depressões, a primeira aos 12 anos de idade.

Na fase da faculdade, conheceu o pai dos seus filhos, viveu um relacionamento abusivo por 16 anos e não conseguia sair por medo do "novo", medo de viver coisas novas – essa sempre foi uma grande dificuldade em sua vida. Sempre foi supersincera, e isso era motivo de "piadas", as pessoas sempre diziam "Quer saber, pergunte para a Heliane, o que ela falar é verdade", e ela sempre ficava sem entender se era um elogio ou crítica ao seu modo de ser. Foi uma mãe que não soube brincar com os filhos, por exemplo inventar histórias, brincadeiras e sempre foi muito cobrada pelos filhos e pelo marido, vivendo muitas situações de desconforto, ouvindo sempre do seu ex-marido que era egoísta, culpando-a por ter esses comportamentos rígidos.

Heliane só foi diagnosticada aos 49 anos, após o diagnóstico do seu filho mais velho, relatando o quanto gostaria de ter tido o diagnóstico antes, o que a teria poupado de viver tantas situações que a fizeram adoecer. Já foi muito cobrada por muitas coisas pois as pessoas não entendiam o seu jeito de ser, e ela mesma não se entendia, e sempre se questionava "Por que as pessoas gostam de me olhar nos olhos e eu detesto? Por que as pessoas gostam tanto de abraço e eu me sinto tão desconfortável? Por que tudo tem que ser do meu jeito e, ao mudar, me sinto tão desconfortável? Por que gosto de tudo no seu lugar e sempre tão organizado?" Tudo isso sempre gerou conflitos na sua vida pessoal e profissional. Atualmente, após o diagnóstico de que é autista nível um de suporte, faz acompanhamento psicológico para seu autoconhecimento e para aliviar os pesos que carregou.

Segundo o DSM-5-TR (2023), um dos sintomas possivelmente observados em pessoas autistas é a inflexibilidade mental:

De acordo com o DSM-5-TR (2023), para que o diagnóstico de autismo seja aventado, além de todos os três aspectos referentes às dificuldades de comunicação e interação social, é necessária a presença de pelo menos dois dos quatro comportamentos restritivos e repetitivos listados no Manual Diagnóstico. Um desses comportamentos é a inflexibilidade mental, descrita da seguinte forma:

> Insistência nas mesmas coisas, adesão inflexível a rotinas ou padrões ritualizados de comportamento verbal ou não verbal (p. ex., sofrimento extremo em relação a pequenas mudanças, dificuldades com transições, padrões rígidos de pensamento, rituais de saudação, necessidade de fazer o mesmo caminho ou ingerir os mesmos alimentos diariamente).

Essas queixas não são imprescindíveis para que o diagnóstico de autismo seja fechado, mas, pela minha prática e a de tantos outros profissionais, sinto que é um dos maiores desafios tanto para os pais quanto para as crianças quando há sinais de rigor. Não por acaso, pesquisadores do mundo inteiro vêm se dedicando a estudar as diversas possibilidades de manifestação e tratamento desse sintoma.

Inclusive, quando se trata da de diferenças entre sexos, um estudo que investiga sintomas psicopatológicos em adolescentes autistas e neurotípicos observa que as estereotipias, bem como as dificuldades sensoriais e resistência a mudanças tendem a ser mais elevadas nos meninos autistas (HORWITZ, 2023). Entretanto, ao longo da adolescência essa discrepância desapareceu devido ao aumento desses sintomas nas mulheres autistas.

Isso nos leva a pensar sobre os motivos para que as meninas autistas sejam menos resistentes às mudanças de rotina na infância e, por outro lado, cheguem à fase adulta mais rigorosas e inflexíveis.

Estudos sugerem que o cérebro feminino conta com uma densidade maior de neurônios no lobo temporal, área relacionada a questões perceptivas, cognitivas e emocionais (SKUSE, 2009).

Há um debate sobre se o transtorno do espectro do autismo é expresso de maneira diferente nas mulheres e nos homens, quando pensamos em flexibilidade que é a capacidade de acompanhar as mudanças ou seja as coisas que podem mudar todo o nosso planejamento.

Autistas em boa parte dos casos precisam de previsibilidade, de uma vida com regras com estruturas. E mudanças podem ser extremamente desafiadoras.

Diante de mudanças, autistas podem resistir com seus pensamentos rígidos, com suas opiniões e ideias inflexíveis. Dependendo do grau de impacto da mudança, a menina autista pode levar muito tempo para conseguir se adaptar.

O pensamento rígido do autista interfere na sua vida, provocando colapsos quando as coisas não saem como o esperado.

Esse tipo de pensamento pode levar a pessoa a aplicar regras rígidas a situações que exigem variabilidade e flexibilidade.

O pensamento rígido leva a comportamentos desafiadores: resistência a mudanças, resistência em seguir liderança de outras pessoas, tentativa de controlar todas as situações, visto como um comportamento opositivo.

Quando pensamos nas diferenças entre meninos e meninas, observamos que as meninas são mais flexíveis.

O que é a flexibilidade cognitiva?

É a capacidade do cérebro de deixar de pensar em uma coisa para pensar em outra coisa rapidamente. Sempre que resolvemos problemas ou tentamos analisar e entender opiniões e perspectivas de outras pessoas estamos usando a flexibilidade cognitiva. Essa flexibilidade é uma das funções executivas com as quais as crianças com autismo lutam.

As meninas autistas são mais flexíveis por serem mais observadoras, conseguindo ajustar seus planos quando algo não sai como esperado. As meninas são mais atentas às reações das pessoas à sua volta, mais hábeis em mimetizar expressões faciais e corporais e de troca social. Portanto, muitas delas aparentam ter boas habilidades sociais graças à sua maior facilidade em compreender aspectos da interação social e da capacidade de copiar comportamentos socialmente desejáveis observando outras pessoas.

Todo esse esforço de ser "flexível" de se parecer mais com os neurotípicos à sua volta em busca de aceitação social ao longo do tempo gera prejuízos.

A tensão contínua que demanda muitas vezes estado de alerta constante, e elevado nível de autocontrole pode levar a quadros de ansiedade e depressão.

Na prática observo a dificuldade de rotina, muitas crianças gostam de tudo muito organizado, gostam de enfileirar os brinquedos ou objetos e não gostam que mexam na brincadeira elas, gostam de empilhar itens e não gostam que se desfaçam, gostam de brincar do mesmo jeito e falar dos mesmos temas tendo uma dificuldade para variação de repertório comportamental.

Um dos aspectos mais evidentes da inflexibilidade no comportamento de meninas autistas é a adesão estrita às rotinas. Essas rotinas oferecem uma sensação de previsibilidade e controle que pode ser reconfortante para elas. No entanto, quando essas rotinas são interrompidas ou não podem ser seguidas, isso pode levar a ansiedade e frustração. Por exemplo, uma simples mudança na hora do jantar ou na ordem das atividades diárias pode desencadear uma frustração intensa.

A inflexibilidade também se manifesta nas preferências e na sensibilidade sensorial. Muitas meninas autistas têm dietas restritas devido a texturas e sabores específicos que não podem tolerar. Isso pode limitar significativamente sua variedade alimentar e nutrientes essenciais, afetando sua saúde geral.

No que diz respeito à interação social, a inflexibilidade pode se traduzir em dificuldades na compreensão e resposta aos sinais sutis. Meninas autistas podem ter dificuldade em adaptar seu comportamento às normas sociais, o que pode levar a mal-entendidos e isolamento social. Além disso, elas podem ter interesses intensos e focados em detalhes específicos, tornando difícil a participação em conversas diversas e interações sociais.

A inflexibilidade também desempenha um papel na aprendizagem. Meninas autistas podem se apegar a um método ou abordagem específica de aprendizado e resistir a qualquer tentativa de mudança. Isso pode ser um desafio para educadores e terapeutas que buscam adaptar o ensino para atender às necessidades individuais das meninas autistas.

Por que isso traz prejuízos à vida da criança?

O impacto da inflexibilidade no comportamento e na qualidade de vida das meninas autistas é significativo. Pode levar a altos níveis de estresse e ansiedade, tanto para si como para sua família.

Se a criança que apresenta dificuldade de flexibilidade mental não for tratada, será um adolescente e adulto que terá dificuldade na interação social.

A rigidez sem flexibilizar trará consequências como ansiedade e afastamento social.

A maior dificuldade em externalizar desafios, por vez, implica meninas com transtorno do espectro autista mais suscetíveis a quadros de ansiedade, depressão, autoflagelação e distúrbios alimentares (HULL; PETRIDES; MANDY, 2020).

O impacto da inflexibilidade no comportamento e qualidade de vida pode afetar a capacidade de formar e manter relacionamentos saudáveis, prejuízo na carreira profissional devido a rigidez de pensamento e a resistência a mudanças pode dificultar o desenvolvimento profissional e adaptação a novos desafios e cenários.

No entanto, existem estratégias que podem ser úteis para ajudar essas meninas a desenvolver habilidades de flexibilidade e adaptação.

1. Criar rotinas previsíveis: as meninas autistas tendem a se sentir mais seguras quando sabem o que esperar. Criar uma rotina clara e consistente pode ajudá-las a se antecipar e se preparar para as mudanças diárias. Visualizar essa rotina pode ser especialmente útil, utilizando calendários ou quadros com atividades.
2. Usar técnicas de previsão: antecipar e explicar as mudanças que estão por vir podem ajudar a reduzir a ansiedade e a resistência a novas situações.
3. Gradualmente, introduzir novas situações: mudanças abruptas podem ser mais desafiadoras para pessoas com inflexibilidade no comportamento. Ao introduzir uma nova situação ou alterar a rotina, é recomendado

fazê-lo de maneira gradual, de modo que a menina tenha tempo para se acostumar com a ideia e se ajustar emocionalmente.

4. Utilização de recursos visuais: muitas meninas autistas têm um processamento visual mais eficiente. Utilizar recursos visuais, como imagens, diagramas e listas, pode ajudar a promover a compreensão.
5. Desenvolver habilidades de autorregulação: ajude as meninas autistas a desenvolver habilidades de autocontrole e autorregulação. Isso pode ser feito por meio de estratégias como respiração profunda, pausas regulares ou uso de técnicas de relaxamento, permitindo que elas se acalmem e se adaptem.
6. Estabelecer limites claros: definir limites e expectativas claras ajuda a promover a flexibilidade. Isso pode ser feito por meio do estabelecimento de regras e consequências claras para as ações. É importante manter uma abordagem consistente e previsível.
7. Incentivar a comunicação: estimular a expressão verbal, gestual ou por meio de outros meios de comunicação é fundamental para ajudar as meninas autistas a expressarem suas necessidades, emoções e compreenderem os outros. Isso pode contribuir para uma maior flexibilidade no comportamento.

É importante lembrar que cada menina autista é única e pode responder de maneira diferente a cada estratégia. Portanto, é fundamental observar e adaptar as abordagens para atender às necessidades individuais de cada uma delas. Essas estratégias proporcionam apoio no desenvolvimento da flexibilidade no comportamento dessas meninas, facilitando sua participação em diferentes contextos sociais e educacionais.

Diante de tudo que conversamos neste capítulo, como podemos mudar essa história, como podemos ajudar as meninas que mais tarde serão adolescentes e adultas a não passarem por tanto sofrimento?

Precisamos de estratégias para um diagnóstico precoce por meio de uma avaliação criteriosa para assim iniciar as intervenções ainda na infância. É fundamental que as meninas autistas recebam intervenções para ajudá-las a desenvolver habilidades de flexibilidade e adaptabilidade.

Precisamos investir na capacitação dos profissionais para realizarem precocemente o diagnóstico e, assim, mudaremos histórias. Além disso, a conscientização e a compreensão da sociedade desempenham papel crucial na melhoria da qualidade de vida de todas as pessoas autistas.

Referências

AMERICAN PSYCHIATRIC ASSOCIATION. Diagnostic and statistical manual of mental disorders-DSM-5-TR, 2022. Doi:10.1176/appi.books.9780890425787.

HORWITZ, E. et al. Sex differences in the course of autistic and co-occurring psychopathological Symptoms in adolescents with and without autism spectrum disorder. *Autism*, p.13623613221146477, 2023.

LACROIX, A. Flexibility in autism during unpredictable Shifts of socio-emotional Stimuli: Investigation of group and sex differences. *Autism.* 2022 Oct;26(7):1681-1697. doi: 10.1177/13623613211062776. Epub 2021 Dec 27.

LOCKWOOD, E. et al. Barriers to autism spectrum disorder diagnosis for young women and girls: A systematic review. *Review Journal of Autism and Developmental Disorders*, p. 454-470,2021.

29

ANSIEDADE E DEPRESSÃO

UM OLHAR ABRANGENTE PARA ADOLESCENTES COM TEA

Neste capítulo, você vai conhecer a história da *Menina dos olhos azuis*. Isolada em seu mundo, no auge dos seus 16 anos, ela chegou até meu consultório devido ao desespero da mãe diante de uma frase: "Não tenho mais vontade de viver!". A menina do outro lado da mesa não está sozinha. Ela faz parte de um grupo de meninas dentro do TEA, geralmente com diagnósticos tardios, afetado pela ansiedade e depressão.

LESLYE SARTORI

Leslye Sartori

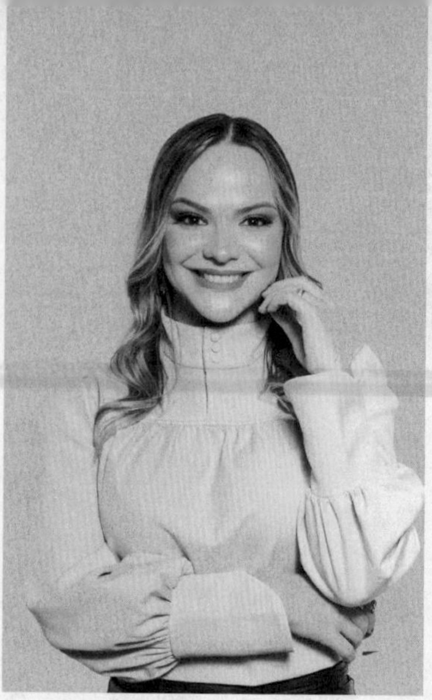

Médica pediatra, especializada em transtorno do espectro autista (TEA), análise do comportamento aplicada e psiquiatria da infância e adolescência. Desde o diagnóstico da filha Isadora, alia o conhecimento científico, a prática clínica e a vivência como mãe de uma criança autista. Também é palestrante e coautora do livro *Simplificando o autismo*.

Contatos
www.draleslyesartori.com.br
contato@draleslyesartori.com.br
Instagram: @draleslyesartori

Lembro-me bem do dia em que atendi aquela menina dos olhos azuis. Ela entrou em meu consultório acompanhada de sua mãe. Eu me aproximei lentamente para cumprimentá-las e logo ela se afastou e sentou-se. Ela quase não olhou em meus olhos. Foi no relance que vi seus olhos azuis. Seu cabelo castanho cobria quase todo seu rosto. Ela apresentava uma postura encurvada para frente e usava a camiseta de uma banda de rock que eu adoro.

Sua mãe tinha um semblante de desespero, os olhos marejados e as mãos frias, que seguravam a minha como um pedido de socorro.

A adolescência é naturalmente um período difícil, turbulento, com variações de humor e crises emocionais. Adolescentes passam por várias situações novas e pressões sociais. Para alguns, este período de transição é muito difícil. Quando somamos isso ao diagnóstico de transtorno do espectro autista (TEA), a situação fica bem mais complexa.

Comecei a conversar na tentativa de me aproximar. Perguntei para aquela menina de olhos lindos, no auge dos seus 16 anos, se ela sabia o que estava fazendo ali. Ela disse sem hesitar: "É porque sou estranha".

Ouço com grande frequência essa frase, principalmente quando se trata de diagnóstico tardio de TEA em adolescentes do sexo feminino. Mais do que uma frase, é um desabafo, um pedido de ajuda: "Não consigo ser como as outras, eu sou estranha".

É impossível ouvir isso e ficar indiferente. O primeiro sentimento que invade é a dor e a vontade real de mostrar para essa pessoa que ninguém é igual a ninguém e está tudo bem ser exatamente como ela é.

Infelizmente, não é assim. Do lado de fora do meu consultório existe uma sociedade que pensa diferente, exclui e julga quem não se encaixa em determinados padrões.

O que podemos fazer?

Eu olhei bem aqueles olhos azuis, sorri e disse: "Eu não te acho estranha". Ela colocou a cabeça de lado, olhou em meus olhos como se estivesse lendo meus pensamentos. Então eu prossegui: "Você gosta dessa banda?". Sincera, ela me respondeu: "Mas que pergunta boba, se não gostasse não estaria com a camiseta. Essa é a banda que mais gosto". Então recebi o primeiro sorriso, ainda tímido. Foi neste momento que iniciamos nossa relação médico-paciente.

Apesar de ser julgada como diferente, a menina dos olhos azuis do outro lado da minha mesa não está sozinha. Segundo o Centro de Controle e Prevenção de Doenças (CDC), dos Estados Unidos, uma em cada 36 crianças de até 8 anos é autista no país. No Brasil, ainda não há dados oficiais sobre a incidência do transtorno, mas se as proporções americanas forem aplicadas à população brasileira, pode haver quase 6 milhões de autistas no país, sendo grande parte deles não diagnosticados. E há uma parcela da população que enfrenta ainda mais barreiras para chegar ao diagnóstico: as mulheres.

Uma explicação plausível para o aumento dos números relacionados ao autismo é a capacitação dos profissionais de saúde e melhores ferramentas para elaborar esse diagnóstico. Porém, ainda se observam muitas dificuldades, principalmente por ser um espectro que apresenta as mais variadas manifestações, formas de apresentação, com níveis de necessidade e suporte diferentes.

Discussões sobre o diagnóstico e intervenção precoce, inclusão escolar, atrasos no desenvolvimento infantil, estão se tornando cada vez mais frequentes em nosso país, porém, ainda falamos muito pouco sobre adolescentes, e menos ainda sobre mulheres. Até nas práticas baseadas em evidências, pouco se pesquisa sobre o tema, dificultando o processo de diagnóstico e tratamento precisos.

Os mesmos dados divulgados pelo CDC, em 2021, confirmam essa informação.

Não há dados concretos sobre diferenças entre os sexos. Já na pesquisa anterior, divulgada em 2020, estimava-se que, para cada menina com TEA, havia 4 meninos diagnosticados.

Dados mais recentes, divulgados em 2023 apontam que o número de meninos e meninas diagnosticados com TEA se equiparam. A diferença é que os meninos têm quase quatro vezes mais chances de serem diagnosticados com TEA do que as meninas.

TEA em meninos e meninas: qual a diferença?

Pesquisas mostram que há várias particularidades no funcionamento cerebral feminino que impactam na apresentação do TEA. O cérebro feminino é, em geral, mais social e detém maior capacidade de empatia e habilidades sociais esperadas nos relacionamentos interpessoais, sugerindo que o cérebro feminino conta com uma densidade maior de neurônios no lobo temporal, área diretamente relacionada a questões perceptivas, cognitivas e emocionais que estão comprometidas no espectro do autismo, sendo uma justificativa para esse cérebro "mais social".

Outras características seriam: amígdala cerebral ser um pouco menor do que no cérebro masculino e o hipocampo ser maior. Isso explicaria o fato de as mulheres apresentarem menos sintomas disruptivos e maior tentativa de socialização.

Essas características contribuem para mascarar os sinais do transtorno, ocasionando um diagnóstico tardio ou, até mesmo, a falta dele, explicando o porquê de alguns sinais do TEA nível 1 de suporte ficarem mais mascarados entre as adolescentes. Isso também acontece devido à pressão recebida de familiares e da sociedade para que as meninas apresentem um comportamento socialmente aceito. Dessa maneira, elas acabam mascarando ainda mais os sinais e sintomas do autismo.

Foi exatamente assim que aconteceu com a menina dos olhos azuis, fã da mesma banda de rock que eu. Na minha conversa com a mãe, ela me explica que, na infância, a filha era aquela criança quietinha, superorganizada, tinha algumas manias, não gostava de sair de casa e era tão tímida e reservada que quase não tinha amigos. Também era excelente aluna na escola, elogiada por todos os professores. Quem poderia imaginar que havia algo "estranho com ela"?

Até que a adolescência chegou e aqueles olhos azuis começaram a parecer cinza. Sem amigos, ela preferia ficar sozinha, ouvindo suas músicas e vendo séries de TV. Não saía de casa, não gostava de festas ou qualquer tipo de lugar com muita "confusão". Não tinha vontade de fazer coisas que empolgavam outros da mesma idade. Às vezes, achavam que ela era mal-educada por ter uma sinceridade excessiva, interpretada muitas vezes como agressiva. Estava, na maioria das vezes, apática, calada, triste.

Cada vez que ouvia: "Você tem que sair de casa, "precisa ter amigos" ou o clássico "precisa ser como os outros", uma angústia a dominava. Sem saber explicar o porquê, começou a parar de comer e não sentia vontade de fazer nada. Até mesmo coisas que antes eram prazerosas, como ouvir e ler sobre nossa banda de rock favorita, já não despertavam mais interesse como antes.

A mãe me disse que a filha não sabia explicar aquela tristeza e não reclamava. Mas, estava claro para todos que algo a incomodava muito. Andava pela casa, roía as unhas, não dormia direito. Até que um dia verbalizou: "Não tenho mais vontade de viver!". E esse foi o motivo que fez a mãe ir em busca de ajuda.

Ansiedade, depressão, coisa da idade e até falta de Deus foram alguns palpites que a família recebeu sobre o estado da filha. Desesperada, a mãe marcou uma consulta com um profissional de saúde mental. Na primeira conversa, veio o diagnóstico: depressão. Saíram de lá com receitas e algumas amostras grátis de um antidepressivo e um remédio para dormir. Segundo o médico, a medicação teria alguns efeitos colaterais, mas logo a menina dos olhos azuis ficaria bem.

Parte de um problema maior

A medicação controlou alguns sintomas, como previu o médico. Mas a angústia, o sentimento de não pertencimento, a desmotivação e o desejo de não mais existir persistiram. Estes eram, sim, sinais de depressão e ansiedade, mas faziam parte de algo maior e sem compreensão até então.

Quando falamos em diagnóstico de autismo, logo se pensa no diagnóstico precoce e nas intervenções baseadas na Análise do Comportamento Aplicada – ABA, que ensina às crianças novos comportamentos e tenta reduzir os inadequados. Mas, e quando esse diagnóstico é tardio? O que fazer? Há como tratar? Há terapias, medicamentos?

Um número crescente de estudos tem mostrado que a prevalência de comorbidades psiquiátricas em adolescentes com TEA é alta. A depressão é uma das condições de saúde mental mais prevalentes em autistas, afetando até 50% dos indivíduos durante a vida.

O transtorno depressivo maior caracteriza-se por humor deprimido, acentuada diminuição do interesse ou prazer na maioria das atividades, perda ou ganho significativo de peso, insônia ou excesso de sono, agitação ou retardo psicomotor, fadiga, sentimentos culpa excessiva ou inapropriada, capacidade diminuída para pensar ou se concentrar, sensação de inutilidade e pensamentos recorrentes de morte.

Em relação à incidência nos gêneros, a depressão é mais comum em mulheres com TEA e isso provavelmente está relacionado ao maior *insight* das dificuldades sociais e a tendência de camuflar seus sintomas para se adequar melhor socialmente.

Características do TEA que estão fortemente associadas à depressão são: dificuldades na comunicação social, padrões restritos de interesses e atividades, dificuldade de entender pistas sociais e adaptação sensorial ao meio, falta de atenção e de controle inibitório. A baixa autoestima, principalmente observadas em mulheres e as tentativas geralmente frustradas de serem aceitas ou se enquadrarem em padrões sociais, fazem que esse diagnóstico seja muito presente nesse grupo.

Outra comorbidade fortemente associada ao autismo, principalmente a partir da adolescência, é a ansiedade. As estimativas da prevalência da ansiedade no TEA variam; os principais estudos sobre o tema sugerem que pode afetar de 11% a 84% dos jovens autistas. Essa variação reflete a complexidade do diagnóstico de transtornos de ansiedade em indivíduos com TEA, uma vez que os sintomas de ansiedade podem se sobrepor às características do autismo.

Na tentativa forçada de adaptação, as adolescentes acabam desenvolvendo esses sintomas, principalmente frente a situações sociais desafiadoras, excesso de estímulos sensoriais, transições inesperadas ou preocupações com o desconhecido, podendo ser exacerbados pela dificuldade em identificar e expressar emoções, uma característica comum em pessoas com TEA, conhecida como alexitimia. Outro ponto de extrema importância na manifestação desse diagnóstico é o mascaramento social.

O autoconhecimento é libertador

Sair desse labirinto é algo que não tem uma resposta fácil, um protocolo, um medicamento ou um único caminho a ser seguido. Algo fundamental é o autoconhecimento. E esta foi exatamente a primeira orientação que dei para a mãe da menina dos olhos azuis, e sigo indicando para todos os meus pacientes dessa faixa etária.

Quando um adolescente consegue se conectar consigo mesmo e se conhecer, ele entende seus limites, vontades, aflições e como lidar com esses sentimentos. Para isso, é necessário saber sobre o diagnóstico, entender os sinais e sintomas e relacionar com as dificuldades. A partir disso, podemos pensar em estratégias de manejo para melhora desse transtorno, mas nunca com a obrigação de ser como "as outras". Não havendo esse pleno entendimento, talvez estejamos investindo em mais mascaramento.

Uma frase que uso muito com adolescente é: "Eu não quero que você mude. Eu gosto de você do jeito que você é. Talvez possamos caminhar para entender e flexibilizar algumas coisas que estão difíceis no momento".

Algumas estratégias são muito importantes e extremamente válidas, como o uso de apoios visuais para ajudar a pessoa com autismo a entender e preparar-se para situações desafiadoras. Seguindo essa linha, temos o estabelecimento de rotina e previsibilidade, para essa adolescente se preparar para o que está por vir, assim como a escolha de ambientes, para minimizar estímulos sensoriais aversivos.

O tratamento da ansiedade e depressão feito apenas com medicamentos nem sempre é eficaz. Muitas vezes são necessários antidepressivos e ansiolíticos, mas o acompanhamento psicoterápico é de extrema relevância e necessidade, principalmente a terapia comportamental. Tanto por meio da análise do comportamento aplicada (ABA), quanto por meio da terapia cognitivo-comportamental.

Essas intervenções são as que apresentam maior respaldo científico e possuem maior eficácia em um menor período. Trabalhar habilidades sociais, habilidades de reciprocidade socioemocional, exposição gradual a estímulos, flexibilidade cognitiva, autoconhecimento, entre outros, é fundamental para um resultado satisfatório.

Somando-se a isso, é de extrema importância que a família esteja envolvida em todo o processo, apoiando e compreendendo que muitas coisas não são propositais, mas que fazem parte do modo de ver o mundo dessa adolescente.

Tão importante quanto o tratamento é que familiares e pessoas próximas entendam que rigidez de comportamento – algo tão comum em autistas – não é algo que se melhora do dia para noite e que, para filhos inflexíveis é necessário pais flexíveis.

O final feliz é um processo

Ao final da consulta, filha e mãe esperavam de mim uma resposta. Um laudo, uma sentença, um veredito. Eu as tranquilizei. "Hoje nos conhecemos melhor. Agora vamos juntas buscar respostas e principalmente buscar como resolver cada desafio."

Minha primeira prescrição foi iniciar um tratamento psicoterápico e buscar informação. No processo de autoconhecimento para um autista adolescente ou adulto, o apoio familiar e o entendimento das suas emoções e limites é fundamental. Aliada a isso, a medicação, se bem indicada, é muito bem-vinda.

A história da menina dos olhos azuis ainda não teve um final feliz, pois estamos num processo. Mas já sinto muita diferença. Ela já entra no consultório sorrindo e compartilha comigo as mudanças. Fez duas novas amigas, está saindo de casa quando sente vontade, mas principalmente: consegue entender que, às vezes, as coisas são diferentes do que ela imaginava, mas, está tudo bem.

Em nossa última consulta, fiquei extremamente emocionada com a resposta de um questionamento:

— E então, você ainda está se achando estranha?, perguntei.

E sua resposta com um sorriso doce foi:

— Sim! Mas todos nós temos algo de estranho, não é mesmo, doutora?

— Sim! Todos nós temos, eu concordei balançando a cabeça com os olhos marejados.

Diante de qualquer dificuldade, não importa o diagnóstico, o conhecimento é libertador e isso envolve a todos: paciente, familiares, terapeutas, professores, sociedade. Para ajudar, é preciso buscar conhecimento.

Diante de qualquer diagnóstico o autoconhecimento também é libertador. É ele que traz luz aos nossos olhos e aponta que: sim! Todos somos diferentes, e está tudo bem.

Referências

AMERICAN PSYCHIATRIC ASSOCIATION (2013). *Diagnostic and Statistical Manual of Mental Disorders,* 5th ed, Washington, DC: American Psychiatric Association.

ANXIETY. *National Autistic Society*, 2021. Disponível em: <https://www.autism.org.uk/advice-and-guidance/topics/mental-health/anxiety>. Acesso em: 04 jun. de 2024.

COSTA, A. P.; LOOR, C.; STEFFGEN, G. (2020). Suicidality in adults with autism spectrum disorder: the role of depressive symptomatology, alexithymia, and antidepressants. *Journal of autism and developmental disorders*, 50(10), 3585-3597. Disponível em: <https://doi.org/10.1007/s10803-020-04433-3 >. Acesso em: 04 jun de 2024

HEDLEY, D.; ULJAREVIĆ, M.; CAI, R. Y.; BURY, S. M.; STOKES, M. A.; EVANS, D. W. (2021). Domains of the autism phenotype, cognitive control, and rumination as transdiagnostic predictors of DSM-5 suicide risk. *PloS one,* 16(1), e0245562. Disponível em: <https://doi.org/10.1371/journal.pone.0245562>. Acesso em: 04 jun. de 2024.

HOFVANDER, B.; DELORME, R.; CHASTE, P.; NYDÉN, A.; WENTZ, E.; STÅHLBERG, O.; LEBOYER, M. (2009). Psychiatric and psychosocial problems in adults with normal-intelligence autism spectrum disorders. *BMC psychiatry,* 9(1), 1-9.

JUNIOR, F. Por que o Brasil pode ter 6 milhões de autistas? *Revista Canal do Autismo.* Disponível em: <https://www.canalautismo.com.br/artigos/por-que-o-brasil-pode-ter-6-milhoes-de-autistas>. Acesso em: 18 dez. de 2023.

MAENNER, M. J.; WARREN, Z.; WILLIAMS, A. R., et al. Prevalence and Characteristics of Autism Spectrum Disorder Among Children Aged 8 Years – Autism and Developmental Disabilities Monitoring Network, 11 Sites, United States, 2020. *MMWR Surveill Summ* 2023;72(No. SS-2):1-14. DOI: http://dx.doi.org/10.15585/mmwr.ss7202a1.

RUDY, L. J. Helping People With Autism Manage Anxiety. *Very Well Health,* 2020. Disponível em: <https://www.verywellhealth.com/anxiety-and-autism-4428086>. Acesso em: 04 jun. de 2024.

RUGGIERI, V. (2020). Autismo, depresión y riesgo de suicidio. *Medicina* (Buenos Aires),80, 12-16.

30

A PUBERDADE COMO FATOR DE RISCO PARA ANEMIAS E OUTRAS DEFICIÊNCIAS NUTRICIONAIS

A puberdade é uma etapa extremamente delicada e importante no desenvolvimento humano. Em meninas autistas, que estão nessa transição à puberdade, é imprescindível olharmos com atenção as questões nutricionais, assim como comportamentais e emocionais, a fim de garantir bem-estar, saúde geral, nutricional, crescimento e desenvolvimento adequados.

FRANCINE MILANI

Francine Milani

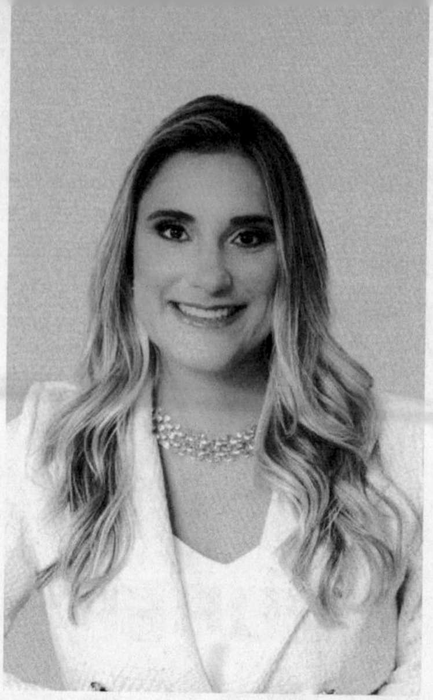

Nutricionista materno infantojuvenil há 19 anos. Mestre em Medicina pela USP. Diversas especializações: Nutrição Clínica/Hospitalar (USP); Fisiologia do Exercício (UFSCar); Nutrição Materno-infantil e Ortomolecular (FAPES); Abordagem Integral no TEA e TDAH (UniAmérica); Adequação Nutricional e Manutenção da Homeostase (Uningá). Certificações nacionais e internacionais em: Medicina Funcional Integrativa; *Coach* Nutricional; Gastronomia; Aromaterapia Clínica; Dificuldades Alimentares e Terapia Alimentar; Neurociência e Neurossuplementação. Mãe, docente, palestrante e nutricionista clínica com atendimento acolhedor, focado em saúde funcional integrativa, com visão ampla sobre saúde geral, nutricional e comportamental, conciliando alimentação, suplementação e técnicas integrativas. *Expertise* em saúde da mulher e materno-fetal, alergias e sensibilidades alimentares, modulação intestinal, nutrição esportiva, doenças autoimunes, saúde mental, neuronutrição e transtornos do neurodesenvolvimento.

Contatos
www.francinemilani.com.br
franmilaninutri@gmail.com
Instagram: @franmilaninutri
11 91100 0112

Introdução

Escolhi estudar nutrição sabendo que queria trabalhar com famílias, mães, crianças e adolescentes; isso sempre foi meu sonho e missão. E assim foi desde o início, ainda como aluna de graduação, e assim é até os dias de hoje. Tenho verdadeira paixão por cuidar, orientar, auxiliar nas mudanças de vidas e famílias por meio da nutrição.

Cada criança e adolescente que atendo são únicos – além da história alimentar, quero conhecer como foi a gestação, a rotina familiar, o ambiente que convivem, o sono, os sentimentos, medos, angústias, alegrias e objetivos. Trabalhar com o público infantojuvenil é uma grande responsabilidade, e sou muito grata pela confiança que cada família e paciente depositam em mim.

Dedico-me a estudar neurociência desde 2017, e conheci, desde então, uma nova paixão dentro da minha área de atuação. A nutrição adequada é essencial para todos, mas quando falamos de bebês, crianças e adolescentes, que estão em intenso crescimento e desenvolvimento, é imprescindível. E mais ainda quando se trata de pessoas que estão dentro do espectro autista, pois já foi elucidado diversas vezes que, juntamente com o transtorno do espectro autista (TEA), existem as possíveis comorbidades associadas nas quais a nutrição pode auxiliar muito.

Neste capítulo vamos focar em pontos que envolvem a puberdade de meninas autistas, tanto no momento pré-púbere, como na menarca e na puberdade propriamente dita.

Fase pré-púbere

A fase pré-púbere é o período que antecede a puberdade. Refere-se ao estágio de desenvolvimento humano que ocorre antes do início das mudanças físicas e biológicas características da puberdade. Durante essa fase, as crianças ainda não experimentaram as transformações hormonais que levam ao desenvolvimento sexual secundário. É importante dizer que a idade exata de entrada na puberdade pode variar consideravelmente entre os indivíduos, sendo influenciada por fatores genéticos, ambientais e nutricionais (FEI, 2021).

Crianças e adolescentes com TEA podem apresentar seletividade alimentar, o que muitas vezes é tido como "esperado" dentro do espectro, e, justamente por isso, não se dá prioridade às intervenções nutricionais, como o acompanhamento com nutricionista clínico especializado e a terapia alimentar (quando indicada). Em virtude disso, é comum vermos autistas que apresentam um comportamento e padrão alimentar incorretos, principalmente quando comparado com as crianças e adolescentes neurotípicos, o que acarreta o aumento dos riscos de obesidade e deficiências nutricionais (FARAG, 2022; MILANI, 2023; ZARATE-ORTIZ, 2022).

Sabendo que durante a puberdade ocorrerá um rápido crescimento e desenvolvimento e que esse fato levará ao incremento dos requerimentos de energia e nutrientes, precisamos, todos nós profissionais da saúde e sociedade, entender a importância do acompanhamento nutricional desde a infância. Assim, atuamos com a educação e equilíbrio nutricional desde cedo, garantindo os aportes adequados de nutrientes e estimulando o metabolismo proteico para o crescimento e remodelamento de tecidos, que acontecem na infância e acontecerão com maior intensidade na adolescência, onde ocorre o segundo estirão mais importante de crescimento.

Menarca

A menarca é o termo que se refere à primeira menstruação, marcando o início da fase reprodutiva nas meninas. Para meninas autistas, a experiência da menarca pode variar devido a fatores individuais e às características do espectro autista (FEI, 2021).

É importante fornecer informações sobre a menarca de maneira clara e adaptada às necessidades de cada menina autista. Algumas meninas podem ter sensibilidades sensoriais aumentadas, por exemplo. A menarca, geralmente, também é acompanhada por mudanças emocionais, e isso pode interferir no seu comportamento social, alimentar e, consequentemente, nutricional (FEI, 2021; LI, 2023).

Durante o período menstrual, as meninas que já atingiram a menarca podem ter perdas significativas de sangue por meio da menstruação. É uma fase de atenção, pois, associado a isso, irão ocorrer perdas nutricionais, levando, muitas vezes, a um desequilíbrio bioquímico, causando déficits nutricionais e até desnutrição (FEI, 2021; ZARATE-ORTIZ, 2022).

Também observamos o aumento da dismenorreia entre adolescentes com TEA, o que impacta negativamente a qualidade de vida. Alguns estudos associam essa cólica menstrual a questões como depressão, qualidade do sono, compulsão alimentar e estado nutricional inadequado, como desnutrição e obesidade (LI, 2023).

Puberdade

A puberdade é uma fase de transição na vida de qualquer adolescente, e meninas autistas passam por esse processo de desenvolvimento como suas pares neurotípicas. No entanto, há algumas considerações específicas relacionadas ao autismo que podem influenciar a experiência da puberdade em meninas autistas, por isso se faz necessária maior atenção (FEI, 2021).

É importante lembrar que cada indivíduo é único, e as necessidades específicas de uma menina autista durante a puberdade podem variar. O suporte personalizado de profissionais de saúde, terapeutas e educadores, adaptado às necessidades individuais, pode contribuir significativamente para uma transição mais suave durante essa fase.

Alimentação e nutrição na puberdade

A avaliação e o acompanhamento nutricional dessas meninas durante a adolescência são extremamente importantes, pois, como já visto anteriormente, devido às perdas menstruais mensais e erros na alimentação, que muitas vezes vem desde a infância, esse público se torna mais vulnerável ao desequilíbrio nutricional, inadequação metabólica, prejuízos no crescimento e desenvolvimento, além de questões relacionados ao comportamento social e emocional.

Uma abordagem integral se faz necessária nos indivíduos com TEA, pois já é de conhecimento científico que estes podem apresentar falhas na mastigação, na digestão e, consequentemente, na absorção intestinal, podendo desencadear *leaky gut* (hipermeabilidade intestinal), síndrome fúngica, disbiose intestinal e doença inflamatória intestinal. Também é importante investigar disfunção mitocondrial, hipersensibilidades ou alergias alimentares, diarreia e constipação. Casos de desnutrição, anemias e deficiência de micronutrientes (vitaminas e minerais) podem comprometer a imunidade, a defesa antioxidante do corpo, excreção de enzimas e de hormônios (MILANI, 2023).

A seletividade alimentar grave ou TARE (transtorno alimentar restritivo evitativo) impacta a nutrição, desenvolvimento e funcionamento psicossocial. Por isso, requer avaliação e orientação especializadas, assim como suplementação para corrigir os déficits nutricionais e garantir o crescimento e desenvolvimento acentuado da puberdade (FARAG, 2022).

A anemia é uma condição caracterizada pela redução da quantidade de glóbulos vermelhos ou hemoglobina no sangue, o que pode resultar em uma diminuição da capacidade do sangue de transportar oxigênio para os tecidos do corpo. Existem vários tipos de anemia, cada uma com suas próprias causas e características distintas. Entre as mais comuns, e relacionadas à nutrição, estão: ferropriva (deficiência de ferro), megaloblástica (deficiência de ácido fólico ou vitamina B12) e perniciosa (deficiência de vitamina B12 por falta do fator intrínseco estomacal) (GIACOMO, 2023; TOPAL, 2022; ZARATE-ORTIZ, 2022).

Já foi relatado diversas vezes na literatura a alta prevalência de deficiência de ferro e anemia ferropriva em crianças e adolescentes com transtorno do espectro autista. Tais estudos documentam um papel causal e agravante dessa deficiência em distúrbios do neurodesenvolvimento. Embora a deficiência de ferro pré, peri e pós-natal prepare o cenário para o risco de desenvolvimento de distúrbios do neurodesenvolvimento, sabe-se que a deficiência de ferro adquirida em idades posteriores, como na infância e adolescência, agrava distúrbios pré-existentes do neurodesenvolvimento (GIACOMO, 2023; TOPAL, 2022; ZARATE-ORTIZ, 2022).

A deficiência de ferro pode estar associada a distúrbios do sono, o que é muito comum nos autistas. Tanto a genética quanto fatores ambientais e nutricionais são fatores de risco para metabolismo inadequado do ferro (LI, 2023).

A saúde mental vem nos preocupando cada vez mais, principalmente entre os jovens com neurodesenvolvimento atípico. Estudos mostram que as adolescentes com deficiência de ferro, baixas taxas de hemoglobina e maior peso corporal têm maior probabilidade de sofrer de sintomas depressivos (ZARATE-ORTIZ, 2022).

Indivíduos com TEA comumente apresentam níveis mais baixos de vitamina B12 e, consequentemente, níveis mais elevados de homocisteína, apoiando o envolvimento da inflamação na fisiopatologia subjacente dos distúrbios do neurodesenvolvimento. Os níveis de vitamina B12 correlacionaram-se negativamente com sintomas de hiperatividade e/ou impulsividade e oposição em crianças com TEA e TDAH (transtorno do déficit de atenção e hiperatividade) (TOPAL, 2022).

A metilação é um processo biológico no qual grupos metil são adicionados a moléculas como proteínas, DNA, RNA e neurotransmissores, desempenhando um papel crucial em vários processos biológicos. Assim como a vitamina B12, o folato é um importante nutriente doador de grupo metil. Sua deficiência, além de causar anemia, pode acarretar em desequilíbrio na homeostase corporal (MILANI, 2023; TOAPL, 2022).

Na alimentação, encontramos o mineral ferro em carnes em geral, vegetais verdes escuros, leguminosas, frutas secas. A vitamina B12 (cobalamina) é também encontrada em carnes em geral, assim como nos frutos do mar, ovos e produtos lácteos. E, por último, a vitamina B9 (folato), pode ser encontrada em vegetais verdes escuros, leguminosas, frutas cítricas, abacate, brócolis, sementes. Vale ressaltar que muitas vezes, devido a problemas gastrointestinais e comportamentais, tais nutrientes também precisam ser suplementados de maneira individualizada, após avaliação dietética, nutricional e bioquímica.

A baixa ingestão de cálcio dietético e níveis reduzidos de andrógenos adrenais podem levar à diminuição da idade óssea, comprometendo a maturação esquelética e provocando atraso na puberdade (WANG, 2021).

Estudos de revisão sistemática e meta-análises elucidam que o nível de vitamina D se associa ao risco de TEA e suas sintomatologias. A detecção e intervenção apropriada da deficiência de vitamina D em pacientes com TEA, assim como em mulheres grávidas e lactantes, têm significado clínico e público (WANG, 2021).

A ingestão de peixe na alimentação de adolescentes é baixa, tanto em neurotípicos quanto neuroatípicos. Em contrapartida, evidências relatam que a maior ingestão de peixe está associada à redução do risco de depressão e menor risco de comprometimento cognitivo leve. Por isso a importância da ingestão de ácidos graxos insaturados, como o ômega-3, devendo essa ser priorizada na alimentação e/ou suplementação (GAO, 2022; ZARATE-ORTIZ, 2022).

O consumo de alimentos industrializados e ultraprocessados vêm aumentando entre os adolescentes e a ingestão de dietas ricas em adoçantes (como sucos, isotônicos, refrigerantes tradicionais e alcoólicos) é preocupante, podendo chegar até a 20% da ingestão calórica diária. O consumo exacerbado de açúcar induz à inflamação, estresse oxidativo e disfunção mitocondrial. É importante ressaltar que algumas alterações persistem mesmo após a mudança no comportamento alimentar, apontando a adolescência como uma fase crítica, na qual a atenção deve ser dedicada a limitar o excesso de industrializados, principalmente alimentos e bebidas adocicadas, pois podem afetar a fisiologia cerebral também a longo prazo (SPAGNUOLO, 2023).

Conclusão

A infância e adolescência são etapas cruciais do desenvolvimento humano, tanto a nível fisiológico e nutricional, como comportamental e emocional. Em meninas autistas que estão nessa transição à puberdade, é imprescindível olharmos com atenção as questões de saúde nutricional, pois, como vimos neste capítulo, muitos são os perigos e atenções que devemos focar para garantir saúde e bem estar a elas.

Referências

FARAG, F. et al. Avoidant/restrictive food intake disorder and autism spectrum disorder: clinical implications for assessment and management. *Developmental Medicine & Child Neurology* 2022, 64: 176-182.

FEI, Y. F. et al. Preparing for Puberty in Girls With Special Needs: A Cohort Study of Caregiver Concerns and Patient Outcomes. *J Pediatr Adolesc Gynecol* 2021 Aug;34(4):471-476.

GAO, X. Unsaturated Fatty Acids in Mental Disorders: An Umbrella Review of Meta-Analyses. *Adv Nutr* 2022;13:2217–2236.

GIACOMO, A. et al. Peripheral Iron Levels in Autism Spectrum Disorders vs. Other Neurodevelopmental Disorders: Preliminary Data. *Res. Public Health* 2022, 19, 4006.

LI, Y. et al. Association between depression and dysmenorrhea among adolescent girls: multiple mediating effects of binge eating and sleep quality. *BMC Women's Health* (2023) 23:140.

MILANI, F. (2023). Estresse oxidativo e nutrição em crianças e adolescentes com transtorno do espectro autista (TEA). In CASTRO, T. (Ed.). *Simplificando o autismo: para pais, familiares e profissionais*. São Paulo: Literare Books International, 2023.

SPAGNUOLO, M. S. et al. Long-Lasting Impact of Sugar Intake on Neurotrophins and Neurotransmitters from Adolescence to Young Adulthood in Rat Frontal Cortex. *Mol Neurobiol.* 2023 Feb;60(2):1004-1020.

TOPAL, Z. et al. Evaluation of peripheral inflammatory markers, serum B12, folate, ferritin levels and clinical correlations in children with autism spectrum disorder (ASD) and attention deficit hyperactivity disorder (ADHD). *Nord J Psychiatry* 2022 Feb;76(2):150-157.

WANG, Z.; DING, R.; WANG, J. The Association between Vitamin D Status and Autism Spectrum Disorder (ASD): A Systematic Review and Meta-Analysis. *Nutrients* 2021, 13, 86.

ZARATE-ORTIZ, A. G. et al. Depressive symptoms among Mexican adolescent girls in relation to iron status, anemia, body weight and pubertal status: results from a latent class analysis. *Public Health Nutrition*, 2022, 26(2), 408-415.

31

A CONSTRUÇÃO DA FEMINILIDADE

Há uma pressão maior sobre as meninas e mulheres para se encaixarem num estereótipo feminino, contudo isso afeta, especialmente, as que se encontram no espectro autista porque são mais divergentes de qualquer maneira, o que torna essa tarefa ainda mais árdua e desafiante. Neste capítulo, aprenderemos que cada uma de nós temos uma maneira única de ser feminina.

GEDIENE RIBEIRO

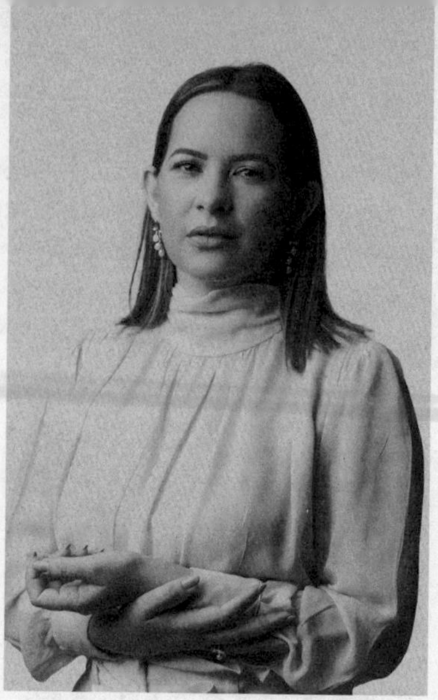

Gediene Ribeiro

Médica pediatra com foco nos transtornos do neurodesenvolvimento, autismo, TDAH e TOD. Pós-graduanda em Tratamento do Transtorno do Espectro Autista – CBI of Miami. Pós-graduanda em Psiquiatria e Saúde Mental da Infância e Adolescência – CBI of Miami. Pós-graduanda em Neurodesenvolvimento Atípico - IEPSIS. Co-autora do livro *Simplificando autismo*.

Contatos
dragediene@hotmail.com
Instagram: @dra.gedieneribeiro
94 99112 3187

> As meninas do espectro não sabem que estão no espectro. Elas apenas sentem que são diferentes de alguma forma. Parece-nos que todos os outros receberam algum tipo de roteiro ou pelo menos alguns elementos cruciais da trama, enquanto nós recebemos cadernos em branco, algumas obsessões e um monte de regras aparentemente arbitrárias (ARTEMISIA, 2018, p. 45).

Você já parou para pensar no que é feminilidade? Para compreender melhor este capítulo, vamos falar um pouco sobre isso. Por definição literal da palavra, o termo *feminilidade* é um substantivo que significa "qualidade ou caráter de mulher, atitude feminina".

De maneira geral está relacionado aos atributos, características, atitudes e comportamentos que são esperados de cada mulher no contexto social.

Feminilidade é uma condição da mulher e é importante termos em mente que vai além dos seus atributos físicos, da sua aparência, é algo que a mulher constrói à medida que ela encontra sua identidade própria. Ela se conecta com sua essência e natureza e, a partir disso, ela constrói sua "marca", que será expressa com suas escolhas e atitudes. Vai muito além do exterior, mas é algo que vem de dentro para fora. Por isso, é importante essa busca de identidade, pois ela não vai ser algo que foi imposto, mas algo que ela construiu a partir do seu autoconhecimento.

Ao receber estímulos, a mulher precisa assimilar, precisa de um tempo para internalizar, para depois colocar em prática, senão ela apenas mimetiza e reproduz e acaba perdendo sua individualidade. Precisa haver um período de latência para germinar tal intenção ou sentimento. A essência da feminilidade é esse espaço interior para conectar tudo harmonicamente. Ela recebe, absorve e começa a ser quem ela foi criada para ser.

Recebemos estímulos por todos os lados, e, por vezes, completamente distintos, o que gera um sofrimento sobre o que eu vou reproduzir. E quando reproduzo, o que estou fazendo me deixa feliz e gera em mim um contentamento ou estou apenas reproduzindo algo que me falaram ou que o "meio" está impondo? Ou seja, vivo sendo eu mesma ou quero ser o que os outros são?

Encontrar um lugar de silêncio e interiorização, fazer o movimento para dentro, para sua essência, e o cuidado com você e seu espaço faz que ela se conecte consigo e depois com o outro.

Somos diferentes, mas todas femininas. É importante encontrar uma maneira de se expressar, dentro do estado da contemplação da sua beleza, um equilíbrio entre o seu jeito e seu entorno (arrumando-se do seu jeito, seja no cabelo, maquiagem, vestimentas e outras características que formam nossa feminilidade). A menina/mulher aprende a se manifestar individualmente, de acordo com seu tipo físico, local em que vive, não esquecendo de quem é e suas circunstâncias. E isso engloba tanto meninas/mulheres típicas quanto atípicas. Mas é nesse contexto do TEA que iremos falar. As circunstâncias que são somadas a algumas características advindas do TEA, como rigidez comportamental, alteração sensorial, insistência na mesmice, padrões rígidos de comportamento e dificuldade de interação e comunicação levam a uma dificuldade maior para encontrar e, posteriormente, para expor a feminilidade.

Os processos por meio dos quais a socialização de gênero ocorre desde a infância impactam a identidade e a formação de papéis, bem como a forma como cada uma vai se expressar. Precisamos suscitar um dado relevante: quando há um diagnóstico de TEA, em até 50% das vezes um dos pais estará dentro do espectro, o que nos revela que poderá haver características autísticas na mãe. Desse modo, o principal referencial feminino dessa menina poderá já vir divergente daquilo que é comum.

Hofstede et al. (2010) enfatizaram que a cultura impacta tanto o comportamento quanto a sua interpretação. Portanto, considerar os contextos culturais das pessoas autistas é importante, uma vez que o autismo é, em parte, um fenômeno socialmente construído (LEVETO, 2018; NADESAN, 2005; RUNSWICK-COLE et al., 2016).

As mulheres autistas sofrem uma estigmatização, que vem a ser intensificada por uma incongruência entre as expectativas sobre a aparência e o comportamento associado ao sexo feminino (GOULD; ASHTON-SMITH, 2011; KREISER; WHITE, 2014). Pois há uma heterogeneidade na ligação aos estereótipos baseados no gênero.

Há uma angústia e uma certa autoavaliação negativa sentidas por não serem uma "menina feminina" ou por não terem "instintos maternais". Isso exemplifica a pressão para cumprir os estereótipos culturais de ser "normal" (BARGIELA et al., 2016). Essa pressão sofrida ao longo dos anos acaba levando a um adoecimento psíquico, bem como dificulta experiências cotidianas, como a maternidade, em que as mulheres descreveram desafios após a revelação do autismo aos prestadores de cuidados de saúde (POHL et al., 2020).

A pressão para se conformar é sentida quando querem ser ou fazer algo fora das expectativas culturais. As famílias são muitas vezes o sistema cultural imediato em que as meninas e mulheres aprendem sobre o que é valorizado na sociedade. Esses valores muitas vezes são promulgados implicitamente nos roteiros ou nos comportamentos da família. Assim, uma série de desafios são enfrentados pelas mulheres na gestão das expectativas sociais, especificamente aquelas baseadas em estereótipos de gênero e autismo; libertar-se das interpretações estigmatizantes inúteis sobre si mesmas e desenvolver uma relação diferente com os seus contextos culturais ajuda a obter um sentido de identidade mais integrado. Outrossim, a maioria recorre à camuflagem para se adequar à paisagem social feminina, tentando assimilar à custa do seu sentido de autenticidade (HULL et al., 2017). Ou podemos, nós mães, querer que nossas filhas percam sua identidade, tentando colocá-las num padrão no qual fomos moldadas.

Quando minha filha mais velha, Maria Eduarda, estava iniciando seu processo de desenvolver a feminilidade mais externalizante em sua pré-adolescência, iniciou aquela queda de braço entre eu querer ter uma miniatura de mim e respeitar sua individualidade. Com o diagnóstico dela, que veio aos 11 anos e meio, eu pude compreender sua rigidez comportamental inerente ao TEA, além de parar de impor a minha versão da feminilidade.

O respeito à individualidade e a formação dessa feminilidade atípica que estava a se desenvolver vem sendo a métrica para mediar esse processo, bem como aumentar ainda mais o meu respeito por sua maneira única de desenvolver suas características femininas. A feminilidade não deve ser uma imposição de um padrão social ou um padrão advindo de cada mãe, mas sim uma construção que vem de dentro e se exterioriza quando elas estão prontas para mostrar-nos esse lado.

Se você é mãe, respeite o processo e a individualidade de sua filha; mais doloroso que para você que se vê frustrada pelas expectativas que foram geradas de maneira errônea, para sua filha é inúmeras vezes mais complexo conseguir impor aquilo que para ela é relevante, e até mesmo descobrir-se como pessoa, pois, por meio do processo de camuflagem, ela pode se perder de si mesma. Seja você, mãe, aquela que apoiará cada forma que ela encontrar de expor seu modo feminino.

Em tempo, cabe ressaltar que as características inerentes ao TEA podem justificar as mais diversas variedades do ser feminino, como alteração sensorial tátil, levar ao uso de vestimentas mais confortáveis, folgadas, pois a pele mais sensível faz que prefiram camiseta e moletom, e está tudo bem. A rigidez comportamental pode levar a querer a mesma preferência ou o mesmo padrão de vestimenta.

Existem padrões sociais que a sociedade definiu e associou à feminilidade, mas que são verdadeiras barreiras para as meninas atípicas. Uma simples ida ao salão de cabeleireiro pode desencadear uma sobrecarga sensorial intensa por causa das eternas conversas, barulhos do secador, a lavagem do cabelo, o processo de escovar, as luzes do ambiente, o cheiro forte de produtos... são coisas que, para uma mulher típica, por vezes passam despercebidas, mas, para a autista, são um turbilhão de sensações, podendo desencadear sentimentos e sensações desagradáveis, que serão a todo custo evitadas em momentos futuros.

Outro fator relevante a ser pontuado sobre o tema são a diversidade de gênero e a disforia de gênero, que é maior na população autista em comparação aos típicos, bem como a não heteronormatividade. Assim, essa diversidade também pode interferir na expressão feminina de cada uma. Partes dessa diversidade são tentadas a serem justificadas por meninas terem um cérebro mais masculino, ou seja, menos empatia e mais sistematização. Há tentativas de justificar também por interesses mais restritos, comportamentos rígidos acerca dos diferentes papéis de gênero, exposição de vida mais limitada e uma diminuição da empatia, podendo favorecer a expressão genuína de sentimentos e pensamentos.

Contudo, por mais complexo que seja esse processo de construção feminina, precisamos nos lembrar de que a feminilidade varia de mulher para mulher e precisamos cada vez nos afastar e evitar a mentalidade do "cortador de biscoito", em que todas nós seríamos iguaizinhas. Cada uma de nós é única, e as circunstâncias que nos cercam são diferentes, como a cultura em que vivemos, o tempo (cronológico), experiências e vivências; nós somos nós e nossas circunstâncias. Compreender isso nos livra da eterna comparação com as outras, respeitando-nos e entendendo nossa jornada, e não determinando como deve ocorrer na vida das outras mulheres.

Afastar-nos dos estereótipos, caricaturas e equívocos faz que essa jornada se torne mais leve. De fato, o autismo pode dificultar a formação da feminilidade, impactando negativamente processos que por vezes são simples e fáceis de serem vivenciados em meninas e mulheres típicas; contudo, suas circunstâncias também permitem que você possa descobrir, abraçar e usufruir a beleza do design espetacular que é ser feminina.

Referências

BARGIELA, S.; STEWARD, R.; MANDY, W. As experiências de mulheres com diagnóstico tardio com condições do espectro do autismo: uma investigação do fenótipo do autismo feminino. *Jornal de Autismo e Transtornos do Desenvolvimento*, 2016, 46(10), 3281-3294. https://doi.org/10.1007/s10803-016-2872-8

ELCHESON, J. et al. *Spectrum women: Walking to the beat of autism.* Jessica Kingsley Publishers, 2018.

GOULD, J.; ASHTON-SMITH, J. Diagnóstico perdido ou diagnóstico errado? Meninas e mulheres no espectro do autismo. *Boas Práticas de Autismo*, 2011, 12 (1), 34-41.

HOFSTEDE, G.; HOFSTEDE, G. J.; MINKOV, M. *Culturas e organizações*: *software da mente – cooperação intercultural e sua importância para a sobrevivência.* McGraw Hill, 2010.

HULL, L.; PETRIDES, K. V.; ALLISON, C.; SMITH, P.; BARON-COHEN, S.; LAI, M.-C.; MANDY, W. "Colocando meu melhor normal": camuflagem social em adultos com condições do espectro do autismo. *Jornal de Autismo e Transtornos do Desenvolvimento*, 2017, 47(8), 2519-2534. https://doi.org/10.1007/s10803-017-3166-5.

KREISER, N. L.; WHITE, S. W. TEA em mulheres: estamos exagerando a diferença de gênero no diagnóstico? *Revisão Clínica de Psicologia Infantil e Familiar*, 2014, 17, 67-84. https://doi.org/10.1007/s10567-013-0148-9

LEEDHAM, A. et al. 'Eu estava exausto tentando descobrir': as experiências de mulheres que recebem um diagnóstico de autismo no meio e no final da idade adulta. *Autismo.* 2020, 24 (1). p. 135-146. ISSN 1362-3613.

LEVETO, J.A. Rumo a uma sociologia do autismo e da neurodiversidade. *Bússola de Sociologia*, 2018, 12(12), Artigo e12636.

NADESAN, M. H. *Construindo o autismo: desvendando a "verdade" e compreendendo o social.* Routledge, 2005.

POHL, A. L.; CROCKFORD, S. K.; BLAKEMORE, M.; ALLISON, C.; BARON-COHEN, S. Um estudo comparativo da experiência de maternidade de mulheres autistas e não autistas. *Autismo Molecular*, 2020, 111(1), 6. https://doi.org/10.1186/s13229-019-0304-2.

RUNSWICK-COLE, K.; MALLETT, R.; TIMIMI, S.; eds. *Repensando o autismo: diagnóstico, identidade e igualdade.* Jéssica Kingsley, 2016.

STELLA, M. O. et al. O impacto dos valores socioculturais nas mulheres autistas: uma análise fenomenológica interpretativa. *Autismo*. 2022, vol. 26(4) 951-962. DOI: 10.1177/13623613211037896.

32

CÉREBRO ESPECTRAL E GÊNERO
O QUE DESEJA A MULHER AUTISTA?

Culturalmente, existem diferentes expectativas comportamentais para os indivíduos designados como meninos ao nascer e para os designados como meninas. Por isso, quando meninas se expressam livremente ou apresentam potencial de liderança, elas podem ser julgadas negativamente. Neste capítulo, veremos estudos sobre as peculiaridades neurológicas e os desafios sociais mais relatados pelas autistas.

LYGIA PEREIRA

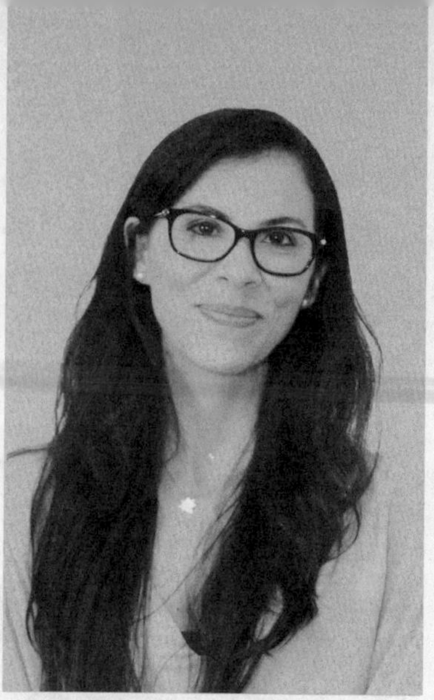

Lygia Pereira

Psicopedagoga na Clínica Bambirra. Pós-graduada em Psicopedagogia pela FUMEC. Graduada em Fisioterapia pela UFJF e UNI-BH. Certificada como aplicadora dos instrumentos internacionais ADOS-2 e ADI-R. Formação em Logoterapia, Psicopatologia, Terapia Comportamental Dialética e Terapia Cognitivo-Comportamental. Participação no Grupo de Estudos em Psicologia (GEPSI). Treinamento com a Dra. Carmem Beatriz Neufeld (LAPICC-USP) sobre Terapia Cognitivo-Comportamental em Grupo, no Espaço Integrar. Treinamento *Women and Girls on the Autism Spectrum* pela *National Autistic Society.* Participação em Seminários sobre autismo em meninas e mulheres com os professores Anthony Attwood e Michelle Garnett. Idealizadora da Comunidade Espectro Feminino.

Contatos
lygiapereira.com.br
espectrofeminino@gmail.com
Instagram: @lygiapereira.psi
YouTube: @lygia.pereira

Neurociência e suporte para a construção identitária singular.

"Na infância, eu me lembro de gostar de brincadeiras ao ar livre, como subir em árvores para observar os detalhes das folhas ou modelar argila para sentir aquela textura lisa do barro em minhas mãos. As outras meninas preferiam brincar incansavelmente de bonecas, as quais também faziam parte do meu mundo imaginário. Porém, quando brincávamos de casinha, enquanto elas eram as mamães, eu me dispunha a ser a médica. Então, para justificar o enorme muro que eu construía entre a minha casa e a casa das minhas poucas amigas, eu costumava dizer que o consultório precisava ser silencioso. Vejo que, de certa forma, esses recursos me protegeram das críticas, mas nem todas as minhas estratégias eram eficientes. Aliás, as outras crianças me consideravam bastante ingênua. Tanto que, numa fase famosa pelas coleções de papéis de carta perfumados e decorados, eu aceitava facilmente entregar os meus 'tesouros' em troca de recortes de revistas sem nenhum valor.

Na verdade, eu pensava que se fizesse o gosto de uma amiga, ela ficaria feliz comigo. Entretanto, esse comportamento só me fez ganhar fama de boba. Talvez, por essa razão, eu me sentisse mais confortável brincando com os meninos, cujas conversas tendiam a ser mais diversificadas e menos "fúteis", na minha opinião. Além de tudo, eles me protegiam das armadilhas sociais. Contudo, ninguém conseguiu prever uma terrível arapuca: estando entre meninos, usando roupas mais confortáveis e me recusando a ser "mamãe" nas brincadeiras, logo as pessoas começaram a questionar a minha feminilidade. Na adolescência, os comentários se intensificaram. Embora eu não me magoasse com os rótulos e, na verdade, nem notasse muitos dos comentários, os meus pais se preocuparam. Não por rejeitarem minhas possíveis escolhas afetivas futuras, mas porque não queriam que eu sofresse *bullying*. Enfim, hoje eu tenho 51 anos, sou muito bem casada, não tenho filhos e continuo amando a natureza e vestindo roupas masculinas… as do meu marido. Felizmente, tive um ambiente acolhedor dentro do qual pude crescer e aprender a fazer escolhas com liberdade. Mesmo os adultos na escola costumavam proteger o meu espaço e oferecer valiosas acomodações para que eu me sentisse segura e confortável. Pelo que, sou bastante grata."

Esse relato de Lara, uma das minhas alunas, aponta como os sinais do autismo nem sempre são óbvios na infância e podem ser inferidos a partir das diversas estratégias compensatórias criadas na tentativa de manter uma socialização saudável. Lara foi identificada como autista aos 49 anos, quando sua sobrinha recebeu o diagnóstico e toda a família passou a estudar esse tópico mais a fundo.

Ao conectar os pontos de sua história, Lara percebeu diversos sinais de atipicidade em todas as fases de sua vida. Ela sofreu com desnutrição ao longo da infância e adolescência por conta de uma forte restrição alimentar, disse-me não compreender a necessidade que as pessoas têm de conversas sobre assuntos banais e que ainda recebe duros *feedbacks* sobre a sua comunicação não verbal atípica, o que os outros traduzem como "cara amarrada" e "jeito de macho".

Por sorte, Lara menciona preferir ser ela mesma, sem sofrer pela opinião alheia. Porém, nem sempre é assim, muitas das meninas autistas sucumbem diante de tantas convenções vividas como opressoras. Os vestidos de princesa podem causar sobrecarga sensorial pelas cores e pela textura, ela pode ficar aflita quando é obrigada a se comportar como uma "mocinha" e a maquiagem pode não ser uma opção. Ou seja, se, por um lado, ela pode perder sua saúde mental ao se conformar às expectativas sociais, por outro, se houver a rejeição radical do "universo feminino", tal como é descrito pelo senso comum, provavelmente ela vai precisar lidar com as críticas, mesmo no século XXI, quando a sociedade está mais inclusiva.

Cérebro extremo macho

No início dos anos 2000, o Dr. Simon Baron-Cohen publicou um artigo no qual apresenta a sua teoria sobre as bases neurológicas para o transtorno do espectro autista (BARON-COHEN, 2002). Para ele, levando-se em consideração dois polos comportamentais do gênero humano, haveria um polo feminino caracterizado por extrema empatia e capacidade de socialização, enquanto o outro polo, masculino, seria descrito como mais analítico e racional. Na visão do Dr. Simon, pela tendência a observar padrões e pela menor expressão de empatia, o cérebro das crianças autistas poderia ser entendido como uma versão extrema do protótipo neurológico masculino.

Tal teoria ganhou notoriedade por oferecer uma possível explicação lógica para a baixa reciprocidade socioemocional e interesses especiais dos autistas. De acordo com o Dr. Simon, portanto, o autismo não seria exatamente uma condição patológica, mas apenas uma das possíveis configurações cerebrais disponíveis em um *continuum* entre o cérebro superfeminino e o extremo supermasculino.

Todavia, essa teoria sofre diversas críticas, tanto por parecer simplista e ignorar a heterogeneidade do espectro, quanto por generalizar as diferenças comportamentais humanas a partir de descrições sexistas, reforçando o estereótipo de gênero. Sendo assim, essa teoria deve ser apreciada com cautela (BEJEROT, 2012; SMITH, 2019).

Incoerência de gênero

Como o raciocínio científico não admite preconceitos, muitos pesquisadores se dedicaram a buscar sustentação empírica para a teoria do cérebro extremo macho, contudo, os dados foram limitados para apoiar essa hipótese (SMITH, 2019). Somente dez anos mais tarde, buscando compreender melhor as diferenças entre o cérebro de meninos e meninas autistas, a Dra. Susanne Bejerot apresentou uma nova proposta: a Teoria da Incoerência de Gênero, segundo a qual seria possível observar em meninos autistas uma configuração dos circuitos cerebrais semelhante ao das meninas neurotípicas. Por outro lado, as redes neuronais das meninas autistas seriam mais parecidas com as dos meninos neurotípicos. Daí o título: Teoria da Incoerência de Gênero (BEJEROT, 2012).

Pelos estudos mais recentes, ao que tudo indica, a Dra. Susanne Bejerot parece ter obtido mais sucesso do que o Dr. Simon para explicar os traços autísticos em geral e as distintas apresentações entre sexos (WALSH, 2023; FLORIS, 2023; STRANG, 2023). Embora não possamos extrapolar os dados para as escolhas afetivas das pessoas autistas, essa teoria aponta razões coerentes para comportamentos relatados em nosso consultório, como os de Lara, que não restringia as suas escolhas ao padrão cultural previsto para uma menina.

Não raramente, eu também escuto na clínica minhas clientes dizendo que são vistas como pessoas frias e sem coração, enquanto os rapazes autistas podem ser julgados como muito passivos. Os pais, às vezes, me dizem que sua filha autista assume o papel de líder com facilidade, brinca mais com os meninos e não gosta de cabelos longos ou maquiagem. Isso acaba fazendo com que ela ganhe o rótulo de “mandona” ou “machona”. Já os pais de meninos, costumam temer pela segurança do filho autista se ele for muito gentil e não conseguir ser aceito nas brincadeiras dos meninos neurotípicos.

As dúvidas são muitas e não são exclusivas de famílias atípicas. Logo, cada caso precisa ser visto com cuidado e, embora o treinamento de habilidades sociais seja bastante benéfico, há que se ter em mente a necessidade de respeito às características naturais da criança. Afinal, forçar uma menina como Lara a brincar com as outras poderia ter gerado estresse e talvez o reforçamento de estratégias desadaptativas de camuflagem, o que poderia ser iatrogênico.

Construção identitária singular

Investigando melhor a apresentação fenotípica do autismo, um estudo observou que pais de meninas autistas eram mais propensos a observar e relatar mais comportamentos não verbais compatíveis com a expressão corporal culturalmente esperada para meninos. O mesmo trabalho verificou que os pais de meninas com TEA tendiam a relatar, mais do que os pais de meninos autistas, que suas filhas experimentavam maior ansiedade devido a preocupações relacionadas a gênero e desconforto durante a puberdade (BRUNISSEN, 2021).

É importante enfatizar, que o comportamento menos delicado, observado em um grupo de meninas autistas, não determina as escolhas afetivas e identidade de gênero. Em estudos de neuroimagem (WALSH, 2023; FENSKE, 2023), essa tendência é compatível com o padrão de conectividade cerebral, que em autistas do sexo feminino aparece como mais semelhante ao padrão masculino neurotípico.

Por isso, é fundamental reconhecermos as diversas possibilidades de apresentação do autismo. Se os maneirismos trouxerem conforto à autista, o nosso trabalho será oferecer uma boa psicoeducação e evitar problematizar os movimentos espontâneos, funcionais naquele momento. A validação das diferenças, portanto, afasta o risco de engessamento comportamental da autista, do reforçamento da ansiedade pela inibição forçada de sua expressão emocional e reduz também o risco de vulnerabilidade a abusos (SMITH, 2024, COOKE, 2024).

Eventualmente, recebo clientes adultas que se culpam por não desejarem amamentar o filho e se sentem menos mães por causa de suas limitações sensoriais ou por desejarem ajuda para a troca de fraldas e quando o bebê chora muito. Da mesma forma, pensando na sexualidade, as queixas sobre baixa libido se repetem e vêm acompanhadas por autorrecriminação, já que as expectativas culturais de libido e capacidade de sedução são altas para as mulheres.

Resumindo, acredito que a construção da identidade sexual e de gênero – em suas mais diversas formas – passe primeiramente pelo respeito à pureza da autoexpressão emocional e que se tornar mulher envolve um espectro de nobres possibilidades que nunca se restringem a ter ou não ter filhos, a usar salto alto ou tênis, e ao modelo de matrimônio escolhido. Essa tarefa de cultivo identitário é árdua não apenas para as autistas; mas, sim, mulheres autistas podem demandar maior cuidado dos familiares e profissionais ao seu redor.

Assim como Lara compartilha no início deste capítulo, muitos dos desafios de uma autista podem ser mitigados quando há validação das suas características autísticas, respeito à sensibilidade, espaço seguro para a livre expressão. Aliás, talvez esse seja o desejo de todo ser humano: ser atendido em suas necessidades e poder ter tempo para se desenvolver de maneira integral!

Referências

AMERICAN PSYCHIATRIC ASSOCIATION et al. DSM-5-TR: *Manual Diagnóstico e Estatístico de Transtornos Mentais* – Texto Revisado. Artmed Editora, 2023.

BARON-COHEN, S. The extreme male brain theory of autism. *Trends in cognitive sciences,* v. 6, n. 6, p. 248-254, 2002.

BEJEROT, S., et al (2012). The extreme male brain revisited: gender coherence in adults with autism spectrum disorder. *The British Journal of Psychiatry,* 201(2), 116-123.

BRUNISSEN, L., et al (2021). Sex differences in gender-diverse expressions and identities among youth with autism spectrum disorder. *Autism Research,* 14(1), 143-155.

COOKE, K. et al. Individual, social, and life course risk factors for experiencing interpersonal violence among autistic people of varying gender identities: A mixed methods systematic review. *Research in Autism Spectrum Disorders,* v. 111, p. 102313, 2024.

FENSKE, S. J. et al. Sex differences in resting state functional connectivity across the first two years of life. *Developmental Cognitive Neuroscience,* v. 60, p. 101235, 2023.

FLORIS, D. L. et al. The link between autism and sex-related neuroanatomy, and associated cognition and gene expression. *American Journal of Psychiatry,* v. 180, n. 1, p. 50-64, 2023.

LAI, M. et al. Improving autism identification and support for individuals assigned female at birth: clinical suggestions and research priorities. *The Lancet Child & Adolescent Health,* v. 7, n. 12, p. 897-908, 2023.

SMITH, R. E., et al. Sex differences in resting-state functional connectivity of the cerebellum in autism spectrum disorder. *Frontiers in human neuroscience,* 13, 104, 2019.

SMITH, R. G.; et al. Update in Autism Spectrum Disorder. In: *Update in Pediatrics.* Cham: Springer International Publishing, 2024. p. 253-282.

STRANG, J. F. et al. The autism spectrum among transgender youth: default mode functional connectivity. *Cerebral cortex,* v. 33, n. 11, p. 6633-6647, 2023.

WALSH, M. et al. Sex-related brain connectivity correlates of compensation in adults with autism: insights into female protection. *Cerebral Cortex,* v. 33, n. 2, p. 316-329, 2023.

33

PROFISSÃO E INDEPENDÊNCIA FINANCEIRA

DESAFIOS E PERSPECTIVAS SOBRE A CARREIRA DAS AUTISTAS

A construção da carreira tende a ser um desafio para a maior parte das pessoas autistas, sobretudo para as mulheres. Em alguns casos, lamentavelmente, seus sonhos são interrompidos por julgamentos capacitistas e pela falta de inclusão. Neste capítulo, vamos abordar as maiores barreiras no mercado de trabalho, além de possíveis recursos para que as autistas conquistem a realização profissional.

THIAGO CASTRO
LYGIA PEREIRA

Thiago Castro

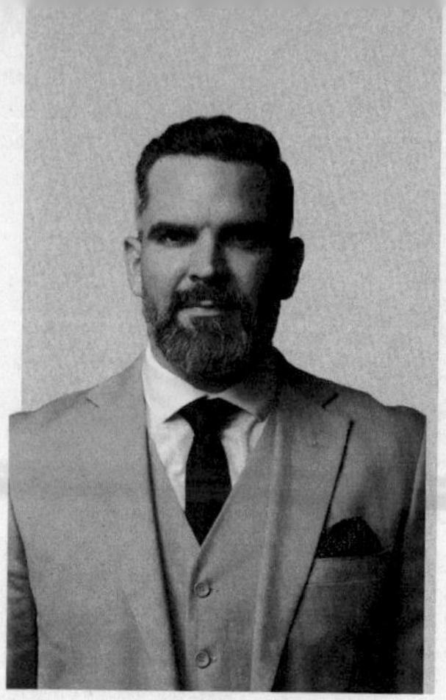

Graduado em Medicina, especialista em Pediatria, pós-graduado em Emergências e Urgências Pediátricas pelo Instituto de Ensino Albert Einstein. Pós-graduado em Transtorno do Espectro Autista pela CBI of Miami. Mestre em Neurociência. Pai de 3 amados filhos. Realiza palestras pelo Brasil há anos, levando conhecimento de forma acessível. Já capacitou centenas de médicos, milhares de terapeutas e mais de 50 mil pais em seus cursos em mais de 30 países. É responsável pelo Congresso Espectro, CEO e idealizador da BLUA Pediatria, Autismo e Famílias Integradas. É coordenador do best-seller *Simplificando o autismo* e coautor de vários outros livros.

Contato
Instagram: @dr.thiagocastro

Lygia Pereira

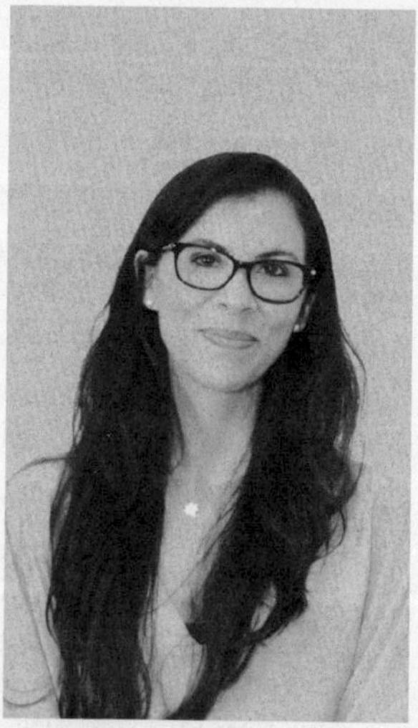

Psicopedagoga na Clínica Bambirra. Pós-graduada em Psicopedagogia pela FUMEC. Graduada em Fisioterapia pela UFJF e UNI-BH. Certificada como aplicadora dos instrumentos internacionais ADOS-2 e ADI-R. Formação em Logoterapia, Psicopatologia, Terapia Comportamental Dialética e Terapia Cognitivo-Comportamental. Participação no Grupo de Estudos em Psicologia (GEPSI). Treinamento com a Dra. Carmem Beatriz Neufeld (LA-PICC-USP) sobre Terapia Cognitivo-Comportamental em Grupo, no Espaço Integrar. Treinamento *Women and Girls on the Autism Spectrum* pela *National Autistic Society.* Participação em Seminários sobre autismo em meninas e mulheres com os professores Anthony Attwood e Michelle Garnett. Idealizadora da Comunidade Espectro Feminino.

Contatos
www.lygiapereira.com.br
espectrofeminino@gmail.com
Instagram: @lygiapereira.psi
YouTube: @lygia.pereira

Ela acabou de concluir o mestrado, fez Serviço Social e querem colocá-la em uma fábrica de velcro... não há nada de errado em fazer velcro, se for adequado para você, mas as agências parceiras precisam pensar em individualizar as coisas.
DAVIES

De acordo com pesquisas conduzidas em diversos países, uma significativa parcela das pessoas autistas adultas tende a estar desempregada (BURY, 2024). Mesmo quando empregadas, infelizmente, as pessoas autistas costumam aceitar o subemprego e salários mais baixos, apesar de frequentemente terem boa formação (CIMERA, 2009). Obviamente, alguns países conseguem oferecer acomodações e oportunidades melhores de trabalho aos autistas (STEINHAUSEN, 2016); contudo, ao considerar os resultados globais, apenas cerca de um quarto dos indivíduos autistas alcança o que podem ser considerados bons resultados ocupacionais e sociais (HOWLIN, 2017). Os principais desafios relatados por autistas nível 1 de suporte estão relacionados à comunicação, à interação social e ao estresse (HAYWARD, 2018). Embora os estudos não sejam conclusivos, possivelmente as mulheres autistas tendem a sofrer mais do que os homens pela dificuldade de autoexpressão e realização na carreira (HAYWARD, 2018 e 2019). Aliás, as mulheres autistas parecem mais propensas do que os homens a dizer que optaram pelo desemprego (TAYLOR, 2019).

Na clínica, observamos que as disfunções executivas evitam que algumas pessoas autistas consigam seguir protocolos com eficiência. A sobrecarga sensorial também pode ser um grande desafio e levar à evasão tanto da escola quanto do trabalho. Em outras situações, escutamos alguém dizer que prefere manter um trabalho simples a ter que se esforçar muito para competir por uma vaga nos ambientes corporativos. Se ter uma vida mais tranquila e autônoma for uma vontade real, está tudo bem!

Ter uma carreira formal nem sempre é o desejo da pessoa autista. Na verdade, muitas vezes, mesmo quando existem acomodações, esse caminho pode levar à exaustão quando os estímulos sensoriais e as demandas sociais ultrapassam os limites da pessoa autista. Por isso a escolha por um trabalho autônomo pode surgir. Entretanto, existe um grupo de autistas que relata sonhar com um contrato de trabalho e um plano estruturado de carreira (CHEN, 2015). Por isso, pensamos em investigar o que pode favorecer a construção da sua profissão e facilitar o cultivo de independência financeira, ao seu modo, mesmo que seja de uma maneira atípica!

Desvantagem feminina

Um artigo publicado pela revista *National Autistic Society* (BURY, 2024) mostrou que adultos autistas, em geral, enfrentam dificuldades para encontrar e manter um emprego. Após análise, em busca de preditores para empregabilidade, os pesquisadores chegaram à conclusão de que aqueles com menos traços autísticos, idade mais jovem, sexo masculino, ensino superior, idade de diagnóstico mais tardia e sem comorbidades tinham maior chance de ter um emprego estável. Essas descobertas nos ajudam a compreender, por exemplo, que as pessoas identificadas como mulheres ou diagnosticadas com outras condições além do autismo podem precisar de maior suporte quando se trata do processo seletivo e admissional.

> Eu sofro muito com mudanças, especialmente quando se trata de mudanças na minha vida acadêmica/profissional. Também obtenho algumas das minhas melhores características do meu autismo. Adoro ter um forte senso de justiça, pensar em preto e branco e poder dividir a maioria dos problemas em uma série de sim ou não binários. Também trabalhei muito em minhas habilidades de comunicação e em ser clara. Adoro sentir as coisas com muita intensidade, porque isso me ajudou a fomentar a minha criatividade e me levou ao desenho como uma válvula de escape emocional. É realmente difícil viver em um mundo que não foi feito para pessoas como você, e sinto isso de várias maneiras, devido ao meu autismo, cultura, religião e gênero (Munieba – NAS, 2023; p. 22).

Quando se trata de progressão na carreira, a revisão do escopo literário indica que as oportunidades podem ser limitadas principalmente pelas lacunas na educação, já que a evasão escolar é alta entre as pessoas autistas (DAVIES, 2024). Outra barreira presente é a falta de experiência, sequela do estigma, o que gera um problema circular: sem prática prévia, não há contrato de trabalho; e, sem a primeira admissão, a pessoa autista não terá a chance de ganhar sua experiência laboral.

> Se eu tivesse sido diagnosticada quando criança e soubesse que apenas 13% das pessoas autistas realmente têm emprego, talvez eu não tivesse sido capaz de dar crédito [a mim mesma] (GEMMA, 2023, p. 13).

A estrutura organizacional impõe um freio à progressão de autistas por deixar de oferecer treinamento e apoio inclusivos. O perfil de comunicação mais direto das mulheres autistas pode ser um entrave ao sucesso profissional. Pelas expectativas culturais de gênero, as meninas assertivas e pragmáticas podem ser vistas como autoritárias e pouco amáveis, julgamento capaz de barrar o exercício de suas aptidões. Somados a esses desafios, um estudo recente sugere que expor o próprio diagnóstico pode se configurar como um sério risco ao futuro profissional de alguém.

> Meu colega abertamente autista é tratado de forma diferente de mim e recebe menos oportunidades do que eu (DAVIES, 2024, p. 8).

Em caso de desemprego ou subemprego, o suporte também é fundamental; porém, os estudos apontam para uma desigualdade entre sexos. Tanto homens quanto mulheres autistas relataram receber alguma forma de benefício ou apoio familiar. Entretanto, as mulheres tendem a ter uma ajuda menos significativa (TAYLOR, 2019). Uma justificativa plausível, em nossa opinião, refere-se à camuflagem e à aparente maior autonomia das mulheres autistas.

Em nossa prática, percebemos que as autistas podem acumular diplomas e parecerem muito independentes, enquanto, na verdade, sentem-se confusas e oprimidas diante de pequenos desafios sociais. Não raramente, elas abandonam o trabalho ou o ambiente acadêmico por se sentirem sobrecarregadas diante do excesso de estímulos. Essa atitude pode vir acompanhada de tanta culpa e vergonha que elas são incapazes de pedir ajuda, sofrendo em silêncio. Por outro lado, quem está de fora talvez interprete a atitude como desmotivação, preguiça e excesso de seletividade; por isso, nem sempre há validação e acolhimento social. Em contraste, quando as dificuldades são nítidas, não mascaradas, como acontece em casos mais clássicos de autismo, a clínica nos mostra maior compreensão por parte da família.

A conquista da independência

Profissionais experientes no atendimento a mulheres autistas, como a Dra. Michelle Garnett (ELCHESON, 2018), recomendam a capitalização dos interesses especiais. Pegar o que lhe inspira e transformar em algo que possa facilitar a trajetória vocacional. Essa orientação, "Seja qual for a sua paixão, siga-a", segundo ela, é a base do sucesso da maioria, senão de todas as pessoas no espectro do autismo. Foi o que fez Munieba! Em entrevista à *Your Autism* (NAS, 2023), essa jovem autista compartilha um pouco da sua história:

> Como você começou a trabalhar na Rolls-Royce? Estudei Ciências Nucleares e Materiais na Universidade de Birmingham. Gostei muito da minha graduação e entrei no programa Nuclear Graduates, onde fui patrocinada pela Rolls-Royce… e isso me deu um vislumbre do que eu queria da minha futura carreira. Essa experiência me levou a passar pelo processo de seleção e… trabalhar em segurança nuclear, e estou muito feliz por ter feito isso (Munieba – NAS, 2023, p. 22).

O processo seletivo já costuma ser um impeditivo cruel por suas frequentes características capacitistas. Quando esse obstáculo é superado em empresas que apostam e favorecem o desempenho do colaborador, respeitando sua singularidade, o resultado tende a ser benéfico para ambos os lados. As pessoas autistas se sentem mais à vontade e, nesses espaços de acomodações, seu trabalho é mais efetivo. Surpreendentemente, às vezes, basta que a possibilidade de adaptações esteja disponível para que alguém se sinta atendido.

> Eles fizeram algum ajuste para você no trabalho? Perguntaram-me se eu gostaria de ter acomodações, mas como sou recém-diagnosticada, não entendo o que preciso nesse sentido. Ficou claro que esta não era uma conversa isolada e que poderíamos revisitar o assunto a qualquer momento, o que foi reconfortante (Munieba – NAS, 2023, p. 24).

Seguindo a nossa proposta de dar voz às autistas, o relato de Munieba pode inspirar uma parte da comunidade. Sabemos que, no caso, trata-se de uma autista com superdotação, apaixonada por matemática, que vive em um país desenvolvido. De toda forma, podemos aprender com ela e aplicar algumas sugestões conforme o nosso conjunto de hiperfocos e competências.

> Que conselho você daria a outras pessoas que desejam iniciar uma função semelhante? Vá em frente. Na engenharia, e, particularmente, na análise de segurança, realmente acho que meu autismo é um ponto forte. Você precisa ser orientado para os detalhes, com fortes habilidades analíticas, pensamento lógico. Honestidade e integridade são fundamentais para a segurança. Todas essas características foram ativos realmente poderosos em minha função e me permitiram crescer muito rapidamente (Munieba – NAS, 2023, p. 24).

Longe da Rolls-Royce, nossa realidade brasileira expõe graves desafios enfrentados por autistas, independentemente do gênero, formação, cultura e nível de suporte. As vagas para pessoas com deficiência muitas vezes são uma opção bem recebida por autistas, mas não são suficientes. Sem o diagnóstico formal, esse recurso fica indisponível. As acomodações efetivas frequentemente exigem solicitações burocráticas e também não são acessíveis a todos. Enfim, o emprego formal pode ser um sonho distante para grande parte dos autistas. No entanto, a nossa fonte de esperança tem sido justamente o estudo sobre as peculiaridades do neurodesenvolvimento. Visto que muitas mães de crianças autistas e as próprias autistas costumam se encantar pelo tema da neurodiversidade, observamos que, eventualmente, a realização profissional vem da aplicação do seu conhecimento acumulado a partir do engajamento ativo nesse interesse especial. Em nossos treinamentos, várias profissionais com experiência pessoal em autismo compartilham o relato de terem finalmente encontrado acolhimento, independência e propósito de vida.

Percebemos que, com o apoio do grupo, muitas mulheres autistas ganham coragem para fazer vídeos, falar em público e exercer a sua profissão nas áreas da saúde e educação. Pelos seus filhos, ou por uma causa maior do que elas, a motivação supera o desconforto e muitas conseguem criar o seu próprio território ocupacional, ajudando outras famílias atípicas de maneira personalizada, sem a pressão externa tão comumente experimentada em carreiras organizacionais. Por isso, sempre pensamos em oferecer um espaço seguro para os estudos e treino de habilidades sociais, em que todos possam contribuir a seu modo e aceitar a ajuda dos colegas. Inclusive, ter a sua tribo, um grupo de pessoas focadas em objetivos semelhantes, é outro preditor de sucesso e tranquilidade.

Referências

BURY, S. M. et al. Employment profiles of autistic people: An 8-year longitudinal study. *Autism*, p. 13623613231225798, 2024.

CIMERA, R. E. et al. The costs of services and employment outcomes achieved by adults with autism in the US. *Autism*, v. 13, n. 3, p. 285-302, 2009.

CHEN, J. L. et al. Trends in employment for individuals with autism spectrum disorder: A review of the research literature. *Review Journal of Autism and Developmental Disorders*, v. 2, p. 115-127, 2015.

DAVIES, J. et al. Career progression for autistic people: A scoping review. *Autism*, p. 13623613241236110, 2024.

ELCHESON, J. et al. *Spectrum women: Walking to the beat of autism*. Jessica Kingsley Publishers, 2018.

GEMMA, N. Reconceptualising 'reasonable adjustments' for the successful employment of autistic women. *Disability & Society*, v. 38, n. 6, p. 944-962, 2023.

HOWLIN, P. et al. Autism spectrum disorder: Outcomes in adulthood. *Current opinion in psychiatry*, v. 30, n. 2, p. 69-76, 2017.

HAYWARD, S. et al. Challenges for females with high functioning autism in the workplace: a systematic review. *Disability and rehabilitation*, v. 40, n. 3, p. 249-258, 2018.

HAYWARD, S. et al. "I would love to just be myself": What autistic women want at work. *Autism in Adulthood*, v. 1, n. 4, p. 297-305, 2019.

NATIONAL AUTISTIC SOCIETY (NAS). "My autism is a Strength". *Your Autism Magazine*, vol 57, No 4. 2023.

STEINHAUSEN, H.-C. et al. A systematic review and meta-analysis of the long-term overall outcome of autism spectrum disorders in adolescence and adulthood. *Acta Psychiatrica Scandinavica*, v. 133, n. 6, p. 445-452, 2016.

TAYLOR, J. L. et al. Sex differences in employment and supports for adults with autism spectrum disorder. *Autism*, v. 23, n. 7, p. 1711-1719, 2019.

34

O DIAGNÓSTICO TARDIO E OS DIREITOS DA MULHER AUTISTA

Este capítulo tem como objetivo trazer segurança a mulheres autistas que venham a receber o seu diagnóstico tardio. Em muitos casos, o diagnóstico tardio vem após o diagnóstico de um filho; em outros, é revelado a mulheres que sentiam dificuldades com a vida em sociedade. Independentemente de como você obteve conhecimento de que tem a condição de autismo, este capítulo a libertará do medo de perder a guarda de seus filhos em razão do diagnóstico; trará segurança jurídica para a tomada de decisões negociais, patrimoniais ou existenciais e a auxiliará na garantia de um ambiente de trabalho, de fato, inclusivo, que respeite você como mulher. Vamos comigo nesta leitura?

VANESSA FIOREZE FONTES

Vanessa Fioreze Fontes

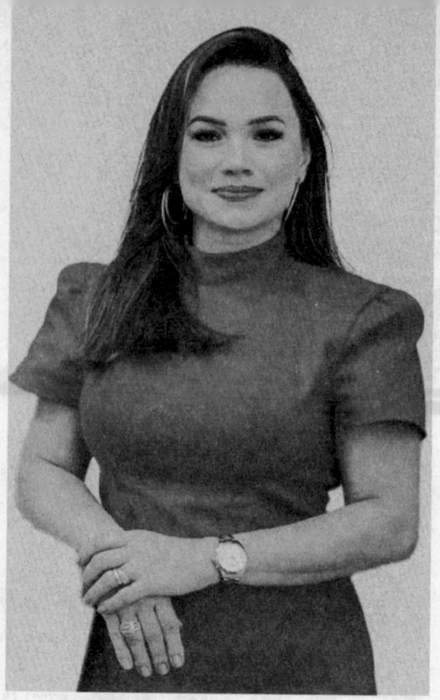

Advogada; CEO do Escritório Fioreze Advocacia; Especialista em Direito da Saúde. Ex-secretária adjunta de educação do Município de Foz do Iguaçu-PR. Mamãe do Ian e da Antonela e esposa do grande Ivan.

Contatos
www.fiorezeadvocacia.com.br
fiorezeadvocacia@gmail.com
Instagram: @vanessafioreze.adv
45 99932 7206

O diagnóstico tardio e os direitos da mulher autista

Sou adulta e recebi o diagnóstico de autismo de modo tardio. E agora? É comum quando falamos de autismo ou TEA pensar exclusivamente nos direitos de crianças em plena fase de desenvolvimento ou na busca pelo tratamento multidisciplinar.

Entretanto, quando a identificação do autismo é feita em uma adolescente ou mulher adulta, os questionamentos são inúmeros, principalmente quanto à fruição de direitos e à manutenção de sua autonomia.

Tais como: Perderei a minha capacidade civil? Perderei a guarda do meu filho? Serei prejudicada no cargo que exerço? Corro risco de desemprego? Posso ser sócia de uma empresa? Vou continuar com a minha habilitação para dirigir?

Pode parecer clichê, mas "o recebimento do diagnóstico tardio não é o fim. É o começo para o exercício pleno de seus direitos". Desde que ocorra a apropriação adequada de informações, como você está fazendo com a leitura desta obra.

Do amparo legal

A premissa básica para a fruição de direitos é o conhecimento. E é por intermédio deste que você como adulta autista terá de fato a sua individualidade e seus desejos respeitados.

Uma das bases legais é a Convenção Internacional sobre os Direitos das Pessoas com Deficiência e seu Protocolo Facultativo, assinados em Nova York, em 30 de março de 2007, promulgada em 2009 pelo Decreto 6.949, e recepcionada pelo Brasil com status de Emenda Constitucional.

A Lei Brasileira de Inclusão da Pessoa com Deficiência (Estatuto da Pessoa com Deficiência), Lei nº 13.146/15 e a Lei Berenice Piana, cuja legislação instituiu a Política Nacional de Proteção dos Direitos da Pessoa com Transtorno do Espectro Autista e alterou o § 3º do art. 98 da Lei nº 8.112, de 11 de dezembro de 1990, Lei nº 12.764/12, também servem de amparo.

Essas são as legislações principais utilizadas em favor de pessoas autistas no Brasil. Entretanto, a própria Constituição Federal de 1988 e legislações esparsas também são aplicadas na garantia de direitos de pessoas autistas.

É importante lembrar, que para todas as garantias de direitos de pessoas autistas, o reconhecimento de autismo é equiparado a uma deficiência para todos os fins legais, muito embora o autismo seja uma condição.

Dito isso. Quando temas sensíveis como: guarda, tomada de decisão apoiada e trabalho inclusivo estão em discussão, além das leis acima descritas, utiliza-se também o Código Civil de 2002.

Da guarda dos filhos, mãe autista

Diuturnamente, quando uma mulher, mãe, tem o conhecimento de que é autista, a primeira insegurança que surge é quanto ao exercício do poder familiar, a manutenção da família e os cuidados com os filhos.

Tal insegurança aumenta se o que está em jogo é a guarda de seu filho. Será que por eu ser autista posso perder a guarda do meu filho?

É preciso pontuar. Você, como mulher e autista possui plena capacidade para todos os atos da vida civil, desde que mantido o discernimento para a prática desses atos.

Impõe cautela salientar que alguns atos da vida civil, e em razão de algumas situações previstas em lei, a capacidade civil pode sofrer restrições. Se a proibição é total, a incapacidade diz-se absoluta (casamento para menores de 16 anos). Se a proibição é parcial, haverá a incapacidade relativa (casamento entre 16 e 18 anos mediante aprovação dos pais).

No caso de uma mãe, a sua condição de autista não é justificativa para a perda da sua capacidade civil e, consequentemente, para a perda da guarda de seu filho, pois, no momento da definição da guarda, o que será levado em conta pelo representante do Ministério Público e pelo Juiz que acompanha o caso é o melhor interesse da criança e se essa mãe de fato possui condições de manter a saúde e integridade física de seu filho, garantindo à criança a fruição de direitos e o pleno desenvolvimento físico e emocional.

Eis decisão judicial nesse sentido:

> Agravo de instrumento. Ação de regulamentação de guarda. Decisão que deferiu a guarda provisória unilateral do filho em favor da genitora. Inconformismo do genitor. Descabimento. Inexistência

> de elementos de convicção que indiquem a falta de condições da genitora em continuar cuidando da criança. Guarda compartilhada que, no momento, não atende ao melhor interesse da criança. Decisão mantida. Agravo não provido[1].

Desse modo, a preocupação da mãe autista deverá ser exclusivamente quanto à manutenção de sua condição de cuidados, ou seja, quanto a sua capacidade de proporcionar ao filho a assistência educacional, material e emocional. Sempre mantendo uma rotina saudável para criança e o respeito ao seu pleno desenvolvimento.

Sendo respeitadas essas premissas básicas, e sempre levando em consideração o melhor interesse da criança, o diagnóstico tardio da genitora não será justificativa para a perda da guarda de seu filho ou para colocar em "check" as suas possibilidades de cuidados com o seu filho.

A tomada de decisão apoiada

Pessoas autistas possuem os mesmos direitos de todos os cidadãos brasileiros, sejam direitos assegurados pela Constituição Federal de 1988 ou legislações nacionais como: direito à vida, à liberdade, à igualdade, à segurança, à educação, à saúde, à alimentação, ao trabalho, à moradia, ao transporte, ao lazer, à segurança, dentre outros.

Muitos questionamentos quanto à capacidade civil diante da identificação tardia do autismo surgem. Isso em decorrência da equiparação legal da pessoa autista a pessoas com deficiência.

Entretanto, o legislador tem buscado preservar a capacidade civil de pessoas com deficiência/pessoas autistas, e para isto criou o instituto da "tomada de decisão apoiada", inserida no artigo 1.1783-A do Código Civil, em decorrência do artigo 116 do Estatuto da Pessoa com Deficiência.

Esse instituto é destinado à pessoa autista plenamente capaz, que apresente vulnerabilidade acentuada na tomada de decisões patrimoniais e negociais, ou seja, que necessite da figura de um apoiador, porém isso não significa que ela tenha algum comprometimento em suas funções cognitivas.

A tomada de decisão apoiada é um processo com natureza de jurisdição voluntária, ou seja, iniciado por vontade da pessoa autista adulta.

Nesse processo, a pessoa autista elegerá pelo menos duas pessoas de sua confiança, com as quais possua vínculo efetivo e que sejam consideradas

1 (TJ-SP - AI: 22742736320228260000. Data de Publicação: 27/04/2023)

idôneas, as quais terão a função de fornecer apoio na tomada de decisões que envolvam alguns atos da vida civil.

Os apoiadores nomeados judicialmente fornecerão informações e "conselhos" de modo a auxiliar, principalmente, na tomada de decisões que envolvem bens, patrimônios e/ou em atos negociais.

É importante frisar que o apoiador tem a função de prestar esclarecimento e colaboração, com o fim de auxiliar no afastamento de barreiras sociais (sobretudo na comunicação), de modo a permitir que a pessoa autista apoiada possa livremente decidir.

No entanto, não há impedimento que apoiadores auxiliem na tomada de decisões existenciais como: casamento, divórcio, planejamento familiar, educação, saúde, dentre outros atos.

No ato processual será apresentado um termo com os limites do apoio e como esse ocorrerá em favor da pessoa autista, incluindo prazo de vigência, ou seja, até onde terá a intervenção dos apoiadores e em quais atos da vida civil, mantendo-se o respeito à vontade do apoiado. Também constarão no termo quais serão as obrigações dos apoiadores.

E se houver discordância de entendimento entre apoiado e apoiadores?

No negócio jurídico, caso haja divergência de opiniões entre apoiado e apoiadores, o Juiz decidirá, após a oitiva do membro do Ministério Público, qual será a melhor conduta.

Além do mais, se os apoiadores agirem com negligência ou não cumprirem com as obrigações convencionadas no termo firmado entre apoiado e apoiadores, é possível que o apoiado faça uma denúncia, ou mediante denúncia de terceiro, que sejam substituídos os apoiadores, desde que procedentes os fatos.

Por fim, os apoiadores possuem deveres em relação à pessoa apoiada, podendo responder caso haja prejuízos causados à pessoa autista por negligência, imprudência ou imperícia; podendo também requerer a sua exclusão, cujo pedido será submetido ao apoiado, à manifestação judicial e a nomeação de novo apoiadora.

Na prática, qual é a diferença entre curatela e tomada de decisão apoiada?

A curatela é indicada quando há severo comprometimento psíquico para a expressão ou manifestação de vontade. Já a tomada de decisão apoiada é um ato personalíssimo, levando em consideração que a pessoa autista possui plena capacidade para os atos da vida civil, mas que necessitará de apoio em apenas alguns momentos de sua vida.

Notou?

A tomada de decisão apoiada é bem mais elástica que a curatela ou a tutela, pois visa o estímulo à manutenção da plena capacidade civil, permite que haja a permanência da capacidade de agir da pessoa autista, sem que o apoiado perca o seu poder de autodeterminação ou que sofra o estigma social da curatela e sua relação com a incapacidade civil.

Do ambiente de trabalho inclusivo

O direito brasileiro assegura não só a inserção de pessoas com deficiência ao mercado de trabalho, mas também a sua manutenção no ambiente laboral.

Fez isso por intermédio da Lei 8.213/91, que no seu artigo 93, estabelece que empresas com mais de 100 empregados, tenham um percentual 2% a 5% dos cargos preenchidos por pessoas com deficiência.

O descumprimento dessa lei poderá ensejar na aplicação de multa, cujo valor pode ser elevado, dependendo do caso concreto e da gravidade da infração.

É de se registrar que a Constituição Federal, em seu artigo 37, inciso VIII, também estabeleceu a reserva de vagas para cargos e empregos a pessoa com deficiência e a Lei 8.112/90 prevê a reserva de até 20% das vagas oferecidas nos concursos a pessoas com deficiência.

Sim. Mas qual a relação direta de tais legislações com o diagnóstico tardio de autismo?

Cumpre salientar que a condição de autismo é personalíssima, compete somente à pessoa autista revelar ou não o seu diagnóstico.

Entretanto, quando a pessoa opta por revelar que é autista, no seu local de trabalho haverá a necessidade de modificação do seu assentamento, seja no quadro de servidores públicos ou no quadro de funcionários de uma empresa privada, pois, como já mencionado anteriormente, a pessoa autista é equiparada à pessoa com deficiência para todos os fins legais.

Sendo assim, tanto a mulher que obteve o conhecimento que é autista, quanto à empresa ou instituição pública na qual trabalhe a autista, deverão cumprir suas obrigações e também terem os seus direitos respeitados.

A funcionária autista passará a constar nos assentamentos da empresa ou instituição na qual trabalhe como pessoa com deficiência e deverá ter o seu ambiente de trabalho adaptado à sua condição e às suas necessidades.

Por exemplo: uma funcionária autista com sensibilidade auditiva poderá ser transferida para um posto de trabalho de baixo ruído e sons ou com menor fluxo de pessoas.

Nesse caso, é necessário que seja observado o que dispõe a Lei Brasileira de Inclusão (Lei 13.146, de 06/07/2015), a qual sinaliza expressamente quanto à necessidade da oferta de um ambiente acessível e inclusivo para o trabalhador com deficiência, sendo passível, inclusive, a condenação por dano moral do empregador que não cumprir essa exigência legal.

A rigor, a pessoa autista tem direito ao trabalho de sua livre escolha e aceitação, em um local de trabalho acessível e inclusivo, em igualdade de oportunidades com os demais funcionários ou servidores, incluindo igualdade de remuneração, sendo de obrigação do empregador privado ou de qualquer natureza, a garantia de ambientes de trabalho acessíveis e aptos a receberem autistas.

Com efeito, as empresas públicas e privadas não podem restringir o trabalho de uma empregada que receba o diagnóstico tardio de autismo, seja no momento do recrutamento, da seleção, da admissão ou da contratação, exigindo dessa candidata formação, aptidão que não é exigida dos demais candidatos, ou aptidão plena.

Também é vedada qualquer restrição à pessoa autista que impeça a sua permanência no ambiente laboral em razão de sua condição; é vedado o impedimento à sua ascensão profissional ou reabilitação, em razão de sua condição de autismo, sendo considerado crime de discriminação qualquer prática que não assegure um ambiente de trabalho inclusivo.

Considerações finais

Agora que você já se apropriou de alguns dos seus direitos, é importante salientar que ainda existem muitos outros garantidos ao longo da vida das mulheres autistas. Este capítulo é apenas o início de uma longa jornada; ele serve como uma chave para a aquisição de conhecimento e para a manutenção daqueles direitos que você sempre soube que possuía, mas que só agora foram revelados a você, embora tardiamente.

Desejo que as informações encontradas neste livro sirvam não apenas como uma oportunidade de autoconhecimento, mas também como uma ferramenta para fazer com que as pessoas ao seu redor a respeitem como sujeito de direitos, indivíduo, mulher e autista. Que sua atuação seja sempre marcada por delicadeza e coragem. Lembre-se de que o conhecimento adquirido é um poderoso aliado na luta pela igualdade e inclusão, e que você merece ser tratada com dignidade e respeito em todos os aspectos de sua vida.

Referências

ALMEIDA, V. *A capacidade civil das pessoas com deficiência e os perfis da curatela*. 2. ed. Belo Horizonte: Fórum, 2021. ps.280 a 292.

BRASIL. [Constituição (1988)]. *Constituição da República Federativa do Brasil* de 1988. Disponível em: <https://www.planalto.gov.br/ccivil_03/constituicao/constituicao.htm>. Acesso em: 05 fev. de 2024.

BRASIL. Lei nº 10.406, de 10 de janeiro de 2002. Institui o Código Civil. Diário Oficial da União: seção 1, Brasília, DF, ano 139, n. 8, p. 1-74, 11 jan. 2002.

BRASIL, Lei nº 12.764, de 27 de dezembro de 2012.Institui a Política Nacional de Proteção dos Direitos da Pessoa com Transtorno do Espectro Autista; e altera o § 3º do art. 98 da Lei nº 8.112, de 11 de dezembro de 1990. Disponível em: <http://www.planalto.gov.br/ccivil_03/_ato2011-014/2012/lei/l12764.htm>. Acesso em 10 fev. de 2024.

BRASIL. Lei nº 13.146, de 06 de julho de 2015. Institui a Lei Brasileira de Inclusão da Pessoa com Deficiência (Estatuto da Pessoa com Deficiência). Disponível em: <http://www.planalto.gov.br/ccivil_03/_ato2015-2018/2015/lei/l13146.htm>. Acesso em 05 fev. de 2024.

https://www.jusbrasil.com.br/jurisprudencia/tj-sp/1824429602.(TJ-SP - AI: 22742736320228260000 Araçatuba, Relator: Pedro de Alcântara da Silva Leme Filho, Data de Julgamento: 26/04/2023, 8ª Câmara de Direito Privado, Data de Publicação: 27/04/2023). Acesso em 13 fev. de 2024.

35

GERAÇÃO INVISÍVEL
PREJUÍZOS DO SUBDIAGNÓSTICO

Se a angústia é o afeto desconectado de um nome, vamos usar as nossas melhores palavras para compartilhar as nossas vivências e... deixar a angústia ir embora de maneira saudável!
Lygia Pereira.

CLAUDIA LOBO CESAR

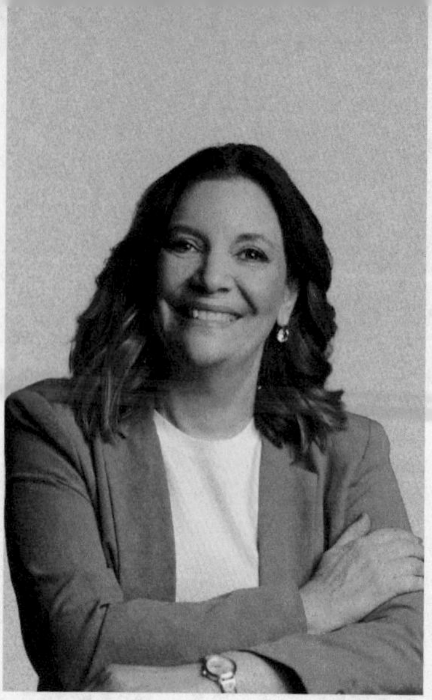

Claudia Lobo Cesar

Graduação em Medicina pela UFSM-RS. Especialização em Pediatria pelo HIDV, titulada pela SBP. Subespecialização em Alergia e Imunologia Pediátrica pelo HC-Unicamp, titulada pela ASBAI. Subespecialização em Homeopatia pela APH. Formação e certificação em Neurodesenvolvimento com foco no Autismo. CEO da Labene Clínica e Vacinas. Compromisso com o bem-estar e o desenvolvimento integral das crianças.

Contatos
dracláudialobo1@gmail.com
Instagram: @dra.claudialobocesar
YouTube: @draclaudialobocesar
Facebook: Claudia Lobo Cesar

Após ter adquirido maior conhecimento sobre o transtorno do espectro autista e, particularmente, sobre o espectro feminino, por vários motivos comecei a recordar histórias passadas de meninas que atendi e que ainda atendo em meu consultório, com relatos de como se sentem diferentes, não conseguem ter amigas, muitas vezes, ficam sozinhas no recreio ou não conseguem engrenar em um bate-papo, isolando-se do grupo. Durante esses relatos, lágrimas silenciosas escorrem de seus rostos.

Todas essas meninas foram posteriormente diagnosticadas com transtorno do espectro autista (TEA). Hoje, com um maior domínio sobre o assunto, já consigo ter um olhar diferente para elas, e tento assegurar-lhes um futuro mais promissor por meio do diagnóstico precoce e orientando intervenções mais adequadas para cada caso.

Procuro acompanhar profissionais que se empenham muito para desvendar os segredos que dificultam o diagnóstico dessas mulheres, que foi quando me deparei pela primeira vez com o termo "geração invisível ou geração perdida das mulheres autistas" (LYGIA PEREIRA, 2023).

O que significa então "geração invisível"?

> O transtorno do espectro autista (TEA) é um transtorno complexo do neurodesenvolvimento, mais facilmente identificado durante a infância, mas muitas vezes passa despercebido, levando a um diagnóstico tardio, principalmente em meninas com sinais e sintomas mais leves e atípicos em relação aos meninos. Essas meninas não são diagnosticadas ou recebem de maneira errada outras devolutivas como: depressão, transtorno de ansiedade generalizada, transtorno bipolar, transtorno de personalidade borderline, entre outros. Esse viés de gênero no diagnóstico e na compreensão do espectro levou a comunidade autista a usar a expressão "geração perdida" ou "geração invisível" (LYGIA PEREIRA, 2023).

Leia a seguir o relato de uma mulher autista, o qual compartilho para que se tenha uma ideia do que representa esse diagnóstico tardio:

E.C.S. 35 anos

"Desde pequena me sentia diferente das outras crianças, por exemplo, na hora do recreio eu ficava trancada no banheiro da escola, chorando porque não conseguia fazer amizades. Fui crescendo e me tornei uma pessoa muito insegura a ponto de ser habilitada e não dirigir. Fui diagnosticada primeiramente como maníaco-depressiva, tinha depressão, desânimo e uma série de inseguranças. Depois veio o diagnóstico de bipolar, pois mudava meu humor com certa frequência e aí comecei a tomar vários remédios, tanto para ansiedade quanto oscilação de humor e também para depressão. Tive diversos relacionamentos, mas não parava com ninguém. Muita dificuldade em confiar, muita insegurança em mim mesma, medo de me abandonarem. Deixei os remédios e fui viver sem eles, porém os sintomas ainda persistiram. Resolvi ir em um psiquiatra diferente e veio o diagnóstico de borderline. Desde então, tomava uma série de remédios. Tive um bebê e ele hoje tem 2 anos e 9 meses e é autista. Minha psicóloga me incentivou a fazer um exame neuropsicológico quando fui diagnosticada também com autismo. Hoje, tomo remédios mais bem direcionados para o meu caso e estou bem controlada, mas o diagnóstico tardio me levou a vários diagnósticos errados, remédios em excesso, prejuízo social, entre outros."

E por quais razões as meninas e mulheres autistas são subdiagnosticadas?

A camuflagem da interação social prejudicada é apontada como um dos principais fatores responsáveis pelo atraso no diagnóstico das meninas. Esta se refere a um conjunto de estratégias conscientes ou inconscientes, explicitamente aprendidas ou implicitamente desenvolvidas pelo próprio indivíduo com TEA, mascarando os comportamentos característicos do espectro. O objetivo desse comportamento possui relação direta com o intuito de adaptação e de atender às expectativas dos mais diversos contextos sociais (HULL; PETRIDES; MANDY, 2020).

A camuflagem pode ser adotada por ambos os gêneros, porém, há um predomínio em meninas, especialmente em adolescentes e mulheres adultas.

Um estudo de Judith Gould (2017) foi realizado nas escolas, por meio da observação detalhada da interação das pessoas com seus pares, no qual foi possível identificar diferenças de gênero no comportamento social daqueles diagnosticados com TEA. Neste trabalho, foi possível concluir que as meninas com o transtorno passavam uma quantidade significativa de tempo conversando com seus grupos de amigas, porém, não foram capazes de ajustar o comportamento a fim de se alinharem com as normas do grupo, mostrando que o uso de camuflagem para mascarar os desafios sociais provocaria um estado de risco com relação ao diagnóstico precoce de TEA no sexo feminino.

Outro estudo bastante interessante diz respeito aos diferentes efeitos sobre a genética no autismo, no qual evidenciou-se um fator protetor nas meninas (ZHANG et al., 2020).

O TEA, com suas características atuais associadas às descrições dos principais sistemas de classificação diagnóstica, baseia-se principalmente em observações e investigações sobre o sexo masculino, ocasionando a falta de sensibilidade necessária para identificar mulheres autistas. Conforme já citado anteriormente, o sexo feminino desenvolve uma maior aptidão, desenvolve maior capacidade compensatória por meio do desenvolvimento de métodos sofisticados de camuflagem e mascaramento (RYNKIEWICZ et al., 2019; LAI; BARON-COHEN, 2015).

Então, quais são as consequências desse diagnóstico tardio na vida dessas mulheres?

> O autismo no sexo feminino está associado a uma elevada comorbidade durante adolescência, incluindo ansiedade, tiques, depressão, elevada incidência de suicídio, distúrbios alimentares e elevadas taxas de outros problemas médicos (RYNKIEWICZ et al., 2019). As mulheres com autismo lutam frequentemente para manter um emprego a longo prazo, a menos que lhe seja prestado o apoio adequado. Como refere Hendrickx, as dificuldades resultam do estresse devido às complexidades sociais no local de trabalho, mas também da sobrecarga sensorial que experimentam e que decorre do autismo (RYNKIEWICZ et al., 2019).

A seguir, descreverei o relato de outra mulher com TEA de alto funcionamento para que, mais uma vez, possibilite o reconhecimento dos prejuízos relacionados ao diagnóstico tardio.

A.R. 32 anos

"Meu diagnóstico saiu há dois anos e meio, tardio em relação a todas as características que eu apresentei, em especial, crises e marcha equina. Minha infância foi repleta de autodidatismos; ler, escrever por exemplo, chegaram com três anos e meio; posteriormente, a escola se tornou algo desinteressante e dificultosa na mesma proporção; a objeção na interação social era chamada de timidez pelo olhar das professoras; a questão sensorial (que se mantém até atual data) de não conseguir mastigar alimentos que não estejam 'ao dente', eram vistos como frescura, mas a inteligência era notada e foi marcada por consecutivas medalhas de melhor aluna da escola. Na adolescência chegaram as crises, choros incessantes, a dor de não pertencer a nenhum grupo social, o baixo limiar às frustrações que as tentativas de interações traziam, e logo veio o primeiro e mais errôneo diagnóstico: depressão e fuga! Depressão caracterizada pelas crises e dificuldades sociais e fuga por ter hiperfoco em estudar! Com o passar dos anos, a tecnologia e o acesso à informação vieram de maneira veloz e assertiva (pelo menos no meu caso); comecei a faculdade de pedagogia e fui a única da sala a me interessar por fazer intervenção em meninas diagnosticadas com Asperger! Ao me aprofundar no tema, me deparei com muitas características, mas elas caíram no esquecimento. Mais tarde, estudando e me especializando, avistei um tema recente, porém, com número aumentado significativamente, o TEA! Entre uma descoberta e outra, encontrei escalas das quais pude responder antes de procurar um especialista; após tamanhas pontuações, resolvi me abrir para o autoconhecimento, onde realizei as sessões de neuropsicologia, posteriormente saiu o tão esperado laudo; assim, costumo dizer informalmente que "positivei para o autismo", o que, de fato, me trouxe um alívio imediato, em conjunto com um luto e muito conhecimento. Depois veio a aceitação, da qual me trouxe o sentimento de pertencer a um grupo de pessoas das quais eu sempre procurava e nunca me encaixava; tenho hiperfocos espaçados, sensibilidade, alguma rigidez à rotina ou a algum planejamento que não ocorre da forma como ilustrei. As terapias me ajudaram bastante com as crises, hoje elas existem de maneira espaçada, e com ferramentas suficientes para que eu consiga identificar o gatilho e ter automanejo para não ultrapassar os limites que eu mesma impus! Atualmente, eu levanto a bandeira do TEA, luto pela causa, tranquilizo pais com o recebimento do diagnóstico dos filhos, faço intervenções em crianças atípicas e naquelas que apresentam hipótese diagnóstica. Hoje posso abrir meu jeito de ser e pensar sem receio do julgamento externo, pois eu entendo e aceito que penso, sinto, vejo e compreendo tudo de modo 'diferente', assim como qualquer ser humano."

As crianças autistas tornam-se adolescentes, adultas e, mais tarde, idosas autistas. Portanto, devemos nos perguntar: como podemos ajudá-las?

Seja qual for o nível de suporte oferecido para a mulher com TEA, fica claro que precisamos repensar nosso modo de ver enquanto sociedade. As mulheres autistas devem ter os mesmos direitos a intervenções e benefícios concedidos, afinal de contas, o autismo não termina na infância.

Faz-se necessário o desenvolvimento de ferramentas mais sensíveis, a fim de serem utilizadas no diagnóstico do espectro feminino, além de difundir as que já existem e são utilizadas pelos profissionais especializados por meio de questionários, sendo estes os seguintes questionários: *checklist* para compensação (HAPPÈ et al., 2020) e o CAT-Q, o qual avalia a camuflagem dos traços autísticos (HULL et al., 2019).

Dessa forma, é importante destacar que a ausência da precocidade desse diagnóstico ocasiona demasiados prejuízos na vida dessas mulheres.

No entanto, quando avaliadas de maneira correta, permite-se antecipar o tratamento com a finalidade de reduzir as dificuldades que essas mulheres com autismo experimentam, permitindo melhoria na avaliação de suas necessidades, abrangendo a área da saúde, lazer, trabalho e relações sociais. (RYNKIEWICZ et al., 2019).

Se faz necessário também o planejamento escolar, a fim de intervir, após a compreensão e necessidades dos autistas, com ações que possam ajudar os meninos e meninas a se encaixarem no cenário social da escola, compreendendo que é no domínio social que as meninas mais se esforçam. Um cenário social deve ser concebido para reconhecer as dificuldades que as meninas enfrentam, devendo fazer parte do currículo nacional (GOULD; ASHTON-SMITH, 2011).

Como deve ser realizada a abordagem nas mulheres autistas?

São no mínimo necessárias para os autistas nível 1 de suporte, os quais se apresentam com sintomas menos óbvios, a terapia cognitivo-comportamental ou mesmo o ABA, os quais devem se tornar um foco direcionado para treino de habilidade social, assim como a terapia ocupacional, caso necessitem pela apresentação de transtornos sensoriais e impostação de voz.

Essas mulheres devem estar em nosso radar, acompanhadas de um suporte eficiente para o ingresso destas no mercado de trabalho e o desenvolvimento de suas habilidades de comunicação e interação.

Deve-se dar destaque ao fato de que o autismo, por ser uma condição para a vida toda, compreender seu funcionamento em cada fase da vida e em ambos os gêneros é uma condição para proporcionar qualidade de vida e inclusão social das pessoas com autismo.

Em conclusão, é possível afirmar que as mulheres as quais se enquadram nas chamadas "geração invisível" ou "geração perdida" têm sido privadas da oportunidade de viver plenamente suas potencialidades e de contribuir para a sociedade com seus talentos e habilidades. Dessa forma, torna-se urgente a ampliação e a conscientização sobre o TEA feminino, investindo em pesquisas e na disseminação de informações para o maior número de profissionais e serviços especializados, a fim de que possam atender as necessidades dessas mulheres.

Referências

BAKER, A. R. Invisible at the End of the Spectrum: Shadows, Residues, 'Bap', and the Female Aspergers Experience. *Proc. Conf. Autism Unlocking Potential.* 2003; 6:1–14.

GOULD, J. Towards understanding the under-recognition of girls and women on the autism spectrum. *Autism*. 2017 Aug;21(6):703-705.

GOULD, Judith; ASHTON-SMITH, J. (2011). Missed diagnosis or misdiagnosis? Girls and women on the autism spectrum. *Good Autism Practice* (GAP). 12.

HULL, L.; PETRIDES, K, V.; MANDY, W. The female autism phenotype and camouflaging: a narrative review. *Review Journal of Autism and Developmental Disorders*, p. 1-12, 2020.

LAI, M. C., BARON-COHEN, S. Identifying the lost generation of adults with autism spectrum conditions. *Lancet Psychiatry*. 2015 Nov;2(11):1013-27.

RYNKIEWICZ, A.; JANAS-KOZIK, M.; SŁOPIEŃ, A. Girls and women with autism. *Psychiatr Pol.* 2019 Aug 31;53(4):737-752. English, Polish.

ZHANG, Y.; LI, N.; LI, C.; ZHANG, Z.; TENG, H.; WANG, Y.; ZHAO, T.; SHI L.; ZHANG, K.; XIA, K.; LI, J.; SUN, Z. Genetic evidence of gender difference in autism spectrum disorder supports the female-protective effect. *Transl Psychiatry.* 2020 Jan 15;10(1):4.

36

O IMPACTO GEOGRÁFICO DA REGIÃO AMAZÔNICA NO SUBDIAGNÓSTICO DO AUTISMO

Também existem meninas autistas indígenas e ribeirinhas. Entretanto, se já é difícil o diagnóstico na cidade, na Amazônia, o processo de rastreio e suporte tende a ser ainda mais desafiador. O subdiagnóstico do TEA torna a cunhantã vulnerável a todo tipo de violência, elas não enfrentam só o banzeiro e a força da natureza, mas o diagnóstico tardio e a gravidade dos sintomas por falta de suporte.

ALESSANDRA ALENCAR
ALINE PADILHA

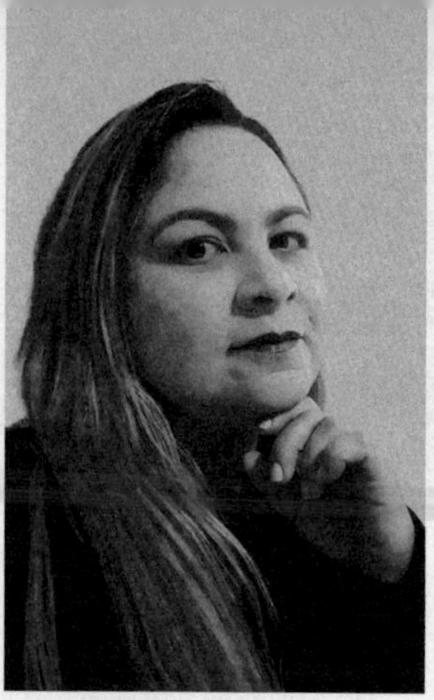

ALESSANDRA ALENCAR

Graduada em Medicina pela Universidade do Estado do Amazonas (2010). Pós-graduanda em Transtorno do Espectro Autista (CBI of Miami) e Direito Médico (Legale). Certificação Masruha e Castro em Transtornos do Neurodesenvolvimento. Atua nas áreas de urgência/emergência e perícia médica.

Contatos
alencarale@yahoo.com
11 94946 3631

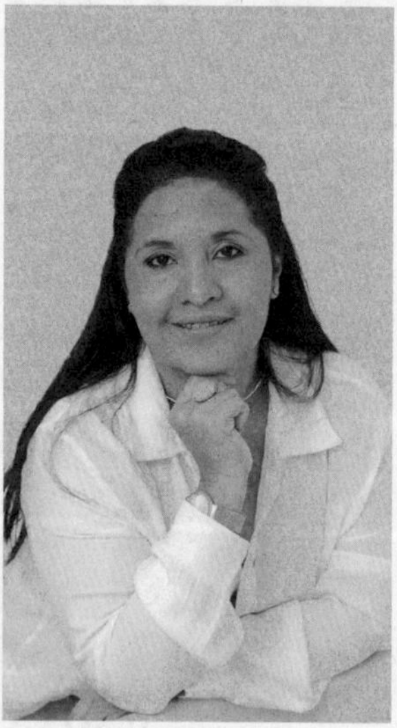

ALINE PADILHA

Graduada em Psicologia pela Universidade Nilton Lins (2011). Especialista em Avaliação Psicológica pelo IPOG (Instituto de Pós-graduação e Graduação) e Neuropsicologia pela ESP (Instituto de Especialização do Amazonas). Certificação Masruha e Castro em Transtornos do Neurodesenvolvimento. Atua na área de avaliação e intervenção neuropsicológica do transtorno do neurodesenvolvimento.

Contatos
https://formacaotnd.com.br/am/
alinerpadilha@gmail.com
92 98463 5324

O transtorno do espectro autista (TEA) é integrado no DSM-5-TR (2023) como distúrbio do neurodesenvolvimento conhecido por ocasionar o desenvolvimento atípico nos indivíduos e pelas manifestações comportamentais e dificuldades de comunicação e interação deles. Durante muito tempo, a compreensão e a identificação do autismo foram predominantemente focadas em características observadas em meninos. Isso porque as manifestações no público feminino tendem a ser singulares e excepcionais daquilo que é apresentado no sexo masculino. Entretanto, é de suma importância destacar a existência e a invisibilidade do autismo feminino, regularmente subdiagnosticado e menos compreendido (JI et al., 2023). Neste capítulo, abordaremos os desafios e as dificuldades enfrentadas por mulheres e familiares da Amazônia na busca do diagnóstico precoce do TEA, bem como na necessidade do acesso e reconhecimento das intervenções eficazes.

De acordo com o Centro de Controle e Prevenção de Doenças (CDC) dos Estados Unidos, o autismo afeta de 1% a 2% da população mundial (BERTAGLIA, s/d), e, no Brasil, aproximadamente dois milhões de pessoas têm o transtorno (ESTADO, s/d). A prevalência de autismo em mulheres pode ser maior do que se pensava anteriormente, segundo estudos recentes (DEAN, 2017).

As mulheres no espectro geralmente desenvolvem habilidades sociais de camuflagem, por meio da imitação de linguagens neurotípicas (verbais e não verbais) e compensam suas dificuldades nas interações sociais. Tal comportamento mascarado pode levar a um subdiagnóstico, uma vez que os profissionais de saúde não conseguem identificar os sinais que são comuns e que já estão no repertório de autistas considerados frequentes (WOOD-DOWNIE, 2021).

O diagnóstico de autismo em mulheres, na maioria das vezes, é adiado devido à falta de conscientização sobre as múltiplas especificações para o sexo feminino. Características como sensibilidade sensorial, interesses intensos e fixos e dificuldades na comunicação social podem ser menos evidentes ou mascaradas em meninas (MILNER, 2023).

A falta de compreensão do autismo feminino e o possível subdiagnóstico têm implicações significativas na saúde mental das mulheres no espectro (MARTINI, 2022). A busca pela liberdade social, combinada com o esforço constante para se enquadrar em padrões neurotípicos, pode resultar em níveis elevados de estresse, ansiedade e depressão. É essencial abordar essas questões, além da possibilidade do diagnóstico precoce para melhorar a qualidade de vida das mulheres autistas (BRADLEY, 2021).

O autismo em mulheres tem as suas nuances em função de tal camuflagem. Um detalhe é que esse comportamento de se camuflar está associado somente aos casos em que as pacientes comprovaram ter um alto quociente de inteligência (Q.I). As meninas conseguem disfarçar em alguns momentos os sintomas, por isso muitas delas conseguem estabelecer uma vida relativamente normal, seja no trabalho, nos estudos ou na vida pessoal (DEAN, 2023).

O autismo feminino é uma faceta única e complexa do espectro autista, exigindo uma abordagem sensível e individualizada. Superar os desafios no diagnóstico e promover intervenções adaptadas são passos cruciais para garantir que mulheres autistas alcancem seu pleno potencial. Para isso, o desenvolvimento de estratégias adaptativas, o apoio psicológico e os programas educacionais sensíveis ao autismo são essenciais para promover o bem-estar das mulheres no espectro. Além disso, a promoção do empoderamento, incentivando a proteção e celebrando as habilidades únicas que as mulheres autistas podem oferecer à sociedade é crucial para a visibilidade e a restituição da saúde de mulheres autistas.

Ainda há muito a ser descoberto sobre o autismo feminino, mas pesquisas recentes estão ajudando a aumentar a conscientização e a compreensão do transtorno. O IBGE incluiu um levantamento sobre autismo no Brasil no censo de 2022.

A falta de conhecimento específico sobre o TEA, a distância da capital e a falta de profissionais capacitados na cidade faz com que muitas famílias ribeirinhas tenham que adiar a investigação do diagnóstico correto, o que acaba por atrasar o início do tratamento. O diagnóstico do autismo é realizado por meio da avaliação do quadro clínico; atualmente não existem testes laboratoriais específicos para identificar o TEA ou um marcador biológico. Os instrumentos que podem auxiliar o diagnóstico são a Classificação Internacional de Doenças da Organização Mundial de Saúde (CID-10/11), o

Manual de Diagnóstico e Estatística de Doenças Mentais da Academia Americana de Psiquiatria (DSM-5-TR), escalas e testes neuropsicológicos que podem mapear e identificar os pontos fortes e fracos dos pacientes, aspectos cognitivos, funções executivas, nível de apoio do transtorno do espectro autista, comorbidades relacionadas, avaliar suas consequências na vida cotidiana e organizar o suporte adequado.

A comunidade ribeirinha – assim são chamadas as pessoas que vivem nas proximidades dos rios – depende diretamente dos recursos naturais (pesca, agricultura e artesanato) para a própria sobrevivência.

Não há dados municipais sobre o número de meninas com diagnóstico ou casos suspeitos de autismo. O acesso a atendimento médico é limitado ou inexistente.

O município de Canutama tem 16.689 pessoas e está a 1.320 km de distância da capital por via fluvial (INSTITUTO, 2023c).

A viagem de barco se torna a esperança da família, que vem à cidade grande para investigar o quadro da filha com atrasos no desenvolvimento.

Manaus possui 500 estabelecimentos de saúde, 299 são do serviço público (IBGE, 2009). Na capital, concentram-se os especialistas da neuropsicologia, neuropediatria e psiquiatria.

A dificuldade no interior do Amazonas para a menina autista gera danos irreparáveis por falta de um diagnóstico preciso e ausência de tratamento personalizado e especializado.

A telemedicina e o treinamento parental devem ser discutidos como forma de os municípios amazônicos minimizarem a ausência dos serviços terapêuticos e a dificuldade em ter e manter uma equipe multidisciplinar no interior do estado. Sabemos o quão oneroso é o tratamento do autismo.

São 57 neurologistas e 49 psiquiatras com inscrição ativa na capital para a demanda, que só cresce (CFM, 2023).

O diagnóstico chega e não há respostas sobre o início do tratamento multidisciplinar. A família pode ter o laudo em mãos, mas terá de voltar à terra de origem devido à falta de recursos financeiros. Essa menina não terá oportunidades para escola com inclusão e o mercado de trabalho.

Não sabemos o destino da menina amazônica, da menina cabocla, da menina indígena. As respostas se perdem ao olhar na direção da imensidão dos rios amazônicos com seus igarapés, que guardam em seus leitos os medos e as inseguranças.

Mudanças no corpo. Menstruação. Mamas. Pelos. A adolescência chegou. As dúvidas e a invalidação dos sentimentos fazem que essa menina seja mais introspectiva. No barranco do rio, ver que o tempo passa e as dificuldades para lidar com tantas demandas acumuladas por anos só aumentam, pioram o quadro ansioso.

A baixa escolaridade e baixos salários são a realidade de muitos municípios amazonenses. As famílias ribeirinhas dependem de políticas públicas para terem acesso ao básico, como saúde e educação.

Outro exemplo, Manacapuru, a 68 km de Manaus, tem acesso terrestre pela ponte Rio Negro (2011), com população de 101.883 pessoas (IBGE, 2022).

Esses dados têm relevância ao pontuarmos a necessidade de qualificação dos docentes sobre os transtornos do neurodesenvolvimento e aprendizagem. Sabemos, ainda, da necessidade de mediadores escolares capacitados para contribuir nas demandas da vida escolar. Os estudos mostram que a menina autista está mais vulnerável a maus-tratos, violência sexual e relacionamentos abusivos.

A falta de apoio familiar de muitas meninas do interior do Amazonas vem das baixas condições sociais – muitas trabalham plantando e colhendo para ajudar na renda mensal. O diagnóstico tardio ou subdiagnóstico ocasionam danos que permanecerão por toda a vida nos relacionamentos pessoais e nas habilidades sociais.

O município de Apuí, na região sul amazonense, provém de uma árvore típica da região amazônica chamada apuizeiro, que na língua tupi significa braço forte, e se destaca entre os municípios do Amazonas devido ao grande potencial agropecuário e sua vasta extensão florestal. Esse potencial produtivo do município se deve à mão de obra especializada dos colonos oriundos de todos os cantos do Brasil que colonizaram essa região nos anos 1980. A população é composta por 20.647 pessoas (IBGE, CENSO 2022), com 1.368 pessoas ocupadas (IBGE,2021) e seis estabelecimentos de saúde do SUS (IBGE, 2009b).

Observa-se que há necessidade de pesquisas, estudos sobre o autismo feminino na região amazônica para serem traçados objetivos-alvos: médicos atuantes e especializados na saúde básica, capacitação de monitores/auxiliares, realização de rastreio nas escolas e comunidades, identificação de terapeutas locais, viabilização de salas de recursos, telemedicina, terapia familiar. Não é uma tarefa fácil, com respostas a curto prazo.

São ações importantes que visam diminuir impactos na vida das meninas, mulheres autistas amazonenses, para que o pertencimento seja um direito e não um privilégio.

A região necessita da integração de profissionais da saúde, escola e família para que se tenham resultados satisfatórios quanto ao tratamento. As dificuldades geográficas existem, mas os avanços tecnológicos, os estudos e pesquisas podem levar ao povo ribeirinho informação de qualidade e treinamento parental.

As secretarias de saúde e educação, de forma integrada com colaboradores especializados sobre o transtorno, devem realizar estudos locais em seus municípios para traçar ações que minimizem as dificuldades diárias da família atípica. O trabalho é intenso e exaustivo, com respostas às políticas públicas a longo prazo. Dificuldades no meio do caminho surgirão e haverá mudança de rota.

A pororoca pode surgir frente às famílias atípicas ribeirinhas, mas o povo caboclo com sua garra e raça não desistirá de suas meninas autistas.

Ana chega com sua mãe ao consultório e, seja qual for a região, os desafios encontrados são os mesmos:

- A negação.
- O sofrimento.
- A rejeição.
- O medo.
- A incerteza.

Na fase adulta, a mulher da floresta já percebe os grandes prejuízos que só se acumularam com o tempo. Não tem como criticar a ausência dos serviços, pois as dificuldades com a abordagem terapêutica estão, inclusive, nos grandes centros. Depressão. Ansiedade. Bipolaridade. Diagnósticos neuropsiquiátricos muito identificados no interior do Amazonas. E os sinais e sintomas autísticos estão ali presentes na cunhã, na cunhantã.

É sabido que não encontraremos todas as respostas para tantos desafios e dificuldades, tamanha a complexidade do tema. Discussão e tratativas devem ser a base para iniciar um trabalho com equidade e integralidade para o povo amazônico.

Na terra molhada uma casa de palha
Uma doce cabocla na beira do rio
Cabocla Amazônica

Mulher que não verga aos desafios
Artesã de paneiros
Cuias cestas e tipitis

Mãos escultora
Faz vinho de taperebá
Bacaba cupu e açaí
Na ponte lava a roupa
De olho nos curumins

(Cabocla Amazônica- Demetrios Haidos/
Geandro Pantoja/Jacinto Rebelo)

Tainá nasceu às margens do Rio Purus e seus pais sempre a consideraram uma cunhantã tímida, porém bastante criativa. Apesar de ser muito calada e evitar interações sociais, os pais nunca suspeitaram de um transtorno do neurodesenvolvimento. Filha mais velha de um casal jovem apaixonado pela floresta e curvas do Rio Purus e suas praias, Tainá aprendeu a contemplar a natureza e cuidar dos animais com seus irmãos. Depois de 14 anos acreditando que o jeito silencioso e detalhista da cunhantã fosse algo natural, os pais se assustaram quando Tainá se entristeceu e dizia querer não existir. Foi nessa época que a família buscou auxílio profissional. Depois de algumas consultas presenciais na capital, e virtuais, conheceram a palavra autismo. A princípio, o pai recusou o rótulo clínico por imaginar que o diagnóstico pudesse fragilizar ainda mais a sua filha: "nós somos descendentes do índio do pé cortado, precisamos ser fortes para sobreviver". Entretanto, ao longo do nosso processo de psicoeducação, toda a família percebeu como nomear as características de Tainá poderia guiar o estilo parental e que ser sensível não era necessariamente um ponto de vulnerabilidade. A partir de então, em vez de esculhambar com a cunhantã porque ela não tolerava o cheiro do peixe, cheiro do mato e da terra molhada, os pais passaram a validar a percepção apurada de Tainá para perceber quando os animais de grande porte precisavam de ajuda. "Como pode uma cabocla do pé cortado não gostar de peixe e pisar no chão do quintal", disse o irmãozinho.

Essa é uma história real de uma pré-adolescente ribeirinha. Tainá, assim como muitas outras cunhantãs, não foi diagnosticada na infância, apesar de apresentar traços clássicos de autismo, como tem inteligência acima da média, e nunca demonstrou comportamentos opositivos; nem os pais nem a equipe de saúde da família suspeitou de qualquer alteração até que houvesse sinais óbvios de sofrimento psíquico.

Estima-se que 1 em cada 36 crianças americanas de até 8 anos seja autista (MAENNER, 2023) e que a prevalência de autismo seja homogênea ao redor do globo, embora nem todos tenham acesso às mesmas oportunidades de avaliação. Inclusive, atualmente já se tem clareza sobre a inequidade de rastreio e suporte relacionada ao gênero, idade e origem étnica. Segundo Lai et al (2023), os ocidentais podem julgar ainda mais os indivíduos autistas do sexo feminino indígenas ou outras minorias visíveis, julgando-as como "sem tato", "rudes", "mandonas" e "controladoras".

Trazendo esses dados para a nossa realidade amazônica, um estudo sobre o perfil clínico-epidemiológico realizado em um centro especializado em reabilitação na Amazônia indica que 83,93% eram do sexo masculino (SATURNINO, 2023). Esse dado representa pouco mais do que a proporção observada em países desenvolvidos, cuja porcentagem estimada de casos já diagnosticados em meninos varia entre 75% e 80% – 3 ou 4 meninos para cada 1 menina (LOOMES, 2017). O mesmo estudo de João Paulo Saturnino, observou que 53,75% das crianças autistas atendidas eram brancas, enquanto o IBGE nos informa que cerca de 80% da população amazônica é parda, negra ou indígena. Ou seja, podemos perceber que uma parcela significativa das meninas autistas pode ser excluída dos cálculos estatísticos, sobretudo se não forem brancas.

Em nossa clínica, observamos o quanto a viagem é desgastante para a autista e seus familiares; portanto, o nosso objetivo é otimizar os encontros e oferecer suporte remoto sempre que possível. Além disso, trabalhamos para orientar toda a equipe envolvida no plano de atendimento. Sobretudo quando se trata de uma criança, é necessário o acompanhamento mais frequente.

Agora, se a menina, adolescente ou mulher autista já está na clínica, isso significa que muitas barreiras já foram transpostas e o nosso trabalho pode ser guiado pelas práticas baseadas em evidências.

A nossa preocupação, entretanto, ainda é elevada em relação ao bem-estar das meninas que não tiveram o privilégio de passarem por uma avaliação cuidadosa. Então, para transformar tal realidade, temos trabalhado pela conscientização dos profissionais em escolas, clínicas e faculdades.

Obviamente, a teleconsulta não torna dispensável o suporte presencial, mas amplia o acesso dos ribeirinhos a excelentes profissionais especialistas tanto da própria região amazônica quanto do restante do território brasileiro. A partir disso, é possível não apenas combater a subnotificação de casos, como elaborar projetos personalizados de treino de habilidades.

Outro recurso remoto é o treinamento virtual. Dessa forma, as famílias ribeirinhas têm acesso ao mesmo material disponibilizado para o restante da população.

Necessitamos de mais estudos e pesquisas para auxiliar em ações diretas e com resultados a longo prazo para qualidade de vida da menina autista do interior do Amazonas. As dúvidas com tantos desafios enfrentados se perdem ao olhar na direção da imensidão dos rios amazônicos, com seus igarapés, que guardam em seus leitos os medos e as inseguranças.

Referências

BECK, R. G. *Estimativa do número de casos de transtorno do espectro autista no sul do Brasil* [dissertação]. Tubarão: Universidade do Sul de Santa Catarina; 2017. Disponível em: <https://repositorio.animaeducacao.com.br/items/44fdb858-7819-4af2-a7c5-d17fed3c45b4>. Acesso em: 05 jun. de 2024.

BERTAGLIA, B. *Uma a cada 44 crianças é autista, segundo o CDC. Autismo e realidade.* Disponível em: <https://autismoerealidade.org.br/2022/02/04/uma-a-cada-44-criancas-e-autista-segundo-cdc/>. Acesso em: 05 jun. de 2024.

BRADLEY, L.; SHAW, R.; BARON-COHEN; S.; CASSIDY, S. Autistic Adults' Experiences of Camouflaging and Its Perceived Impact on Mental Health. *Autism Adulthood.* 2021 Dec 1;3(4):320-329. doi: 10.1089/aut.2020.0071. Epub 2021 Dec 7. PMID: 36601637; PMCID: PMC8992917.

CONSELHO FEDERAL DE MEDICINA. Busca por médicos. Disponível em : <www.portal.cfm.org.br/busca-medicos>. Acesso em: 28 nov. de 2023.

DEAN, M.; CHANG, Y. C.; SHIH W.; ORLICH, F.; KASARI C. Social engagement and loneliness in school-age autistic girls and boys. *Womens Health* (Lond). 2023.Jan-Dec;19:17455057231170973.doi: 10.1177/17455057231170973. PMID: 37129160; PMCID: PMC10159247.

DEAN, M.; HARWOOD, R.; KASARI C. The art of camouflage: Gender differences in the social behaviors of girls and boys with autism spectrum disorder. *Autism.* 2017 Aug;21(6):678-689. doi: 10.1177/1362361316671845. Epub 2016 Nov 29. PMID: 27899709.

ESTADO DE MINAS. Cerca de 2 milhões de pessoas vivem com o autismo no Brasil. Disponível em: <https://www.em.com.br/app/noticia/nacional/2022/04/02/interna_nacional,1357334/cerca-de-2-milhoes-de-pessoas-vivem-com-o-autismo-no-brasil.shtml>. Acesso em: 05 jun. de 2024.

INSTITUTO BRASILEIRO DE GEOGRAFIA E ESTATÍSTICA. Cidades e estados. Disponível em: <www.ibge.gov.br/cidades-e-estados/am.html>. Acesso: 28 nov. de 2023a.

INSTITUTO BRASILEIRO DE GEOGRAFIA E ESTATÍSTICA. Cidades e estados. Disponível em: <https://www.ibge.gov.br/cidades-e-estados/am/manaus.html>. Acesso: 28 nov. de 2023b.

INSTITUTO BRASILEIRO DE GEOGRAFIA E ESTATÍSTICA. Cidades e estados. Disponível em: <www.ibge.gov.br/cidades-e-estados/am/canutama.html>. Acesso: 28 nov. de 2023c.

INSTITUTO BRASILEIRO DE GEOGRAFIA E ESTATÍSTICA. Cidades e estados. 2009. Disponível em: <idades.ibge.gov.br/brasil/am/manaus/pesquisa/32/28163>. Acesso: 28 nov. de 2023.

INSTITUTO BRASILEIRO DE GEOGRAFIA E ESTATÍSTICA. Cidades e estados. 2022. Disponível em: <www.ibge.gov.br/cidades-e-estados/am/manacapuru.html>. Acesso: 28 nov. de 2023.

INSTITUTO BRASILEIRO DE GEOGRAFIA E ESTATÍSTICA. Cidades e estados. 2009b. Disponível em: <www.ibge.gov.br/cidades-e-estados/am/apui.html>. Acesso: 28 nov. de 2023.

JI, Y.; JI Y.; ZHU H.-l.; CHENG S.-M.; ZOU X.-B.; ZHU F.-L. (2023) Examine sex differences in autism spectrum disorder in school-aged children and adolescents with fluent language.Front. *Psychiatry* 14:1151596.doi: 10.3389/fpsyt.2023.1151596.

MARTINI, MI.; KUJA-HALKOLA, R.; BUTWICKA, A., et al. Sex Differences in Mental Health Problems and Psychiatric Hospitalization in Autistic Young Adults. *JAMA.*Psychiatry. 2022;79(12):1188_1198.doi:10.1001/jamapsychiatry.2022.3475.

MILNER, V.; COLVERT, E.; MANDY, W.; HAPPÉ, F. A comparison of self-report and discrepancy measures of camouflaging: Exploring sex differences in diagnosed autistic versus high autistic trait young adults. *Autism Res.* 2023 Mar;16(3):580-590. doi: 10.1002/aur.2873. Epub 2022 Dec 9. PMID: 36490366.

PAULA C. S. et al. (2011). Brief report: prevalence of pervasive developmental disorder in Brazil: a pilot study. *Journal of autism and developmental disorders*, 41, 1738-1742. Disponível em: <https://jamanetwork.com/journals/jamapediatrics/fullarticle/380557>. Acesso em: 05 jun. de 2024.

WOOD-DOWNIE, H.; WONG, B.; KOVSHOFF, H. et al. Sex/Gender Differences in Camouflaging in Children and Adolescents with Autism. *J. Autism. Dev. Disord.* 51, 1353-1364 (2021). Disponível em: <https://doi.org/10.1007/s10803-020-04615-z>. Acesso em: 05 jun. de 2024.

37

DESAFIOS DE CONSEGUIR UM DIAGNÓSTICO TARDIO NO TRANSTORNO DO ESPECTRO AUTISTA FEMININO

O QUE FAZER APÓS TÊ-LO CONSOLIDADO

Aborda desafios do diagnóstico tardio do TEA em mulheres, destacando complexidades, importância do suporte pós-diagnóstico e diferenças de manifestações entre gêneros. Muitas recebem diagnóstico tardio devido a mascaramento de sintomas e falta de reconhecimento dos sinais, causando impacto emocional, social e acadêmico. Oferece orientações sobre comunicação do diagnóstico e suporte contínuo, enfatizando uma abordagem sensível e personalizada para melhorar a qualidade de vida..

RENATA FERREIRA

Renata Ferreira

CRMSP 121313

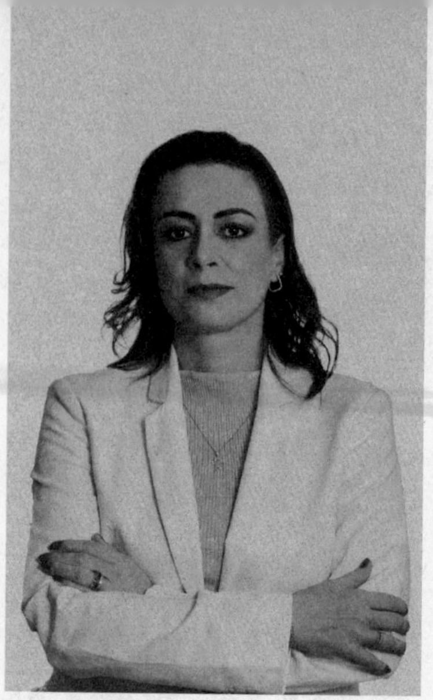

Formação em Medicina pela Faculdade de Medicina de Marília-Famema. Residência médica em Clínica Médica na Famema, e em Terapia Intensiva na Faculdade de Medicina de São José do Rio Preto (Famerp). Mestre em Ciências da Saúde pela Famerp. Pós-graduada em neuropediatria pela Faculdade Global (RS). Pós-graduanda em Análise do Comportamento Aplicada ao TEA (IEPSIS), atuação em transtornos do neurodesenvolvimento, com enfoque em transtorno do espectro autista e comorbidades. Cofundadora do Projeto AutisAmo, com palestras voltadas às escolas. Mãe de um menino autista, minha inspiração de todos os dias.

Contatos
referferreiramed@gmail.com
Instagram: @dra.renata_ferreira
17 99762 8878

Ter descoberto que eu era aspie aos 30 anos colocou meus problemas sensoriais em um contexto, e tudo finalmente fez sentido. Anteriormente, os outros me davam a impressão de que eu estava sendo "dramática", quando, na verdade, eu estava passando por uma sobrecarga sensorial. Por outro lado, se eu parasse quando visse algo particularmente brilhante ou colorido, pelo qual outras pessoas não teriam interesse, então eu seria vista como "um pouco estranha".

ELCHESON

No transtorno do espectro autista (TEA), o diagnóstico tardio em mulheres tem se mostrado um desafio significativo. Este capítulo explora a complexidade desse problema, destacando os fatores que contribuem para o diagnóstico tardio e seus impactos na vida das mulheres afetadas pelo transtorno.

As características autísticas em meninas muitas vezes diferem daquelas observadas em meninos, tornando o diagnóstico mais tardio. Essas diferenças podem incluir interesses especiais mais sociais, mascaramento de sintomas (*masking*) e comportamentos estereotipados menos visíveis. As mulheres costumam ter menos comportamentos externalizantes, tais como hiperatividade/impulsividade e transtornos de conduta, e são mais vulneráveis a problemas como ansiedade, depressão e transtornos alimentares (MANDY et al., 2016).

Os déficits na reciprocidade socioemocional podem aparecer mais em dificuldades de processamento e resposta a pistas sociais complexas (por exemplo, quando e como entrar em uma conversa, o que não dizer). Indivíduos que desenvolveram estratégias compensatórias para alguns desafios sociais ainda enfrentam dificuldades em situações novas ou sem apoio, sofrendo com o esforço e a ansiedade para calcular o que é socialmente intuitivo para a maioria dos indivíduos. Esse comportamento pode contribuir para a baixa asserção do transtorno do espectro autista nesses indivíduos, talvez especialmente em mulheres adultas (DSM-5-TR, 2022).

Existe a teoria do efeito protetor feminino explicado por um modelo genético em que variantes genéticas e ambientais relacionadas ao TEA necessitariam de um número maior de genes acometidos para que as mulheres desenvolvessem o transtorno (JACQUEMONT et al., 2014; HOAG CYTRYNBAUM; SCHERER, 2018).

O fato de receberem um diagnóstico de TEA tardio, muitas vezes na adolescência ou vida adulta, justamente quando ocorre aumento das demandas sociais, mostra-nos particularidades no comportamento feminino e também no funcionamento do seu cérebro (KIRKOVSKI et al., 2013).

Uma alteração estrutural diferente no cérebro feminino pode explicar as diferenças sutis em relação ao transtorno do espectro autista: há uma maior densidade de neurônios em áreas responsáveis pela linguagem, por isso as mulheres têm melhor habilidade social e comunicativa, adiando o seu diagnóstico (SKUSE, 2009).

O diagnóstico tardio do autismo em meninas pode ter impactos emocionais, sociais e acadêmicos, resultando em maior ansiedade e depressão devido à luta contra a incompreensão e a diferença; dificuldades nas interações sociais e amizades; defasagens acadêmicas devido à falta de apoio específico ou utilização de materiais adaptados às suas necessidades.

A falta do diagnóstico pode provocar um sentimento de culpa por serem diferentes ou causar dificuldades no desenvolvimento de relacionamentos. Além disso, pacientes portadores do espectro autista têm altas taxas de depressão, autolesão e pensamentos de suicídio que são agravados devido às dificuldades no acesso ao tratamento e ao apoio profissional e familiar. Dessa forma, obter o diagnóstico e o tratamento corretos é um meio de minimizar esses impactos, melhorar a qualidade de vida dos portadores e das pessoas ao seu redor (NALIN et al., 2022).

Abordar essa notícia de maneira cuidadosa é fundamental para apoiar a jornada de compreensão e aceitação. Devemos lembrar que nem sempre os médicos são treinados para comunicação de más notícias (GOIS et al., 2019).

Comunicar o diagnóstico tardio de autismo em mulheres é um momento delicado e crítico. A maneira como essa informação é transmitida pode influenciar significativamente a resposta da família e da própria pessoa no transtorno.

Antes de comunicar o diagnóstico, é essencial estar bem preparado (GAMBETTA et al., 2021):

- Reúna informações: tenha dados e informações sobre o diagnóstico prontos, para responder todas as perguntas que surgirem.
- Escolha um ambiente adequado: selecionar um local tranquilo e confortável é importante para a conversa, faça conexão com essa família (se houver) e paciente.
- Defina um tom positivo: transmita otimismo e enfatize os pontos fortes da pessoa.

Durante a comunicação do diagnóstico, é fundamental ser compassivo e empático.

- Escuta ativa: ouça as preocupações e perguntas da família e da paciente com atenção.
- Forneça informações claras: explique o diagnóstico de maneira simples e direta, evitando jargões técnicos.
- Destaque pontos fortes: enfatize as habilidades e talentos da paciente, mostrando que o autismo faz parte de quem ela é. Após o diagnóstico, o suporte contínuo é fundamental:
- Encaminhamento a especialistas: conecte a família a profissionais especializados em autismo, terapeutas e grupos de apoio.
- Educação e recursos: forneça materiais educacionais e informações sobre o autismo para a família.
- Acolhimento emocional: esteja disponível para ouvir as preocupações e sentimentos da paciente e de seu acompanhante, se houver.

De qualquer forma, o diagnóstico tardio parece trazer mais conforto do que descontentamento para esses pacientes, visto que proporciona aumento do senso de autoaceitação e autocompreensão de características que antes eram inexplicáveis (NALIN et al., 2022).

A ADI-R e a ADOS são escalas que contribuíram significativamente para a investigação científica do transtorno do espectro autista, fornecendo critérios de avaliação de TEA robustos, confiáveis e validados, tendo sido adotados como instrumentos de avaliação de TEA padrão-ouro (MURPHY et al., 2016).

São escassos os estudos rigorosos que investigam a efetividade de intervenções psicossociais ou terapia cognitivo-comportamental (TCC) em adultos com TEA (MURPHY et al., 2016); além disso, os principais estudos publicados têm proporção relativamente maior do gênero masculino.

O diagnóstico tardio do transtorno do espectro autista em mulheres é uma área clínica de grande importância, frequentemente desafiadora e sub-reconhecida. Em minha prática como médica especialista em autismo, tenho observado uma tendência alarmante de diagnósticos sendo realizados tardiamente em mulheres, o que pode resultar em consequências significativas para o seu bem-estar e qualidade de vida, pois essas mulheres receberam muitos diagnósticos antes desse. Quando finalmente esse diagnóstico acontece, muitas coisas passam a fazer sentido, as mulheres relatam uma sensação de alívio e autorreconhecimento.

A motivação para aprofundar minha pesquisa nesse campo surgiu da crescente consciência da variabilidade do espectro autista e da necessidade de compreender as manifestações específicas do TEA em mulheres. A literatura médica tradicional frequentemente baseia-se em estudos predominantemente masculinos, o que pode levar a equívocos e subdiagnóstico em pacientes do sexo feminino.

Uma situação clínica exemplar que ilustra esse fenômeno é a de uma paciente adulta que buscou ajuda porque, ao longo de sua vida, tinha enfrentado desafios consideráveis na compreensão e vivência de contextos sociais, mas havia mascarado suas dificuldades durante a infância e adolescência.

Ao explorar casos clínicos como o mencionado, percebo a importância de uma abordagem sensível e personalizada para o diagnóstico de mulheres adultas com autismo. Isso envolve uma avaliação abrangente das habilidades sociais, comunicação e interesses específicos, reconhecendo a diversidade de apresentações clínicas.

Laura achava impossível ser autista, pois pensava que, sendo psicóloga clínica, era incompatível com esse diagnóstico. Entretanto, começou a refletir muito sobre esse tema ao receber o diagnóstico de autismo do filho.

Já estava com 35 anos e sempre se sentiu diferente dos outros. Quando bebê, as pessoas pensavam que ela não ouvia direito, mas simplesmente não estava prestando atenção nelas. No seu histórico escolar, conta que sofreu muito *bullying*, pois realmente era um alvo fácil. Foi muito desgastante esse período da vida. Quando os professores faziam perguntas diretamente a ela, sentia que seu cérebro desligava, precisava de um tempo maior para processar o que estavam dizendo.

As festas de faculdade nunca foram muito interessantes e por isso quase não fez amigos. O que Laura sentia de verdade é que todos haviam recebido um manual sobre como se comportar ao redor de outras pessoas, porém, ela só se sentia bem quando estava com animais.

Por meio do seu filho conseguiu se encontrar em muitas semelhanças e só então se descobrir para compreender tudo aquilo que gerava tanta ansiedade. Laura passava horas do seu dia planejando encontros sociais inevitáveis e sofria muito ao imaginar que algo pudesse ocorrer fora do roteiro traçado.

O diagnóstico tardio trouxe alívio e aceitação. Hoje em dia, Laura consegue se cuidar melhor e gerenciar sua energia social, evitando os excessos de estímulos sensoriais.

Esse nome é fictício, mas existem muitas "Lauras" que não receberam seu diagnóstico ainda. De fato, quando fazemos o diagnóstico de uma criança, precisamos ter um olhar mais apurado para esses pais, uma investigação detalhada pode definir novos rumos para essa família.

Conclusão

O diagnóstico tardio de autismo em meninas é um desafio que requer uma abordagem abrangente e conscientização. Melhorar o entendimento das características autísticas em mulheres e promover diagnósticos precoces pode levar a melhores resultados e qualidade de vida para essas jovens que passam despercebidas na infância e até mesmo na adolescência. A maneira como um diagnóstico tardio de autismo é comunicada pode moldar a experiência da paciente e de sua família. Uma abordagem cuidadosa, empática e informativa é essencial para apoiar a jornada de compreensão e aceitação. A comunicação eficaz pode ser o primeiro passo para uma vida mais informada e capacitada para mulheres com autismo. Nosso papel, enquanto profissionais da área, é tentar facilitar esse processo da melhor forma.

Referências

AMERICAN PSYCHIATRIC ASSOCIATION. *Diagnostic and statistical manual of mental disorders – DSM-5-TR,* p. 61, 2022.

ELCHESON, J. et al. *Spectrum women*: *Walking to the beat of autism*. Jessica Kingsley Publishers, 2018.

GAMBETTA M. V.; GESSER A. M.; SANTOS M. S. Spikes: a protocol for communicating bad news. *Brazilian Journal of Development,* v. 7, n. 11, pp. 103334-103345, 2021.

GOIS A. F. T.; CAMARGO N.C.; LIMA M.G.; BRIETZKE E.; MUCCI S. Ensino da comunicação de más notícias. *Revista Bioética*, v. 27, n.2, pp. 326-340, 2019.

HOANG, N.; CYTRYNBAUM, C.; SCHERER, S.W. Communicating complex genomic information: a counselling approach derived from research experience with Autism Spectrum Disorder. *Patient Education and Counseling*, v. 101, n. 2, pp. 352-361, 2018.

JACQUEMONT, S. *et al.* A higher mutational burden in females supports a "female protective model" in neurodevelopmental disorders. *The American Journal of Human genetics*, v. 94, n.3, pp. 415-425, 2014.

KIRKOVSKI, M.; ENTICOTT, P.G.; FITZGERALD, P.B. A review of the role of female gender in autism spectrum disorder. *Journal of Autism and Developmental Disorders,* v. 43, n. 11, pp. 2584-2603, 2013.

MANDY, W.; BARGIELA, S.; STEWARD, R. The Experiences of Late-diagnosed Women with Autism Spectrum Conditions: An Investigation of the Female Autism Phenotype. *Journal of Autism Developmental Disorders*, v. 46, pp. 3282-3294, 2016.

MURPHY, C. M.; WILSON C. E.; ROBERTSON D.M.; ECKER C.; DALY E.M.; HAMMOND N.; GALANOPOULOS, A.; DUD, I. Autism Spectrum Disorder in Adults: diagnosis, managment, and health services development. *Neuropsychiatric Disease and Treatment,* v. 12, pp. 1669-1686, 2016.

NALIN L. M.; MATOS B. A.; VIEIRA G. G.; ORSOLIN P. C. Impacts of late diagnosis of autism spectrum disorder in adults. *Research, Society and Development,* v. 11, n. 16, pp. 1-9, 2022.

SKUSE, D. H. Is autismo really a coerente syndrome in boys, or girls*? British Journal of Psychology*, v. 100, n. 1, pp. 33-37, 2009.

38

PERSONALIDADE E SUAS POSSÍVEIS ALTERAÇÕES

COMO EVITAR EQUÍVOCOS DIAGNÓSTICOS

Assim como há o cuidado para se evitar a subnotificação de pessoas autistas, também teme-se a banalização desse diagnóstico e a possível confusão com aspectos humanos naturais ou outras condições associadas à personalidade. Para abordar esse tópico, o presente capítulo tratará das características inatas, identidade e diagnóstico diferencial entre autismo e transtornos de personalidade.

LYGIA PEREIRA

Lygia Pereira

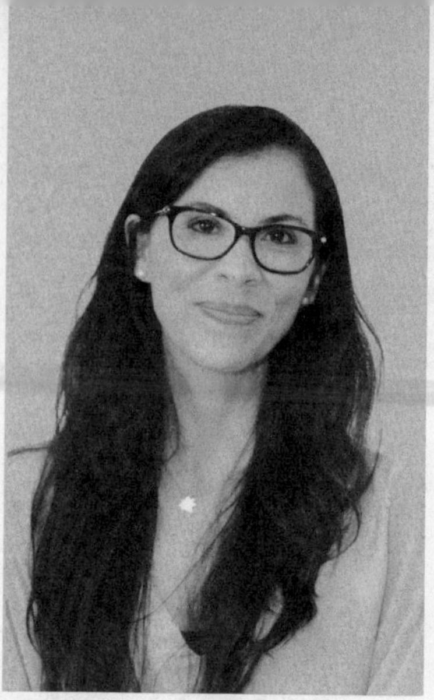

Psicopedagoga na Clínica Bambirra. Pós-graduada em Psicopedagogia pela FUMEC. Graduada em Fisioterapia pela UFJF e UNI-BH. Certificada como aplicadora dos instrumentos internacionais ADOS-2 e ADI-R. Formação em Logoterapia, Psicopatologia, Terapia Comportamental Dialética e Terapia Cognitivo-Comportamental. Participação no Grupo de Estudos em Psicologia (GEPSI). Treinamento com a Dra. Carmem Beatriz Neufeld (LAPICC-USP) sobre Terapia Cognitivo-Comportamental em Grupo, no Espaço Integrar. Treinamento *Women and Girls on the Autism Spectrum* pela National Autistic Society. Participação em Seminários sobre autismo em meninas e mulheres com os professores Anthony Attwood e Michelle Garnett. Idealizadora da Comunidade Espectro Feminino.

Contatos
lygiapereira.com.br
espectrofeminino@gmail.com
Instagram: @lygiapereira.psi
YouTube: @lygia.pereira

Personalidade e suas possíveis alterações – como evitar equívocos diagnósticos

"A avaliação e a subsequente formulação diagnóstica devem ser amplas, em vez de simplesmente focadas nas principais características diagnósticas do autismo."
(COOK, 2024)

Em psicopatologia, a personalidade e suas possíveis alterações é um dos assuntos mais polêmicos, já que existem múltiplas definições das qualidades humanas (DALGALARRONDO, 2018). Etimologicamente, a palavra personalidade se origina do termo "persona" que, em latim, refere-se às máscaras usadas pelos atores no teatro romano. Hoje, entretanto, quando estudamos personalidade, pensamos em um padrão de traços relativamente estáveis e características singulares capazes de manter uma certa consistência comportamental a cada indivíduo (ROBERTS, 2008).

Ao estudar personalidade, precisamos refletir a respeito de seus quatro componentes internos: motivação e inclinações naturais do indivíduo; os seus modelos mentais; o *self,* caracterizado pela forma como ele se entende; e as emoções, basicamente como essa pessoa sente o mundo. Tais elementos tendem a ser reforçados e estabilizados até o início da fase adulta, período no qual oficialmente se fala em uma personalidade definida. Até lá, considera-se sobretudo o temperamento. Não aqueles quatro tipos de temperamento baseados em fluidos corporais que se vê hoje em dia na internet, mas que há séculos foram refutados. O temperamento descrito pela psicologia é visto como uma base genético-neuronal da personalidade. Por exemplo, alguns bebês são naturalmente tranquilos, ao passo que outros costumam ser mais ativos e irritáveis. Contudo, pelas influências sociais, a observação isolada do temperamento pode ser um grande desafio (DALGALARRONDO, 2018).

Outro conceito às vezes usado como sinônimo de personalidade é o caráter. Este, apesar de ter uma conotação moral, pode ser mais bem definido como "o conjunto de reações finalmente exibidas por uma pessoa". Frequentemente, temperamento e caráter coincidem, por exemplo: uma criança quieta se torna um adulto mais introspectivo. Mas, para compensar certas vulnerabilidades, o caráter pode seguir um desenvolvimento oposto ao temperamento (FEIST, 2015). Por exemplo, uma criança desatenta pode se tornar hipervigilante e muito comprometida na vida adulta.

Sendo assim, ao longo do processo avaliativo, a investigação dessa função psíquica complexa merece toda a nossa atenção. Inclusive, estudar a personalidade no contexto dos transtornos pode ajudar a melhorar a compreensão sobre "fatores de risco, etiologia, fisiopatologia, fenomenologia, evolução e resposta ao tratamento" (KOTOV et al., 2017, p. 21).

Modelo dos Cinco Grandes Fatores

Na contemporaneidade, pela base empírica, os Cinco Grandes traços de personalidade *(big five)* constituem a taxonomia mais comumente aceita e bem estudada para medir a personalidade (DALGALARRONDO, 2018). As cinco características incluídas no *big five* são:

1. **Extroversão/introversão**: pessoas mais extrovertidas são mais ativas e buscam a companhia de outras, enquanto a introversão leva ao retraimento e evitação de intimidade.
2. **Neuroticismo/estabilidade emocional**: pessoas estáveis emocionalmente apresentam boa tolerância à frustração e calma; enquanto o neuroticismo elevado leva ao sofrimento, com preocupações, vergonha, ansiedade e culpa.
3. **Responsabilidade/desinibição**: pessoas com a responsabilidade (conscienciosidade) elevada podem ser bastante organizadas, confiáveis e eficientes; enquanto a desinibição leva à busca por gratificação imediata, impulsividade e exposição a riscos.
4. **Agradabilidade/antagonismo**: as pessoas com amabilidade ou sociabilidade alta tendem a ser muito empáticas, gentis e generosas; enquanto o antagonismo leva à manipulação, ao egoísmo e à insensibilidade.
5. **Abertura/fechamento**: as pessoas com alta abertura a novas experiências podem apresentar bastante curiosidade, imaginação fértil e originalidade; enquanto o fechamento leva à inflexibilidade, ao rigor e ao conservadorismo.

Como se pode observar, alguns traços de personalidade parecem compatíveis com os critérios do transtorno do espectro autista. Então surgem várias dúvidas. Por exemplo: de acordo com o critério B, a inflexibilidade mental e adesão rigorosa a rotinas poderia ser vista também como um traço de personalidade?

A resposta não é simples. Para formular esse raciocínio precisamos ter em mente que os conceitos sobre as funções psíquicas e psicopatológicas são didáticos. Na vida real, a razoável distinção entre as características pode ser uma tarefa árdua, exigindo humildade e colaboração multidisciplinar.

De acordo com o *DSM-5-TR*, "em adultos sem transtorno do desenvolvimento intelectual ou prejuízos significativos na linguagem, alguns comportamentos associados com o transtorno do espectro autista podem ser notados pelos outros como sintomas dos transtornos da personalidade narcisista, esquizotípica ou esquizoide" (APA, 2023, p. 67).

Segundo uma metanálise, o TEA está associado a menor abertura às novidades, conscienciosidade, extroversão, agradabilidade e estabilidade emocional (LODI-SMITH, 2019). Em discussões informais na comunidade autista internacional, como no grupo da *Embrace Autism*, contudo, existe a preocupação da fidedignidade dos resultados dos testes com pessoas autistas, principalmente em mulheres, visto que os itens podem ser interpretados de maneira muito literal. Desse modo, há o receio de que a pontuação não reflita a real personalidade se não houver uma mediação adequada durante o preenchimento dos formulários.

Autismo e transtornos de personalidade

Quando pensamos em um transtorno de personalidade (TP), é necessário a presença de traços patológicos destoantes da norma ou cultura, que tragam prejuízos à própria pessoa e/ou ao grupo social; com modo de operar pervasivo, aparecendo em múltiplos contextos; e persistente, com início no final da adolescência e manutenção ao longo da fase adulta (APA, 2023). O DSM-5-TR lista e descreve dez TP, com base em semelhanças, reunidos em três grupos:

- **Grupo A**: inclui os transtornos de personalidade paranoide, esquizoide e esquizotípica. Indivíduos desse grupo parecem excêntricos ou esquisitos (palavra utilizada pelo DSM).
- **Grupo B**: inclui os transtornos de personalidade *borderline*, histriônico, antissocial e narcisista. Indivíduos desse grupo costumam ser dramáticos, emotivos e erráticos.
- **Grupo C**: inclui os transtornos da personalidade evitativa, dependente e obsessivo-compulsiva. Indivíduos desse grupo podem parecer ansiosos ou medrosos.

Os modelos psicopatológicos mais atuais, como o modelo hierárquico Hi-Top, excluíram os diagnósticos categóricos indicados pelo *DSM-5-TR*. Sendo que a CID-11 manteve apenas o TP *borderline* como possível especificador. Ou seja, em um futuro breve, precisaremos nos atualizar sobre o espectro dimensional da personalidade.

No caso do autismo, o Critério C presume precocidade dos sinais, mas alerta para a possibilidade de os sintomas não serem "plenamente manifestos até que as demandas sociais excedam as capacidades limitadas ou podem ser mascarados por estratégias aprendidas mais tarde na vida" (APA, 2023. p. 57). Dessa forma, é frequente a manifestação das dificuldades sociais em períodos demandantes de transição, como adolescência e ingresso na faculdade. Quanto à frequência dos sinais, a depender do nível de suporte, a pessoa autista pode apresentar dificuldades em múltiplos contextos. Em parte das pessoas no nível 1 de suporte os desafios tendem a se manifestar em uma ou poucas situações. Isso significa que, para o grupo de autistas com inteligência preservada, vulneráveis aos equívocos diagnósticos, a oferta de conforto sensorial pode facilitar a distinção entre TEA e TP, visto que a redução da sobrecarga por excesso de estímulos pode mitigar a ansiedade e, consequentemente, as dificuldades diagnósticas.

Os manuais já consideram os TP como diagnósticos diferenciais para o espectro autista, explicitando semelhanças e diferenças. Em particular, as pessoas com o TP esquizotípica podem ser confundidas com pessoas autistas por apresentarem preocupações atípicas, experiências de percepção incomuns, falas e pensamentos muito imagéticos ou fantasiosos, baixa reciprocidade socioemocional, ansiedade social, poucos amigos íntimos e comportamentos diferentes da norma ou excêntricos. Porém não tendem a exibir déficits na compreensão dos códigos sociais nem estereotipias.

Pelos traços restritivos e repetitivos, o TP obsessivo-compulsivo (TPOC) também pode ser aventado para uma pessoa autista, já que no TPOC o indivíduo tende a ser perfeccionista, detalhista e rigoroso. Todavia, tais comportamentos apresentam causas distintas. De acordo com o *DSM-5-TR* (APA-2023), além de nem sempre haver precocidade, a teoria da mente, o comportamento não verbal e o processamento sensorial costumam estar preservados no TPOC. Por necessidade de controle, os conflitos interpessoais talvez sejam queixas, mas não têm as mesmas causas do autismo. Um outro detalhe é a falta de *insight* sobre a própria condição. Se as pessoas autistas conseguem perceber e até mascarar as suas atipicidades, as pessoas com TPOC costumam acreditar que o seu modo de operar na vida é o mais adequado, por essa razão exigem o mesmo dos demais membros da família ou colegas de trabalho.

No caso das mulheres, o TP *borderline* (TPB) é o mais citado pelos estudos como comorbidade do autismo. Pelas dificuldades afetivas e emocionais de uma parcela das autistas, há relatos de equívocos diagnósticos, postergando a identificação do TEA (McQUAID, 2024). As mulheres autistas parecem correr mais risco de receber o diagnóstico de um TP do Grupo B, e serem consideradas excessivamente dramáticas, sobretudo se manifestam ideação suicida. Porém, em geral as motivações para o desejo de abandonar o mundo tendem a ser diferentes para essas condições.

Se para as pessoas com TPB pode haver, por exemplo, um esforço desesperado para evitar o abandono, a pessoa autista tende a pensar em morte por cinco motivos: sentir-se um fardo para a sociedade; achar que o mundo seria melhor sem ela; a frustração por algum tipo de fracasso; a desesperança; e a dificuldade de lidar com seus movimentos repetitivos ou com a hiperatividade motora. Sendo que o autismo aparece como um fator de risco distal para o suicídio, e entre essas motivações listadas, apenas o agito motor e acúmulo de tensão física foram observados como significativamente mais fortes em autistas da amostra estudada (PELTON, 2023).

O mesmo raciocínio clínico precisa ser realizado se houver a hipótese de outros TP. Por exemplo, de acordo com o senso comum, pessoas autistas podem parecer narcisistas. Mas, quando investigamos adequadamente, o autocentramento ou pensamento autorreferente no autismo se deve às dificuldades de comunicação e interação social ou à preservação de um espaço de segurança. No consultório, escuto relatos de mulheres que se forçaram a fazer contato visual por exigências sociais, mas houve um exagero e elas acabaram ganhando fama de sedutoras. No entanto, ao contrário do que se espera nos casos de TP histriônica, as autistas tendem a ser discretas e profundas. A evitação pode ser uma estratégia compensatória das pessoas autistas. E a necessidade de suporte não pode ser jamais confundida com dependência. Por óbvio, os diagnósticos de TEA e transtornos de personalidade não são excludentes. Inclusive, cerca de 12,6% dos autistas podem receber também o diagnóstico de TP (HOSSAIN, 2020).

Portanto, como bem sintetiza o Dr. Sérgio Eduardo Oliveira, podemos considerar que "quem expressa os sintomas psicopatológicos é alguém com sua personalidade particular". Dessa forma, frisamos a importância de uma avaliação cuidadosa da história do desenvolvimento e entrevistas extensas tanto com o indivíduo quanto com a sua família. Afinal, o autismo não é moda! Existem queixas situacionais no desenvolvimento típico e o DSM-5-TR é bem mais extenso do que os transtornos do neurodesenvolvimento.

Referências

AMERICAN PSYCHIATRIC ASSOCIATION et al. *DSM-5 TR: Manual diagnóstico e estatístico de transtornos mentais* – Texto revisado. Porto Alegre: Artmed, 2023.

COOK, J.; et al. Improving diagnostic procedures in autism for girls and women: a narrative review. *Neuropsychiatric Disease and Treatment,* p. 505-514, 2024.

DALGALARRONDO, P. *Psicopatologia e semiologia dos transtornos mentais.* Porto Alegre: Artmed, 2018.

FEIST, J. et al. *Teorias da personalidade-8.* AMGH, 2015.

HOSSAIN, M. M. et al. Prevalence of comorbid psychiatric disorders among people with autism spectrum disorder: an umbrella review of systematic reviews and meta-analyses. *Psychiatry research,* v. 287, p. 112922, 2020.

KOTOV, R. et al. The hierarchical taxonomy of psychopathology (HiTOP): a dimensional alternative to traditional nosologies. *Journal of abnormal psychology,* v. 126, n. 4, p. 454, 2017.

LODI-SMITH, J. et al. Meta-analysis of big five personality traits in autism spectrum disorder. *Autism,* v. 23, n. 3, p. 556-565, 2019.

McQUAID, G. A. et al. Borderline personality as a factor in late, Missed, and mis-diagnosis in autistic girls and women: a conceptual analysis. *Autism in Adulthood,* 2024.

PELTON, M. K. et al. The role of anxiety and depression in suicidal thoughts for autistic and non-autistic people: a theory-driven network analysis. *Suicide and Life-Threatening Behavior,* v. 53, n. 3, p. 426-442, 2023.

ROBERTS, B. W. et al. *The development of personality traits in adulthood.* 2008.

39

CASAMENTO E O DESAFIO DO AUTISMO FEMININO

PERSPECTIVA SOBRE O AMOR E A VIDA A DOIS NO ESPECTRO

O capítulo aborda experiências das mulheres no espectro do autismo em contextos matrimoniais. Explora-se como o casamento pode representar um terreno desafiador, incluindo dificuldades de comunicação, sensorial e rigidez comportamental, que podem impactar significativamente a dinâmica conjugal. Destacarei a importância da compreensão, da comunicação e da aceitação para construir uma parceria saudável.

JEANINE CARNEIRO

Jeanine Carneiro

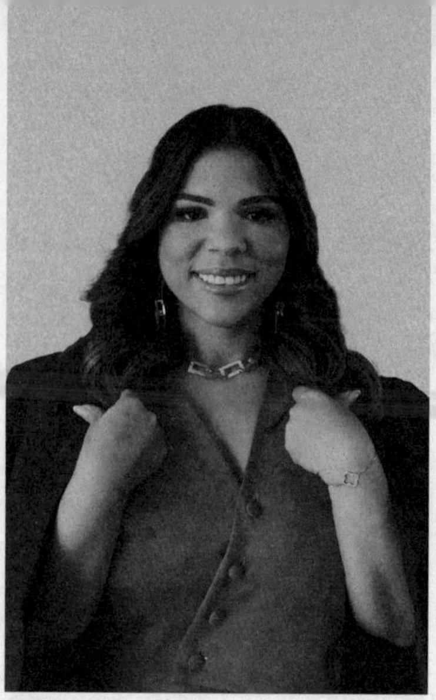

Dra. Jeanine Carneiro, autista, mãe atípica do Miguel, pós-graduada em Medicina da Família e Comunidade e Pediatria, pós-graduada em Psiquiatria, ativista, palestrante e médica especialista em autismo. Minha paixão pelas crianças sempre foi muito evidente e, após o diagnóstico do Miguel, resolvi ter como missão de vida, ajudar as famílias a receber um diagnóstico oportuno e com muito respeito. Graduada em Medicina pela UPAP. Pós-graduada em Medicina da Família e Comunidade pela UNIFESP. Pós-graduada em Autismo pela FAVENI. Certificação em Autismo- Dr. Thiago Castro. Certificação em Transtornos do Neurodesenvolvimento - Certificação Masruha & Castro. Pós-graduada em Pediatria pela FGMED. Aplicador Técnico em Terapia Comportamental baseada no Modelo Denver de Intervenção Precoce - IEPSIS. Curso Entendendo o Autismo com Dr. Paulo Liberalesso - IEPSIS.Curso ABA e as Terapias do Autismo – Dr. Thiago Castro & Dani Freitas. Pós graduanda em Psiquiatria pela FGMED.

Contatos
2jeaninefeliciano@gmail.com
Instagram: @drajeanine

O autismo em mulheres é uma área de pesquisa que tem recebido cada vez mais atenção nos últimos anos. Historicamente, o autismo tem sido amplamente associado a homens, mas estudos recentes demonstraram que o transtorno do espectro autista (TEA) também afeta mulheres, embora possam apresentar diferenças em relação aos homens tanto na manifestação dos sintomas quanto no diagnóstico.

Almeida (2022) diz que:

> [...] a comprovação da existência de perdas significativas com relação às partes cognitivas (atrasos e dificuldades) e sentimentais (não compreensão dos mesmos) quando o diagnóstico é tardio… os sintomas e obstáculos vivenciados pelas mulheres com diagnóstico de TEA, em sua maior parte, são relacionados à parte social, tanto em meninas, quanto já adultas…o diagnóstico precoce (ou até mesmo o tardio) contribui para que tratamentos e intervenções adequadas sejam indicadas, e que a qualidade de vida de meninas e mulheres seja muito melhor (ALMEIRA).

As mulheres autistas também podem ter maior propensão a sofrer de problemas de saúde mental, abusos físicos, sexuais e psicológicos. Geralmente não recebem educação sexual, resultando em falta de conhecimento sobre o assunto, vivências afetivas e sexuais limitadas e situações de vulnerabilidade.

No mundo das relações e dos laços matrimoniais, cada história é única e fascinante em sua própria complexidade. No entanto, quando uma mulher está no espectro do autismo, o casamento traz consigo desafios singulares e demandas especiais.

Neste capítulo, vamos explorar as dificuldades que as mulheres autistas podem enfrentar ao navegar pelo caminho do amor conjugal, e como elas podem encontrar um equilíbrio entre sua singularidade autística e a busca por uma conexão autêntica com o parceiro.

As mulheres autistas muitas vezes encontram obstáculos nas áreas de comunicação, interação social, sensibilidade sensorial e expressão emocional, e essas dificuldades podem impactar diretamente o casamento. A comunicação pode ser um território nebuloso, em que palavras podem se perder em mal-entendidos e expressões emocionais podem parecer inacessíveis. Entender as pistas sociais sutis e as expectativas do parceiro pode parecer uma tarefa monumental. Além disso, a sensibilidade sensorial pode trazer desconforto e frustração, tornando o ambiente doméstico um desafio adicional para a mulher autista e seu cônjuge.

Florian, namorado de Marguerite, por sua vez, demonstra não compreender muitas coisas acerca de seu comportamento, como: o porquê ela não gosta de sair de sua casa, e quando o faz, ela não fica muito tempo, sendo sempre a primeira a se retirar. Em uma conversa com seu namorado Florian, Marguerite diz que por muito tempo tentou se encaixar nos padrões sociais, mas que nem ela mesma sabia quem era de verdade, e por isso precisava de um tempo no relacionamento. A atitude de Marguerite em cortar laços com as pessoas que demonstram não aceitar seu diagnóstico reflete sua decisão frente ao mesmo, a autoaceitação (FREITAS; REVOREDO, 2022).

Embora as dificuldades sejam reais, é importante lembrar que o amor e a conexão genuína podem florescer mesmo em meio às adversidades, os desafios são reais, mas há benefícios em estar casado com uma mulher autista.

Ao enfrentar os desafios com compreensão, paciência e comunicação aberta, é possível construir um casamento saudável, onde a mulher autista se sinta amada, apoiada e valorizada. Que este capítulo inspire os maridos a abraçarem a singularidade de suas esposas autistas e a embarcarem juntos em uma jornada de amor e compreensão mútua.

A mulher autista pode ter dificuldades em expressar suas emoções, ler as pistas sociais do parceiro e lidar com as mudanças na rotina ou na dinâmica do relacionamento. Por sua vez, o marido pode ter dificuldade em entender e atender às necessidades específicas da esposa autista.

Essas diferenças podem causar estresse e frustração para ambos os parceiros.

Hartley et al. destacou que as famílias de crianças com TEA têm um risco relativo maior de divórcio. O estudo também sugeriu que o risco de divórcio é maior nos primeiros anos após o diagnóstico e tende a diminuir com o passar do tempo. Essas descobertas enfatizam a importância de fornecer apoio adequado e recursos para famílias que têm crianças com TEA, para ajudar a fortalecer os relacionamentos conjugais e enfrentar os desafios associados ao transtorno.

O divórcio é uma questão complexa em qualquer relacionamento, e quando uma das partes é autista e a outra não, podem surgir desafios adicionais. A diferença no processamento de informações, na comunicação e nas interações sociais pode impactar a vida conjugal.

O abuso matrimonial pode ocorrer em qualquer casamento, independentemente de uma pessoa estar no espectro do autismo ou não. As dinâmicas e fatores que contribuem para o abuso matrimonial são complexas e variadas O autismo pode trazer desafios adicionais no contexto de um relacionamento, mas também é importante lembrar que muitas mulheres autistas têm casamentos saudáveis e respeitosos. O abuso matrimonial é inaceitável em qualquer circunstância, e todas as mulheres têm o direito de serem tratadas com respeito, dignidade e segurança em seus relacionamentos.

Diante da escassez de referências bibliográficas disponíveis sobre a relação conjugal de mulheres no espectro do autismo e como isso afeta seus casamentos, optei por adotar uma abordagem menos convencional, então desenvolvi um formulário composto por oito perguntas para coletar dados e informações diretamente das mulheres no espectro e de suas experiências matrimoniais.

Esse formulário busca compreender a experiência de estar casada, as dinâmicas presentes em seus relacionamentos e se, de alguma forma, a presença do autismo influencia ou influenciou essas relações.

Busco entender se o espectro do autismo teve algum impacto na estabilidade conjugal dessas mulheres, incluindo a possibilidade de divórcio e se elas acreditam que a condição autista contribuiu para eventuais separações.

Foram coletados dados de 19 mulheres autistas, das quais 13 são casadas, e 6 se divorciaram, as quais sentem que estar dentro do espectro do autismo contribuiu para a separação. Um relato frequente foi a dificuldade na interação social conjugal, com dificuldade em se relacionar com o marido entender as pistas socias e questões sensoriais, dificuldade com o toque e em ter relações sexuais com o parceiro, cerca de 86,7%.

Essa abordagem direta, embora modesta em termos de tamanho da amostra, visa preencher uma lacuna na pesquisa e fornecer informações que podem ser um ponto de partida para investigações mais aprofundadas e estudos futuros.

Afinal, compreender a experiência das mulheres autistas em seus casamentos é essencial para proporcionar o apoio adequado e promover relacionamentos saudáveis e felizes.

À medida que exploramos as complexidades do autismo feminino no contexto do casamento, mergulhamos nas nuances das experiências pessoais que desafiam e enriquecem essas relações. Por meio de histórias reais e ficcionais, tentamos compreender as diferentes facetas desse caminho singular e complexo.

Imersos nesse panorama, adentramos um relato fictício que ilustra as dificuldades enfrentadas por uma mulher no espectro do autismo em seu casamento. Esta narrativa, inspirada por experiências reais, não apenas destaca as lutas pessoais, mas também ilumina os momentos de superação, compreensão e aprendizado que podem florescer em meio aos desafios.

Essa história fictícia, embora criada, ecoa a realidade vivida por muitas mulheres autistas e seus parceiros. Por meio dela, buscamos lançar luz sobre as complexidades e nuances dessa jornada, promovendo empatia e compreensão em nosso percurso por esse tema delicado e significativo.

Notas dissonantes

Laura sempre soube que sua mente funcionava de maneira um pouco diferente.

Enquanto cresciam, suas amigas se adaptavam às nuances do namoro e casamento, Laura lutava para decifrar os códigos sociais e as expectativas implícitas nos relacionamentos.

Após anos de tentativas e erros, ela se apaixonou perdidamente por Tom. Seus mundos pareciam complementares: ela, uma artista talentosa e perspicaz; ele, um engenheiro pragmático e encantador. No entanto, à medida que o relacionamento se aprofundava, as diferenças que antes pareciam complementares começaram a criar tensões.

Laura encontrava dificuldades em expressar suas emoções, muitas vezes mergulhada em seu próprio mundo interior, enquanto Tom esperava por um tipo de conexão mais direta e emocional. Sua dificuldade em entender os códigos sociais se tornava cada vez mais evidente. A comunicação se tornava um desafio constante, suas necessidades e expectativas pareciam existir em dimensões diferentes.

Os desafios se tornaram mais evidentes após o casamento. Laura se sentia sobrecarregada com a pressão de entender as nuances das interações sociais e emocionais. O mundo sensorial ao seu redor, às vezes, se tornava esmagador, enquanto Tom ansiava por uma conexão mais íntima e compreensiva.

O casamento, inicialmente visto como um balé harmonioso, tornou-se um desafio de acordes desarmônicos. A dificuldade de Laura em compreender e expressar suas emoções e a necessidade de Tom por uma conexão mais profunda criaram uma distância crescente entre eles.

A rigidez comportamental era uma faceta intransponível, que às vezes a impedia de adaptar-se às necessidades de Tom, levando a frustrações para ambos. Além disso, sua sensibilidade sensorial, especialmente em relação ao toque, frequentemente se transformava em barreira no relacionamento físico.

Suas dificuldades em se conectar socialmente e sua busca por rotinas fixas contrastavam com as expectativas de Tom por uma interação mais fluida e espontânea. A falta de flexibilidade e as reações sensoriais dela criavam uma desconexão gradual entre eles.

Mais uma vez, a dificuldade em se expressar a deixava num papel de "culpada", pois, não conseguia dizer de maneira clara o que sentia e o porquê das dificuldades, em contrapartida Tom via aquele comportamento como falta de interesse nele como homem.

A verdadeira virada ocorreu quando Laura e Tom decidiram enfrentar os desafios juntos. Procuraram terapia conjugal, na qual aprenderam a comunicar suas necessidades de maneira mais clara e entender as diferenças um do outro; terapia especializada em autismo, aprendendo estratégias para melhorar a comunicação e criar um ambiente mais confortável em casa. Ela encontrou maneiras alternativas de lidar com suas sensibilidades sensoriais, enquanto Tom aprendeu a ser mais empático e compreensivo.

Gradualmente, o casal começou a encontrar um equilíbrio entre suas diferenças.

A relação deixou de ser um campo minado para se tornar um espaço onde as cores das peculiaridades de Laura se misturavam harmoniosamente com as linhas da vida conjugal.

A história de Laura e Tom não era sobre superar o autismo de Laura, mas sobre abraçar suas peculiaridades e encontrar formas criativas de se conectarem. Juntos, aprenderam que um casamento feliz não se baseia na ausência de desafios, mas na maneira como lidamos com eles e nos fortalecemos como parceiros.

O amor verdadeiro não se limita às diferenças ou desafios, mas se expande para abraçar a compreensão mútua e o apoio.

Referências

CARLETTO, G. M. Diagnóstico tardio de autismo; relato de um caso vivenciado em meio a pandemia. *Desvalimiento Psicosocial,* 8(2), 1-8, 2021. DOI: 10/1232-6542.

FREITAS, C. C. C.; REVOREDO, J. R. S. Revisão literária: diagnóstico tardio do transtorno do espectro autista, 2022.

MALAGONI, G. .; CLARA LUZ, A. Dificuldades no diagnóstico de autismo em meninas. *Estudos Avançados sobre Saúde e Natureza,* [S. l.], v. 1, 2021. Disponível em: <https://periodicojs.com.br/index.php/easn/article/view/362>. Acesso em: 05 jun. de 2024.

MENDONÇA, S. Autismo no feminino: a voz da mulher autista. *Mundo Asperger,* 2022.

PINTO, R. N. M. et al. Autismo infantil: impacto do diagnóstico e repercussões nas relações familiares. *Revista Gaúcha de Enfermagem,* 2016.

SANTOS, P. C. S.; COSTA, A. P. *Rosas azuis: atenção à saúde da menina e mulher com transtorno do espectro autista.* UNASUS, jul. de 2020.

VASCONCELOS, V. C. Meninas e mulheres com transtorno do espectro do autismo: diagnósticos, reconhecimentos e vivências. 2022. Trabalho de Conclusão de Curso (Graduação em Educação Especial) – Universidade Federal de São Carlos, São Carlos, 2022. Disponível em: <https://repositorio.ufscar.br/handle/ufscar/15923>. Acesso em: 05 jun. de 2024.

40

A MATERNIDADE E A MULHER NEURODIVERGENTE

Quando falamos de "maternidade atípica", todos se lembram da mãe que tem uma criança neurodivergente. Porém, e quando a mulher também é neurodiversa? Será que a maternidade também é diferente nesses casos? Este capítulo tem a intenção não de esgotar o assunto, mas de trazer uma provocação e nos levar a refletir sobre essa outra face da maternidade.

ADRIANA VIANA CHAVES MORAES

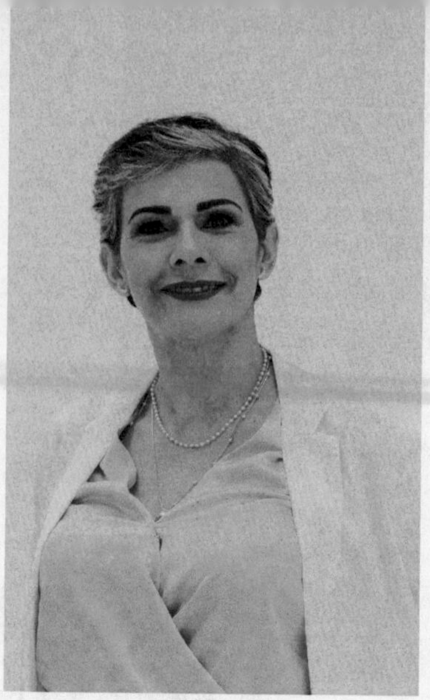

ADRIANA VIANA CHAVES MORAES

Médica pediatra, mãe, duplamente atípica, do Augusto e da Lais. Autista com AH/SD e TDAH. Especialista em transtornos do neurodesenvolvimento na infância e em mulheres. Médica titular na Blua Pediatria, junto à equipe do dr. Thiago Castro.

Contatos
adrichavesmoraes@icloud.com
Instagram: @dra.adrianamoraes e @medicaneurodivergente
45 99113 8332

A maternidade e a mulher neurodivergente

> *"Não me entenda mal. Eu amo ser a mãe dela. Ela é um ser humano lindo em todos os sentidos imagináveis. Mas, como Aspergirl, critico as suposições de gênero e maternidade, e as normas que considero desrespeitosas e ilógicas, que, em sua essência, foram criadas para reprimir as boas mulheres."*
>
> Rude Simone (2012, p. 80)

Falar sobre a maternidade é um desafio, já que se trata de um tema sensível e cercado de influência socioemocional. Desde muito nova, a menina aprende que a maternidade é o ápice do amor e da entrega, e que mães são mulheres fortes e guerreiras, que abrem mão de si mesmas em favor de sua prole. Culturalmente é imposta a figura da mãe a responsabilidade plena sobre a criação dos filhos, com uma carga de preconceitos e estigmas sobre como deve ou não agir uma mãe, devendo esta dispor-se integralmente aos cuidados com o filho.

Porém, e quando esse chamado, que alguns acreditam ser intrínseco e visceral em todas as mulheres, não acontece ou acontece de maneira diversa? E quando essa maternidade de contos de fadas não vem?

A maternidade é uma construção social e afetiva que sofre influências pessoais, familiares, políticas e históricas. Falar em maternidade hoje não é a mesma coisa que seria dez anos atrás. E, se somada a estas variáveis, tivermos ainda a neurodiversidade? Falar em maternidade em mulheres típicas é completamente diferente quando comparado à maternidade em mulheres neurodivergentes.

Um estudo de 2021, conduzido por Carrie Allison e Simon Baron-Cohen, comparou a experiência de maternidade entre mulheres autistas e mulheres não autistas. O objetivo era explorar a experiência das mães autistas no período perinatal e na parentalidade, ou seja, a gravidez, o parto, o período pós-parto, a autopercepção dos pontos fortes e fracos da parentalidade, a comunicação com os profissionais em relação ao filho, as dificuldades de saúde mental e a experiência social da maternidade, além de incluir a divulgação do diagnóstico de autismo em contextos parentais. A conclusão foi de que as mães autistas enfrentam desafios únicos e o estigma associado ao autismo pode agravar ainda mais as dificuldades de comunicação.

E o que explica esses desafios únicos?

Vamos iniciar pensando nas alterações do processamento sensorial. Pessoas autistas podem ter, em maior ou menor grau, uma percepção diferente dos estímulos do ambiente, bem como das sensações corporais. Embora tenhamos poucos estudos que abordem a gravidez em pessoas autistas, os que existem e abordam aspectos qualitativos tendem a relatar questões relacionadas às experiências sensoriais durante a gestação.

Um estudo de Gardner et al. (2016), que explorou as experiências perinatais de 8 mulheres autistas, evidenciou sensibilidades sensoriais aumentadas a luzes brilhantes, som, olfato e tato durante a gravidez. Tal achado foi também encontrado em outro estudo, mais recente, após a observação de 7 mulheres autistas grávidas (TALCER et al., 2017). É importante observar que nas mulheres não autistas essas alterações sensoriais limitam-se a olfato e paladar.

Essas barreiras sensoriais afetam toda a experiência da gestação, criando barreiras aos cuidados com a saúde. As luzes no ambiente de clínicas e hospitais, os sons e o toque físico durante o exame podem se tornar insuportáveis, levando ao absenteísmo nas consultas (GARDNER et al., 2016). Além disso, as alterações sensoriais acabam por gerar uma sobrecarga ainda maior, tornando difícil executar tarefas do dia a dia, como ir ao mercado, que antes seriam realizadas de uma maneira mais fácil, aumentando o estresse e, em alguns casos, tornando mais frequentes os quadros de colapsos (*meltdown*) e desligamentos (*shutdown*).

A própria experiência de gestar uma criança pode não ser muito agradável para algumas autistas que não conseguem lidar com as alterações corporais, com o rápido aumento de tamanho e mudança de forma. Shamina Patel, uma escritora britânica, descreveu a gestação como "infernalmente invasiva". Aos 25 anos de idade, ela engravidou e ainda não tinha sido diagnosticada como autista. Anos depois, ao receber o diagnóstico, pôde compreender por que a experiência da gestação havia sido tão difícil para ela.

Outro desafio para muitas mulheres autistas é a amamentação. Contudo, embora muitas relatem dificuldade na amamentação devido ao desconforto tátil, o alto interesse nos benefícios da amamentação faz que a maioria delas a mantenha, com mais de 80% das mães autistas amamentando, conforme observado no estudo de Pohl et al. (2019).

Ainda que todas as mulheres no período gestacional relatem maior fadiga física, as mulheres autistas referem também fadiga mental, diminuindo a capacidade de processar as informações, o que, somado às dificuldades de comunicação que as mulheres autistas apresentam, torna-se mais um problema e motivo de preocupação.

Quando pensamos nas dificuldades de comunicação, devemos lembrar que elas podem ocorrer tanto na emissão da mensagem como na compreensão da mensagem emitida pelo outro. Muitas mulheres autistas relatam dificuldade em entender claramente o que o médico está explicando, sentindo a necessidade de informações mais detalhadas, preferencialmente por escrito, assim como referem dificuldade em se fazer entender. Muitas vezes os profissionais usam perguntas abertas para abordar o paciente, tornando o diálogo difícil. Perguntas usuais como "Como você está hoje?" podem levar a respostas automáticas como "Estou bem". Diferentemente, perguntas específicas como "Está sentindo dor?" levariam a uma resposta mais adequada.

No entanto, a falta de conhecimento dos profissionais sobre o autismo torna a relação mais complexa. Não somente pela dificuldade de comunicação, mas também pela banalização dos sintomas que as mulheres autistas podem relatar e que não constam nos livros e compêndios sobre ginecologia e obstetrícia, uma vez que foram escritos com base nas experiências gestacionais de mulheres neurotípicas. Exatamente pela percepção do pouco conhecimento que os profissionais da saúde têm sobre o autismo é que muitas mulheres acabam optando por não revelar o diagnóstico. Além de saberem que revelar o diagnóstico nem sempre trará benefícios à relação, ainda temem sofrer discriminação (Pohl et al., 2020). Pesquisas mostraram que o estigma de uma deficiência física ou mental pode afetar a percepção da maternidade, levando a julgamentos quanto às habilidades da mulher em exercer a maternidade, como se a tal "maternidade ideal" fosse incompatível com condições psiquiátricas. Rogers et al. (2017) conduziram um estudo de caso de uma mulher autista australiana que relatou sentir que os profissionais de saúde tinham pouca compreensão do autismo e que não respeitavam seus desejos nem a tratavam com respeito.

Esse mesmo medo de julgamento, que torna a comunicação mais difícil para as mulheres autistas, é também responsável pelo fato de elas não buscarem uma rede de apoio, mesmo quando ela é necessária, vivenciando a maternidade de maneira mais solitária. Mesmo em grupos de pré-natal, muitas mulheres autistas relataram desconforto por serem grupos grandes e barulhentos, tornando difícil frequentar estes que poderiam ser bons lugares para aprendizado e conexões com outras mulheres.

Em paralelo a tudo isso, pessoas autistas podem ter uma saúde mental ainda pior durante a gestação. O fato de o autismo e outras comorbidades mentais frequentemente ocorrerem de modo simultâneo (LAI et al., 2019) e de um histórico anterior de condição de saúde mental ser fator de risco para pior saúde mental perinatal (LANCASTER et al., 2010) faz que essas mulheres sejam mais propensas do que mães não autistas a desenvolverem depressão pré e pós-natal (POHL et al., 2020).

A própria experiência do momento do parto pode impactar a saúde mental das mulheres, influenciando diretamente seu vínculo e relacionamento com o bebê.

No estudo de Simkin (1991) sobre memórias de nascimento, pôde ser constatado que as mulheres geralmente lembram-se corretamente de suas memórias do parto, sendo que aquelas que experimentam emoções negativas intensificam e aumentam as emoções ao longo do tempo, enquanto aquelas com emoções positivas permanecem as mesmas. Assim, para manter a saúde mental nesse período perinatal, é importante que as mulheres tenham registros emocionais positivos ao se lembrarem do parto.

Embora o parto seja uma experiência positiva para a maioria das mulheres, é física e psicologicamente traumático para algumas mulheres (BASTOS et al., 2015).

Traumas no momento do parto podem aumentar o medo e a ansiedade em relação à saúde dos filhos e à capacidade parental, podendo vivenciar isso como uma sensação de distanciamento emocional do filho. Essa dificuldade no relacionamento pode ter efeitos a longo prazo na saúde física e emocional da criança, da mulher e da família, já que o vínculo mãe-bebê está relacionado ao desenvolvimento de relacionamentos saudáveis mais tarde. Além disso, estudos atuais mostram o impacto negativo que essa quebra no vínculo tem sobre o desenvolvimento cognitivo da criança, incluindo o desenvolvimento cerebral, a maturação e o desenvolvimento da linguagem (TINT, 2021; HOSOZAWA, 2024).

Assim, diante de tudo que vimos até aqui, percebemos que a experiência da maternidade pode não ser fácil, principalmente se pensarmos nas mulheres autistas. É importante que profissionais da saúde busquem conhecer mais sobre as peculiaridades da mulher autista para assim tornar essa experiência mais prazerosa e leve. Estabelecer um canal de comunicação aberto e efetivo permitirá que essa mulher se sinta mais no controle da situação, diminuindo a ansiedade e o estresse. Assim, é importante que uma rede de apoio se estabeleça em torno dessa mulher, de modo a lhe permitir vivenciar a maternidade de uma maneira mais segura e confortável.

E é muito importante finalizarmos dizendo que, ainda que o período de gestação e a experiência da maternidade possam ser desafiadores para as mulheres autistas, a grande maioria delas (86%) acha a maternidade gratificante; 96% das mães autistas se mostraram capazes de priorizar as necessidades dos filhos em detrimento das próprias, superando dificuldades de organização e até mesmo sensoriais para agir no melhor interesse dos filhos. Mesmo para gerar oportunidades de socialização para os filhos, 73% das mães autistas relataram serem capazes de se esforçar e socializar com outras mães (POHL et al., 2020). A barreira a uma maternidade plena não é o autismo, mas o capacitismo e a falta de informação!

Referências

HOSOZAWA, M. et al. Maternal Autistic Traits and Adverse Birth Outcomes. *JAMA Network Open*, v. 7, n. 1, p. e2352809-e2352809, 2024.

MARCO, E. J.; HINKLEY, L. B.; HILL, S. S.; NAGARAJAN, S. S. Sensory processing in autism: a review of neurophysiologic findings. *Pediatr Res*. 2011 May;69(5 Pt 2):48R-54R.

MOLLOY, E.; BIGGERSTAFF, D. L.; SIDEBOTHAM, P. A phenomenological exploration of parenting after birth trauma: Mothers perceptions of the first year. *Women Birth*. 2021 May;34(3):278-287.

POHL, A. L.; CROCKFORD, S. K.; BLAKEMORE, M.; ALLISON, C.; BARON-COHEN, S. A comparative study of autistic and non-autistic women's experience of motherhood. *Mol. Autism*. 2020 Jan 6;11(1):3.

ROMERO, G.; HUTH-BOCKS, A.; PURO-GALLAGHER, E.; RIGGS, J. Maternal prenatal depression, PTSD, and problematic parenting: the mediating role of maternal perceptions of infant emotion. *J. Reprod. Infant. Psychol.* 2021 Apr;39(2):125-139.

ROUSSEAU, S.; FELDMAN, T.; SHLOMI POLACHEK, I; FRENKEL, T. I. Persistent symptoms of maternal post-traumatic stress following childbirth across the first months postpartum: associations with perturbations in maternal behavior and infant avoidance of social gaze toward mother. *Infancy.* 2023 Sep-Oct; 28(5):882-909. doi: 0.1111/infa.12553. Epub 2023 Jun 17. PMID: 37329252.

TINT, A. et al. Health characteristics of reproductive-aged autistic women in Ontario: A population-based, cross-sectional study. *Autism*, v. 25, n. 4, p. 1114-1124, 2021.

TOPBAS SELCUKI, N. F.; YALCIN BAHAT, P.; TURAN, G.; AKSOY, U.; BAGCI, K.; OZDEMIR, I. Postpartum evaluation of the role of maternal characteristics and mode of delivery on maternal attachment, anxiety and depression: a study conducted in Turkey'. *Acta Biomed*. 2022 Mar 14;93(1):e2022011.

WEBB, R.; AYERS, S. Cognitive biases in processing infant emotion by women with depression, anxiety and post-traumatic stress disorder in pregnancy or after birth: A systematic review. *Cognition and Emotion*, 29:7, 1278-1294, 2015.

YAKUPOVA, V.; SUÁREZ, A. TEPT pós-parto e experiência de nascimento em mulheres de língua russa. *Obstetrícia*, 112, p. 103385, 2022.

ZERBO, O.; MASSOLO, M. L.; QIAN, Y.; CROEN, L. A. A Study of Physician Knowledge and Experience with Autism in Adults in a Large Integrated Healthcare System. *J. Autism Dev. Disord.* 2015 Dec;45(12):4002-14.

41

A INVISIBILIDADE DA MULHER NA MATERNIDADE ATÍPICA

Diante do nascimento de uma criança neurodivergente, existe a quebra de expectativas sobre o "filho perfeito". Muitas vezes, a mãe precisa lidar com uma avalanche de frustrações, novas demandas e sobrecarga. Pensando nos desafios da maternagem atípica, este capítulo pretende dar visibilidade às famílias que se dedicam a lutar contra o capacitismo e favorecer o crescimento do "filho real".

RITA SALDANHA DIMITRIOU

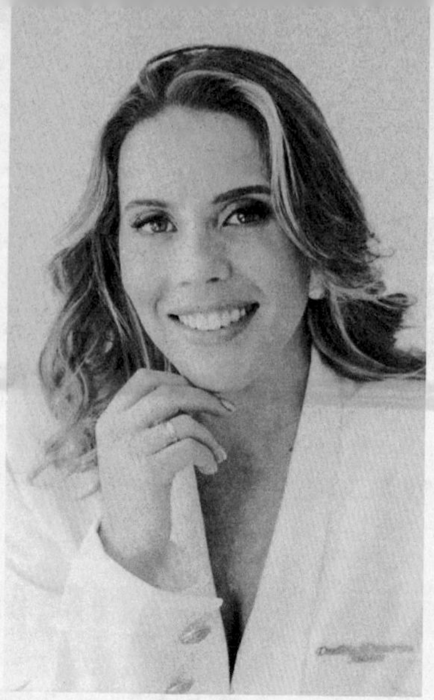

Rita Saldanha Dimitriou

Graduação em medicina pela Universidade do Grande Rio - Campus Caxias, RJ. Especialização em Pediatria pela IBCMED. Formação e certificação em Transtornos do Neurodesenvolvimento, com foco no autismo. Pós-graduanda em Transtorno do Espectro Autista, Neuropsicofarmacologia e Análise do Comportamento Aplicada pela IEPSIS.

Contatos
E-mail: draritadimitriou@gmail.com
Instagram:@dra.ritadimitriou
Site: draritadimitriou.com.br

A vivência da maternidade constitui uma nova fase da vida da mulher. A maternidade pode ser vista como um comportamento social que transcende o aspecto biológico e se ajusta a um determinado contexto sócio-histórico (BADINTER, 1985). Durante a concepção de um filho, é comum existir a idealização de uma criança perfeita, que será destaque em diversas áreas e trará orgulho para toda a família. Então, antes mesmo de nascer, a criança já nasce na imaginação de cada mãe e pai como perfeita, o que favorece o vínculo entre ambos.

Os pais anseiam pela criança perfeita e saudável porque encontram no filho a possibilidade de concretizar seus sonhos e ideais; e quando o filho possui alguma limitação significativa, suas expectativas se fragilizam, já que a criança perfeita que lhes proporcionaria alegrias não nasceu (MEIRA, 1996; JERUSALINSKY, 2007).

A idealização do "filho ideal" é uma concepção subjetiva que os pais frequentemente desenvolvem, projetando expectativas e desejos específicos sobre as características, conquistas e comportamentos que esperam ver em seu filho. Essas expectativas surgem antes mesmo da confirmação da gravidez. A idealização pode variar culturalmente e é influenciada por diversos fatores, como valores familiares, sociais e individuais.

O processo de idealização inicia-se, desde então, como uma espécie de criação de imagem mental, fruto de projeções e expectativas, mesmo antes do seu nascimento, ainda nos primeiros momentos de planejamento de ter um filho: menina ou menino? médico ou engenheiro? jogar bola como pai ou fazer cooper com a mãe? Portanto, estabelece-se um padrão de relação mãe-bebê e pai-bebê (RAPHAEL-LEFF, 1997).

Reconhece-se que frustrações, ansiedade, rejeições e revoltas são componentes do processo de luto experimentado pelos pais ao descobrirem o Transtorno do Espectro Autista (TEA) em seu filho idealizado. Compreende-se que, ao nascer, o bebê é acolhido em um berço simbólico, mas quando os pais, nos primeiros momentos ou posteriormente, percebem que a realidade difere significativamente de suas expectativas, inicia-se um processo de reconstrução. Nesse momento, é necessário enxergar o filho de forma concreta, reconhecendo seus aspectos próprios em vez da idealização inicial.

A expressão "maternidade atípica" refere-se à experiência das mães que enfrentam desafios na criação e defesa de filhos com desenvolvimento atípico. Isso envolve a busca por atenção à saúde, apoio nos processos educacionais, resistência à desumanização e promoção da inclusão. O termo "atípico" é adotado como uma forma de abraçar a neurodiversidade ou a condição neuro divergente, rejeitando a utilização da palavra "anormalidade", para evitar estigmatização. A maternidade por si só já tem seus grandes desafios, o "maternar" de uma mãe atípica tem uma sobrecarga ainda maior. Essas mulheres acumulam a dor da perda do "filho ideal" e do abandono com a sobrecarga emocional.

De acordo com Buscaglia (2006), deparar-se com as limitações do filho, em qualquer família, é sempre um encontro com o desconhecido. Enfrentar essa nova e inesperada realidade causa sofrimento, confusão, frustrações e medo. No mundo real em que vivemos, são poucas as mulheres que podem se permitir parar de trabalhar para se dedicar exclusivamente à maternidade, imagine uma mãe cujo filho ou filha precisa de cuidados constantes, associados a uma série de limitações e demandas que necessitam de não uma , mas várias terapias. Assim é a vida de uma mãe neuroatípica.

A experiência de ter um filho no transtorno do espectro autista (TEA) é única para qualquer família, considerando que cada membro tem sua própria história, crença, habilidades para encarar novas situações, condição socioeconômica e rede de apoio (FIGUEIREDO et al., 2020). Muitas vezes o TEA altera a rotina e a dinâmica familiar. Com isso, as relações familiares ficam abaladas, pois a atenção é totalmente voltada para este filho (MACHADO et al., 2018).

No Brasil, cerca de 78% dos pais abandonaram as mães de crianças com deficiências e doenças raras, antes dos filhos completarem cinco anos de vida (INSTITUTO BARESI 2012). Na grande maioria dos casos, o motivo principal desse abandono é explicado pelos maridos, pais dessas crianças, que alegam não conseguirem suportar o luto da perda do "filho ideal", por isso "dão um apoio muito frágil ou simplesmente abandonam suas famílias.

A vivência de ser mãe de uma criança autista é comparada, muitas vezes, ao cair em um buraco; ao expor tal sentimento essa mãe nos leva a pensar o que significa esse termo "cair em um buraco", pensamos logo em um vazio, um sofrimento inesperado.

Ao consultar o dicionário (HOUAISS, 2004), a palavra buraco traz como significado ferimento profundo, que parece ser a experiência de muitas mães ao deparar-se com o diagnóstico de seu filho. O mesmo dicionário traz outros significados, como espaço vazio, sentimento de falta ou de perda de alguma coisa ou pessoa. Baseado nesse relato, o buraco que muitas se referem pode significar um vazio deixado pelo filho idealizado e o ter que lidar com uma realidade impensada, incalculada e, portanto, fora de controle do que foi idealizado.

Essa vivência pode anteceder o diagnóstico de autismo, quando a mãe se vê diante do comportamento diferente do filho, diante de dúvidas em como agir, diante da falta de compreensão da situação. Na busca pelo tratamento, pelo controle da situação, surge também, por parte da família e, mais especificamente da mãe, a busca de sentido, de significado daquilo que está causando, na maioria das vezes, turbulência ao cotidiano dessas pessoas (CONSTANTINIDIS, 2011).

Ao aceitar a condição do filho autista, a mãe passa a submeter-se às exigências da condição da criança; o fato de haver a busca pelo diagnóstico, não significa que não haverá sofrimento ao recebê-lo. Sabemos que o autismo acarreta mudanças no cotidiano familiar, porém, a mudança maior é no cotidiano das mães. Dessa forma, a maternidade ocupa todo o tempo dessas mulheres, não sobrando tempo para elas mesmas, para outras funções e realizações.

Segundo Zanatta et al (2014), ao observarem a dependência do filho, as mães passam a se dedicar totalmente a eles. Essa dedicação traz sobrecarga física e emocional, tanto com os cuidados gerais do filho com autismo como também com todas as outras tarefas do dia, como os cuidados com a casa, atenção aos outros integrantes da família e, ainda, com o seu emprego e autoestima.

Diante dessa situação, a dedicação aos cuidados do filho com autismo requer de algumas mães o abandono de seus empregos. Esse dado corrobora o estudo de Meimes et al. (2015) que indica que a abdicação à vida profissional é um dos resultados do impacto negativo do diagnóstico do autismo na vida social da mãe.

Algumas mães, no entanto, resistem a abdicar da vida profissional e tentam conciliar a profissão, as horas de trabalho no emprego, com os cuidados com o filho com autismo. Essa opção torna-se um fardo, uma tarefa que, pela sobrecarga com a dupla jornada e o encargo com o filho com autismo, pode trazer consequências à saúde dessa mãe.

O estresse da mãe da criança com autismo está relacionado ao ajustamento realizado por ela nas situações cotidianas, quando a severidade dos sintomas do autismo for menor e maior for o suporte social das mães, mais fácil será a para a ela a criação de seu filho com autismo. Existe sim um alto nível de abnegação dessas mães ao voltarem-se mais para os seus filhos, esquecendo-se muitas vezes de si próprias. Devido às diversas situações enfrentadas, essas mães isolam-se do seu contexto social e têm seu cotidiano alterado, esquecem e abrem mão de tudo que não está ligado ao seu filho e seu tratamento.

Já sabemos que essas mães sentem necessidade de serem ouvidas e confortadas, porém, nem sempre encontram a ajuda necessária. Os profissionais, por meio de apoio e mediação, podem minimizar o impacto. Contudo, a relação social da mãe e da criança com autismo não pode ser limitada ao âmbito do ambiente de atendimentos por esses profissionais.

A rede de apoio e a rede social precisam ser expandidas para outros meios para que essa mãe possa contar com o apoio e suporte que tanto necessita. Devemos lembrar sempre que não poderia existir atendimento aos filhos com deficiência sem ter, paralelamente, um cuidado a essas mães; devemos cuidar do todo.

A mãe toma para si a maior carga de responsabilidade no cuidado do filho. Sabemos que já é esperado da mulher que ela seja cuidadora por excelência e, geralmente, é ela quem assume a responsabilidade de se tornar cuidadora principal. Essa é a expectativa social de desempenho ligada à mulher. Em relação à imagem da mulher, esta é identificada, de forma acrítica, ao afeto, a maternidade e ao amor incondicional (GUTIERREZ; MINAYO, 2009).

O estudo de Nunes (2010) aponta que a mãe da criança com autismo dedica todo seu tempo e sua energia para cuidar do filho, acrescentando que há ainda o sacrifício enquanto mulher. Nesse cotidiano compartilhado com o filho com autismo, as mães perdem sua própria história e passam a viver a história do filho e não veem sentido na tentativa de resgate de outras possibilidades em ser mulher.

O impacto psicológico e a negligência do autocuidado surgem como resultados da maternidade vivenciada por essas mulheres. O afastamento da vida anterior não é uma escolha consciente, mas uma necessidade que exige mais atenção, deixando saudades da mulher que existia antes da maternidade. A culpa, aliada à reconstrução da identidade, torna atividades simples como, tomar um café com amigas ou fazer uma caminhada, ações utópicas para muitas delas.

A maternidade atípica carrega uma "invisibilidade" na sociedade, causando sofrimento às mães devido à falta de apoio e compreensão. É crucial reconhecer essas famílias, proporcionando uma estrutura de suporte com acesso a tratamentos, medicamentos e assistência financeira (CRUZ, 2021). A rede de apoio vai muito além do que a troca de experiências; requer um esforço coletivo que abrange todas as esferas sociais. Políticas públicas inclusivas são fundamentais para melhorar a qualidade de vida dessas famílias, especialmente das mães atípicas. A escola desempenha um papel crucial ao compartilhar a carga e o tempo de cuidado.

O adoecimento das mães de crianças atípicas reflete um sistema frágil, retrógrado e falho, que demora na entrega de laudos, dificultando intervenções precoces. As barreiras burocráticas do INSS para benefícios como o BPC/LOAS agravam ainda mais a situação.

Essas tribulações, embora possam passar despercebidas por toda a sociedade, são reais, ainda que possam não estar ao alcance dos seus olhos, existem e impactam vidas diariamente. Cada mulher encara o desafio da maternidade atípica de maneira única, percebendo o Transtorno do Espectro Autista (TEA) como divino, uma provação, ou até mesmo como uma militância. Independentemente do contexto social e econômico de cada mãe, o verdadeiro obstáculo não é o autismo em si, mas sim a sociedade capacitista que transforma a neurodiversidade em um problema. Essa mentalidade exclui as habilidades individuais, formas de comunicação e identidade das pessoas neuro diversas. Destaca-se a importância da luta anticapacitista emergir nas agendas dos movimentos sociais, reconhecendo que a experiência de viver é singular para cada família, mãe, mulher e indivíduo. Nesse sentido, uma luta inclusiva deve abranger a diversidade de corpos e mentes na sociedade.

O cuidado também é um ato político.

Referências

BADINTER, E. *Um amor conquistado: o mito do amor materno.* Tradução Waltensir Dutra. Rio de Janeiro: Nova Fronteira, 1985.

BUSCAGLIA, L. *Os deficientes e seus pais: um desafio ao aconselhamento.* 2. ed. São Paulo: Record, 2006.

CONSTANTINIDIS, D. *A constituição do psiquismo infantil em crianças autistas: a clínica da psicose na infância.* 1. ed. São Paulo: Summus, 2011.

CRUZ, L. O. *Maternidades atípicas: uma reflexão antropológica através de redes sociais sobre mães de crianças autistas.* 2021.

FIGUEIREDO, P. M. de; de BARROS, A. L. Síndrome de Down: análise das expectativas parentais e sua influência na inclusão escolar. *Psicologia Escolar e Educacional,* vol.24, 2020.

GUTIERREZ, D. P. V.; MINAYO, M. C. de S. De perto e de dentro: A realidade da convivência familiar de portadores de distúrbios psíquicos graves. *Saúde e Sociedade,* vol.18, 2009.

INSTITUTO BARESI. *Realidade brasileira da convivência com deficiência e doenças raras.* São Paulo: Instituto Baresi, 2012.

JERUSALINSKY, A. *Problemas de aprendizagem e dificuldades escolares.* São Paulo: Casa do Psicólogo, 2007.

MACHADO, M. M.; PEREIRA, N. F.; de SOUZA, M. G. Transtorno do espectro do autismo e a dinâmica familiar. *Psicologia em Pesquisa,* vol.12, 2018.

MEIMES, M. Â. et al. *O impacto do diagnóstico de autismo nas famílias.* Revista Psicologia da IMED, vol.7, 2015.

MEIRA, M. A. *Autismo: aspectos clínicos e práticos de vida.* Rio de Janeiro: Revinter, 1996.

NUNES, R. S. *Mães de autistas: contribuições da psicoterapia para sua saúde mental.* Tese de doutorado, Pontifícia Universidade Católica do Rio Grande do Sul, 2010.

RAPHAEL-LEFF, J. *Psicodinâmica da gravidez: teorização e prática.* Tradução Sílvia Werneck. Porto Alegre: Artmed, 1997.

SILVA, C. M.; OLIVEIRA, V. M.; FERREIRA, C. S.; SILVA, C. S.; SILVA, V. L. Vivência materna diante do cuidado a criança autista. *Revisa,* vol. 9, n. 2: 231-40. Abr. Jun, 2020.

ZANATTA, É.; ZANATTA, T.; OLIVEIRA, M. N. *Qualidade de vida da família e o transtorno do espectro autista.* Revista Psicologia em Pesquisa, vol. 8, 2014.

42

DISRUPTORES ENDÓCRINOS E SUA INFLUÊNCIA EM MENINAS

Você pode não ter se dado conta, mas esse assunto está cada vez mais no dia a dia das famílias e nas consultas pediátricas. É muito comum ouvir perguntas do tipo "Por que as crianças têm sido mais precoces? Por que ocorre o aumento do número de casos de autismo?".

PAULA SELLAN

Paula Sellan

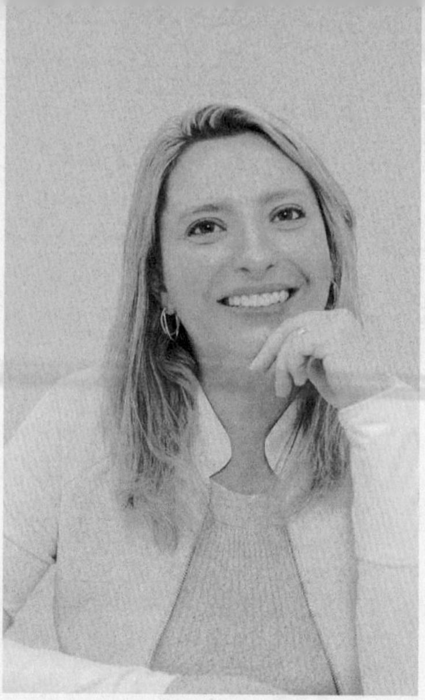

Médica pediatra pela Santa Casa de São Paulo. Pneumopediatra pela Universidade de São Paulo, com pós-graduação em nutrologia e nutrição materno infantil. Título de especialista em pediatria. Consultora do sono e amamentação. Pós-graduada em pediatria integrativa.

Contato
Instagram: @drapaulapediatra

Os disruptores endócrinos ou desreguladores endócrinos são substâncias químicas, naturais ou sintéticas, presentes no meio ambiente, que têm a capacidade de mimetizar ou interferir com a síntese, secreção, transporte, ligação, ação ou eliminação de hormônios.

Essa é uma hipótese muito forte para o aumento de doenças pediátricas endocrinológicas nos últimos anos (criptorquidia, hipospádia e a tão temida puberdade precoce).

Como agem os disruptores endócrinos?

Por diversos mecanismos de ação: o primeiro seria imitando a ação de um hormônio produzido naturalmente pelo organismo, como o estrógeno, desencadeando reações semelhantes; pode também bloquear os receptores nas células que recebem os hormônios, impedindo, assim, a ação de hormônios naturais; pode alterar as concentrações dos hormônios naturais, prejudicando a síntese, transporte, metabolismo e ligação a proteínas carreadoras, alterando as concentrações dos hormônios naturais.

Com todos esses mecanismos, os disruptores endócrinos podem interferir na regulação do crescimento e desenvolvimento corporal, metabolismo, reprodução, imunidade e comportamento.

Existem aproximadamente cem mil substâncias químicas que fazem parte das atividades cotidianas dos dias atuais, das quais muitas agem como disruptores endócrinos, principalmente pela ingestão de alimentos e água, inalação de gases e partículas no ar, ou, ainda, pela pele.

Gestantes e crianças são a população mais vulnerável aos DE. Existem evidências crescentes que a exposição a DE, quando ocorre durante períodos críticos do desenvolvimento embriológico, pode provocar mudanças permanentes no *programming* da expressão gênica, um conceito similar àquele proposto por David Barker sobre restrição de crescimento intrauterino influenciar a prevalência de síndrome metabólica na vida adulta.

A exposição ao bisfenol A (BPA) durante a gestação tem sido proposta como fator de risco para o desenvolvimento de distúrbios neurocomportamentais, como o transtorno do espectro do autismo.

Os principais DE que afetam os humanos são descritos a seguir:

- Dietilestilbestrol: estrógeno sintético, foi prescrito entre 1940 e 1971 para gestantes por teoricamente reduzir complicações da gestação. Entretanto, na década de 1970, esta prática foi suspensa, pois, além de se comprovar a sua ineficácia, estudos de seguimento demonstraram aumento do risco de carcinoma de células claras vaginal, assim como aumento das taxas de infertilidade, aborto espontâneo e parto prematuro em meninas e mulheres que haviam sido expostas ao dietilestilbestrol intraútero.
- Bisfenol-A (BPA): químico industrial inicialmente sintetizado, em 1890, pelo químico Alexander Dianin e que tem sido utilizado para fabricar plásticos e resinas desde a década de 1960. Sua atividade estrogênica já tinha sido descrita em 1930, mas é muito menor do que a do dietilestilbestrol. Pode ser encontrado em uma série de produtos, desde garrafas plásticas tipo PET, papel térmico usado em notas de cartão bancário ou contas, camada interna de latas de alimentos e líquidos, equipamentos médicos, retardante de chamas e plásticos e polímeros utilizados na indústria de automóveis. Por ser praticamente onipresente, resulta em exposição extensa, fazendo que mais de 95% das pessoas tenham níveis mensuráveis de BPA. O seu uso foi proibido em mamadeiras na Europa e no Brasil em 2011. A regulamentação da sua utilização em outros plásticos vem se tornando cada vez mais restrita, especialmente em países europeus. Ao contrário dos pesticidas, ele não é lipossolúvel, e é de fácil metabolização, logo, a redução da exposição pode rapidamente reduzir a carga corporal.

Em 1994, a ABNT (Associação Brasileira de Normas Técnicas), por meio da NBR 13230, normatizou embalagens e acondicionamentos plásticos recicláveis, estabelecendo símbolos numéricos que identificam a resina termoplástica utilizada na fabricação das embalagens, com o objetivo de facilitar a seleção dos recipientes de acordo com a sua composição. Listo aqui os plásticos mais utilizados e suas características individuais. Os "menos tóxicos" seriam Pead (polietileno de alta densidade), PEBD (polietileno de baixa densidade) e PP (polipropileno).

Ftalatos: substâncias utilizadas em plásticos (como os utilizados em garrafas plásticas PET) e em uma ampla gama de produtos tais como adesivos, detergentes e produtos de cuidado pessoal como sabonetes, shampoos e esmaltes.

- PBDE (Polybrominated diphenyl ethers): substâncias usadas como retardantes de chama em tecidos, plásticos e automóveis. É importante enfatizar que eles não são quimicamente ligados a estes compostos, sendo mais provável que eles se desprendam para o ambiente.

- Parabenos: ésteres do ácido p-hidroxibenzoico amplamente usados como preservativos em cosméticos, alimentos e medicações, por sua ação antimicrobiana. Eles são facilmente absorvidos pelo corpo humano. Maiores concentrações urinárias de parabenos são encontradas em mulheres do que em homens, talvez pelo maior uso de produtos cosméticos no sexo feminino. Parabenos podem interferir com os receptores ativados por proliferador de peroxissoma (PPAR). Eles também podem modular a atividade de enzimas que metabolizam os hormônios naturais (p. ex., aromatase) assim como interferir na esteroidogênese. E aqui encontramos o grande problema em meninas, pois o uso de maquiagens está cada vez mais presente em seu dia a dia.
- Pesticidas: moléculas sintéticas criadas com o objetivo de serem tóxicas para fungos, animais ou plantas prejudiciais à agricultura ou ao homem. Alguns podem ser também conhecidos como POP (persistent organic pollutants), pois são compostos estáveis que não degradam e tendem a persistir no meio ambiente e bioacumular. Muitos são lipofílicos e ficam depositados no tecido adiposo, passando de animal para animal na cadeia alimentar. Tanto o inseticida DDT (dichlorodiphenyltrichloroethyleno), como o seu metabólito DDE podem se acumular no tecido adiposo humano. O quimioterápico mitotano, utilizado no tratamento de carcinoma adrenal na criança, tem alta homologia com o DDT e reconhecida ação como DE, agindo não somente na esteroidogênese provocando insuficiência adrenal, mas também com ação indiscriminada em outras glândulas, causando hipotireoidismo e telarca associada a avanço de idade óssea por ação estrógeno-like. Outros tipos de pesticidas podem ter menor ação como DE, entretanto os neonicotinoides têm contribuído para o colapso maciço da população de abelhas.
- Metais pesados: uma série de metais pesados se mostrou contaminante na população e demonstrou potencial ação como DE, como o mercúrio, chumbo, cádmio, cobre, níquel e arsênico. O cádmio é usado em baterias recarregáveis, como pigmento em tintas, na produção de plásticos e em praguicidas. Por competir com o ferro e o zinco ele pode provocar restrição de crescimento intrauterino. Tanto o mercúrio quanto o chumbo provocam predominantemente manifestações neurológicas, muitas vezes graves. Estudos feitos em mineradores demonstraram que níveis elevados de chumbo estão associados a alteração da função tireoidiana e prejuízo na função testicular. O mercúrio é liberado como um cofator da queima de carvão, da incineração de lixo e de outros processos industriais. Ele também é encontrado em termômetros quebrados, fábricas de lâmpadas fluorescentes c, pela eliminação na água, acumula em peixes, especialmente os grandes e predatórios, como o atum, o tubarão e o peixe-espada. O chumbo antigamente era utilizado nas tubulações de água, banheiras, brinquedos e tintas. As crianças representam uma população vulnerável, pois a incorporação de chumbo por unidade de peso é maior, a ingestão de poeira

é maior e a barreira hematoencefálica ainda não está totalmente desenvolvida. Para percebermos a atualidade dessa ameaça, basta ver o resultado de testes realizados em 500 produtos infantis em cinco cidades chinesas que demonstrou que 16% destes continham conteúdo de chumbo acima do limite regulamentar seguro, e ainda temos crianças brincando com tintas tóxicas diariamente. Mais um motivo para ficarmos atentos aos rótulos.

- Melamina: substância utilizada em laminados, resinas, colas, tintas, móveis e em alguns utensílios de cozinha, como pratos e copos, por ser passível de utilização em micro-ondas e lava-louças. Ela ficou conhecida pelas trágicas consequências do seu uso em alimentos. Devido ao seu alto conteúdo nitrogenado, ela foi adicionada a fórmulas ou derivados do leite para aumentar falsamente seu conteúdo proteico. Em 2007, o acréscimo de farinha enriquecida com melamina em rações foi associado à morte de animais nos Estados Unidos. Em 2008, descobriu-se que a melamina era a causa de aumento de litíase renal, insuficiência renal e morte em crianças na China. Investigadores revelaram que o composto era adicionado ilegalmente a fórmulas infantis. Desde então, uma série de estudos têm demonstrado potenciais efeitos de DE, com efeitos reprodutivos e antropométricos.
- Fitoestrógenos: substâncias com ação estrogênica produzidas naturalmente por plantas. Isoflavonas, tais como a genisteína, são encontradas em sojas, legumes e lentilhas. Em 2012, a Coorte do Avon Longitudinal Study of Parents and Children analisou o tipo de leite ingerido na primeira infância com a idade da menarca em 2920 meninas caucasianas. Eles encontraram uma correlação maior da idade da menarca com o índice de massa corpórea ou idade da menarca materna mas, nesse estudo, o consumo, antes dos seis meses de idade, de fórmula de soja esteve associado a uma discreta redução da média de idade da menarca, em média 12 anos e 4 meses em comparação com 12 anos e 8 meses do grupo do aleitamento materno ou fórmula não derivada de soja.
- Glifosato: existem inúmeros estudos que associam o uso de glifosato como pesticida à pandemia de autismo. O impacto ambiental dos herbicidas, em geral, e do glifosato, em particular, tem sido uma preocupação. O glifosato pode persistir na água do mar em condições de pouca luz, o que implica potencial persistência desta molécula no sedimento, provavelmente afetando a fauna aquática e outras espécies terrestres. Recentemente, o glifosato foi associado a distúrbios metabólicos de anfíbios e mamíferos, como atraso na maturação de oócitos e interrupção do metabolismo lipídico na prole de camundongos devido a mudanças na expressão genética. Tais preocupações sobre o glifosato também se aplicam a outros herbicidas e pesticidas (misturas de uma ou mais substâncias ativas formuladas para proteger as plantas de organismos prejudiciais, também chamados de produtos fitossanitários) comumente utilizados na agricultura. O potencial nocivo dos pesticidas para o meio ambiente e a saúde humana está sendo cada vez mais reconhecido.

É importante que as famílias conheçam os possíveis desreguladores endócrinos e que faça parte da consulta pediátrica entender o grau de exposição das crianças. O pediatra deve ser capaz de estabelecer os possíveis nexos entre a exposição a condições ambientais adversas e manifestações clínicas observadas em seus pacientes.

Isso porque, em geral, as meninas serão mais acometidas, pois fazem parte de um público que cada vez mais cedo está tendo contato com maquiagens, desodorantes.

Acredita-se que a etiologia dos transtornos do espectro autista (TEA) seja multifatorial e que envolva componentes genéticos, epigenéticos e ambientais. Existe uma grande preocupação de que a exposição aos disruptores endócrinos possam influenciar o desenvolvimento do cérebro humano, contribuindo para o aumento da prevalência de problemas de desenvolvimento neurológico e comportamentais.

A exposição aos DE ocorre em casa, no trabalho, na fazenda, no ar que respiramos, na comida e bebida que ingerimos. Entretanto, algumas medidas podem reduzir, e muito, esta exposição. Cuidados básicos, como "deixar os sapatos do lado de fora" e lavar as mãos são efetivos em reduzir o contato com alguns dos DE.

- Evite usar pesticidas na sua casa, quintal e mantenha sua casa limpa para prevenir formigas ou infestação de baratas.
- Dê preferência aos alimentos orgânicos livres de agrotóxicos.
- Priorize cozinhar em casa e reduza a quantidade de *fast food* e alimentos processados.
- Ao ingerir peixes de água doce e frutos do mar, procurar saber qual a procedência.
- Evite o consumo de vísceras e fígado no primeiro ano de vida.
- Gestantes devem evitar o contato e a inalação de produtos químicos.
- Não aqueça potes de plástico no micro-ondas. Leite quente não deve ser servido em mamadeiras de plástico. Em casa, prefira recipientes de vidro, aço inoxidável e porcelana. Evite uso de potes ou panelas de artesanato com tinta de origem desconhecida.
- Evite beber a água que esteve armazenada em uma garrafa PET exposta previamente a alta temperatura, por exemplo, dentro de um carro ao sol.
- Evite o consumo de bebidas quentes, assim como chá e café, em recipientes plásticos, uma vez que estes compostos se misturam com o líquido quando aquecidos.
- Evite levar ao freezer alimentos e bebidas acondicionadas no plástico. A liberação do composto também é mais intensa quando há um resfriamento do plástico.

- Descarte utensílios de plástico lascados ou arranhados. Evite lavá-los com detergentes fortes ou colocá-los na máquina de lavar louças.
- Procure o selo #BPAFree nas embalagens de plástico, que indicam que este plástico é livre de bisfenol A e ftalatos. Evite o uso de plásticos com os códigos de reciclagem #3, #6 e #7, porque eles contêm DE, especialmente no período peri-gestacional e de lactação.
- Não queime plásticos, derivados do petróleo e fluidos industriais.
- Evite tocar nas notas de caixas ou de máquinas de cartão de crédito impressas em papel térmico.
- Gestantes e mulheres aleitando devem evitar o consumo de peixes ricos em mercúrio, como atum, cavala, tubarão e peixe-espada.
- Forneça às crianças somente brinquedos com o selo do INMETRO.
- Não dê para a criança pequena mordedores ou brinquedos de plástico macio, já que eles têm um potencial de possuírem DE.
- Evite reforma de casas construídas antes de 1978 (exposição ao chumbo).
- Evite fumar ou conviver com fumantes (exposição ao cádmio, entre outros).
- Ao utilizar cremes, desodorantes, protetores solares e outros produtos de higiene pessoal dê preferência aos sem parabenos.
- Escolha produtos de higiene pessoal ou de limpeza que sejam sem fragrância e, de preferência, de origem orgânica.
- Fique atento aos produtos cosméticos, especialmente aos infantis. Conforme orientado pela Anvisa, ela permite a inclusão de substâncias de gosto ruim (amargo) em todos os produtos cosméticos infantis para evitar que a criança leve o produto à boca. Além disso, esses produtos para a população pediátrica, como maquiagem ou esmalte, quando formulados com as substâncias adequadas para a faixa etária, devem ser facilmente removidos com água. Em população não mais pediátrica, procure utilizar esmaltes que não contenham ftalatos.
- Não reutilize as embalagens vazias dos saneantes, pois elas sempre ficam com algum resíduo do produto. Jogue-as fora no lixo seletivo.
- Para evitar a exposição a pesticidas, caso não tenha acesso a alimentos orgânicos: tenha uma horta em casa; lave frutas e legumes e, antes, deixe-os de molho por 10 minutos em uma solução de 1 parte de vinagre para três partes de água, descasque frutas e vegetais; retire a gordura visível da carne antes do preparo.
- Acostume você e seu filho com pouca exposição à luz durante a noite. Caso mantenha uma luz de segurança, deixe-a longe da cabeceira. Evite televisão no quarto ou desligue telas (TV, tablet, celular) duas horas antes de dormir.
- O pensamento corrente de que frangos crescem rapidamente à base de hormônios é um engano. Na verdade, o tipo de criação, intensiva, com muita luz e sem espaço para locomoção é que provoca este ganho de peso acelerado nos frangos produzidos por grandes empresas.

Sabemos que as crianças autistas têm maior susceptibilidade a ter acometimentos de comorbidades como deficiência intelectual, motoras, insônias, alergias, parasitoses, distúrbios gastrointestinais, anemia, síndrome disabsortiva, deficiência de macro e micronutrientes.

Deve fazer parte da investigação pediátrica do paciente autista todas as comorbidades supracitadas, uma criança com alergia alimentar pode sentir dores abdominais e não saber se expressar. Excluir diagnósticos e orientar o melhor tratamento é essencial para o paciente.

Referências

ESKENAZI, B.; CHEVRIER, J.; RAUCH, S. A, et al. In utero and childhood polybrominated diphenyl ether (PBDE) exposures and neurodevelopment in the CHAMACOS study. *Environmental health perspectives* 2013;121(2):257-262. [PMC free article] [PubMed] [Google Scholar]

EUBIG, P. A.; AGUIAR, A.; SCHANTZ, S. L. Lead and PCBs as risk factors for attention deficit/hyperactivity disorder. *Environmental health perspectives* 2010;118(12):1654–1667. [PMC free article] [PubMed] [Google Scholar]

GASCON, M.; VRIJHEID, M.; MARTINEZ, D, et al. Effects of pre and postnatal exposure to low levels of polybromodiphenyl ethers on neurodevelopment and thyroid hormone levels at 4 years of age. *Environment international* 2011;37(3):605–611. [PubMed] [Google Scholar]

HERBSTMAN, J. B.; MALL, J. K. Developmental Exposure to Polybrominated Diphenyl Ethers and Neurodevelopment. *Current environmental health reports* 2014;1(2):101-112. [PMC free article] [PubMed] [Google Scholar]

JACOBSON, J. L.; JACOBSON, S. W. Dose-response in perinatal exposure to polychlorinated biphenyls (PCBs): the Michigan and North Carolina cohort studies. *Toxicology and industrial health* 1996;12(3-4):435-445. [PubMed] [Google Scholar]

JACOBSON, J. L.; JACOBSON, S. W. Prenatal exposure to polychlorinated biphenyls and attention at school age. *The Journal of pediatrics* 2003;143(6):780-788. [PubMed] [Google Scholar]

WOLFF, M. S.; LANDRIGAN, P. J. Organochlorine chemicals and children's health. *The Journal of pediatrics* 2002;140(1):10-13. [PubMed] [Google Scholar]

43

A JORNADA DE REGULAÇÃO EMOCIONAL EM MULHERES AUTISTAS

DESAFIOS E ESTRATÉGIAS

Este capítulo reflete sobre a importância de oferecer suporte terapêutico focado na regulação emocional para mulheres autistas. Há estudos associando a desregulação emocional a taxas maiores de ideações e tentativas de suicídio no autismo, podendo ser um risco maior para mulheres no TEA.

CHALOÊ DE JESUS COMIM

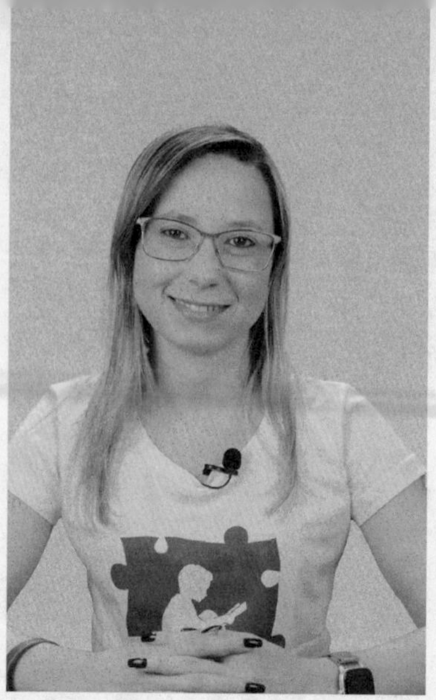

Chaloê de Jesus Comim

Professora e diretora de ensino na Academia do Autismo. Psicóloga clínica formada pela USJT, com ênfase em terapia comportamental e cognitiva. Possui formação avançada em Análise do Comportamento Aplicada e é especialista em transtorno do espectro do autismo pelo CBI of Miami. Mulher autista, com diagnóstico tardio, descobrindo uma nova perspectiva para entendimento das emoções e interações no autismo.

Contatos
chaloe.comim@gmail.com
Instagram: @chaloe.comim

Quero começar compartilhando brevemente minha experiência como uma mulher dentro do espectro do autismo, nível 1 de suporte. Minha jornada foi marcada por uma série de outros diagnósticos: transtorno alimentar infantil, transtorno do funcionamento social, transtorno depressivo maior, transtorno explosivo intermitente, hiperacusia, misofonia, alexitimia, transtorno de ansiedade generalizada e muitos outros. Até que, eu já com 33 anos, minha terapeuta me faz uma pergunta: "Já pensou na possibilidade de você estar no espectro do autismo?" Isso mudou tudo e me levou a uma longa jornada de investigações até confirmar que eu realmente preencho os critérios para o diagnóstico de autismo. Foi um longo caminho de descobertas sobre um fenótipo feminino do TEA.

Vivendo em tons intensos

Desde a infância, faço terapia. Fui uma criança extremamente isolada, sensível, rígida, restritiva e chorona. Entender a dinâmica para interagir e as sensações envolvidas nesse processo sempre foi um desafio para mim. Isso me levou a travar batalhas para regular minhas próprias emoções e me isolar.

Na adolescência, mais consciente desses embaraços e com as complexidades sociais se tornando mais evidentes, tudo piorou. Em um quadro depressivo grave, comecei a ter explosões comportamentais com destruição de objetos, gritos, seguidos de choros intensos e duradouros, que aconteciam principalmente em casa.

Lembro de um episódio, em particular. Eu só comia peito de frango grelhado. Certo dia, cheguei da escola e procurei meu frango, mas não tinha do jeito que eu comia. Tinha apenas frango cozido. A mudança inesperada desencadeou uma reação de acordo, ou seja, também inesperada. Gritei, joguei meu prato no chão e arremessei a panela de frango cozido no teto da cozinha, caí sem fôlego gritando que eu não ia poder comer.

Todos ficaram assustados e bravos. Eu só conseguia chorar e não sabia responder o que estava acontecendo comigo. Chorei por horas até que, exausta, adormeci. Outras crises semelhantes aconteceram diversas vezes. Ainda ocorrem hoje, embora sejam menos "externalizantes". Eu parei de explodir e comecei a implodir. Adulta, desenvolvi quadros de ansiedade e pânico, mas levei a vida.

Ainda tenho lutas para ter interações, definir sensações e expressá-las. Com alguma frequência eu recebo feedback de pessoas estranhando alguma reação ou indiferença. Acho que não sei mesmo "sentir certo" as coisas, eu realmente não entendo as expectativas sociais. Pior do que me sentir desconectada socialmente, é eu me sentir desconectada de mim mesma.

O que diz a literatura científica sobre as mulheres autistas?

Na adolescência, descobri minhas habilidades com a música e isso me fez sobreviver. Comecei a participar de grupos na igreja, interagindo com pessoas que tinham as mesmas habilidades que eu. Assim, fui aprendendo e compensando algumas das minhas confusões para socializar.

Mulheres no TEA tendem a usar mais estratégias de camuflagem social, o que pode resultar em exaustão, ansiedade, fragmentação em relação à própria identidade e piora da saúde mental (HULL et al., 2017). Suas comoções podem ser intensas, às vezes, confundidas com outros transtornos como o transtorno de personalidade *borderline*.

Weiner et al. (2023) dizem que a desregulação emocional é mais intensa em mulheres autistas do que em homens autistas, e até do que em mulheres não autistas com transtorno de personalidade *borderline*. Dificuldades em identificar e expressar sentimentos, juntamente com desafios na comunicação social, podem levar a episódios de desregulação mais intensos e duradouros (CAI et al., 2018).

Os estudos de Conner et al. (2019, 2020) sugerem que a desregulação emocional em pessoas no TEA nível 1 de suporte está significativamente relacionada a ideações e tentativas de suicídio. A reatividade emocional pode limitar opções de apoio social, levando ao isolamento, um fator de risco para o suicídio e deterioração da saúde mental.

Há evidências de taxas de suicídio aumentadas no TEA. Nos Estados Unidos, o suicídio é a segunda principal causa de morte de jovens e adultos autistas. Hedley et al. (2018) indicam que o risco pode ser maior para as mulheres autistas.

São apenas alguns poucos exemplos de estudos, mas que ressaltam a complexidade das vivências de mulheres no TEA e a necessidade de abordagens terapêuticas que considerem esses aspectos para ajudar a desenvolver estratégias de suporte mais eficazes.

Apoio terapêutico emocional

Uma revisão sistemática realizada por Wang et al. (2021) traz que a terapia cognitivo-comportamental (TCC) clássica ainda tem o maior suporte empírico para lidar com diversas questões emocionais, inclusive para pessoas no TEA. As terapias comportamentais de terceira geração, como a terapia de aceitação e compromisso (ACT) e a terapia comportamental dialética (DBT), também têm demonstrado utilidade clínica promissora. Ainda há inconsistências nos resultados dessas abordagens e escassez de estudos de alta qualidade para autistas adultos, mas é relevante considerar seus achados.

Kuroda et al. (2022), por exemplo, realizaram um estudo-piloto inovador que explorou a eficácia de um programa de terapia cognitivo-comportamental (TCC) baseado em grupo, com duração de oito semanas, voltado para o desenvolvimento de habilidades de regulação emocional em adultos autistas. Este estudo fornece evidências preliminares de utilidade clínica, destacando seu potencial como uma intervenção eficaz.

Já um estudo pioneiro de Bemmouna et al. (2021) avaliou a aceitabilidade e eficácia preliminar da terapia comportamental dialética (DBT) em adultos autistas sem deficiência intelectual (DI), que apresentavam comportamentos de automutilação e ideação suicida relacionados a desregulação emocional intensa. Os resultados do estudo sugerem que a DBT é uma abordagem terapêutica viável e potencialmente eficaz para estas queixas. A adesão pelos participantes foi alta, indicando uma aceitação positiva do tratamento.

Complementando, Weiner et al. (2023) sugerem que mulheres no espectro do autismo, sem transtorno do desenvolvimento intelectual, seriam elegíveis para a intervenção com a DBT, caso observados episódios de desregulação emocional mais intensos. Portanto, a aplicação da DBT em adultos autistas apresenta potencial significativo para o tratamento da desregulação emocional grave.

Temos o estudo de Bemmer et al. (2021), implementando com sucesso um programa de terapia cognitivo-comportamental (TCC) em grupo, que foi modificado para atender às necessidades específicas de adultos autistas. Adaptações e apoio foram projetados para abordar tanto questões emocionais, ligadas à ansiedade social, quanto dificuldades de funcionamento social, que são comumente experimentadas por pessoas no espectro do autismo.

Adaptação de estratégias e capacitação profissional para prestar apoio adequado

As intervenções citadas envolveram práticas de habilidades, grupos terapêuticos e objetivos diários de sessão. Estes incluíram ensino de habilidades de verificação da emoção atual, práticas de autorregulação e relaxamento, psicoeducação sobre TEA e treino de flexibilidade psicológica. Além disso, foram incorporadas nessas práticas atividades de preferência, identificação de pontos fortes e vulneráveis, preparação e trabalho em ansiedades específicas relacionadas com interações em grupo.

Cooper, Loades e Russell (2018) destacam que é crucial adaptar a TCC às necessidades e particularidades da pessoa no TEA. Os autores exploraram, em um estudo, as habilidades e experiências de terapeutas ao adaptar suas intervenções para autistas e identificaram que a rigidez de pensamento, dificuldades de comunicação e dificuldade em reconhecer emoções são barreiras comuns à terapia e que os terapeutas não se sentiam preparados para lidar.

Bemmouna et al. (2021), por exemplo, implementaram com a DBT adaptações no manual dos pacientes com instruções concisas e objetivas, fornecidas por escrito, apenas com texto essencial para auxiliar no planejamento de tarefas e lidar com questões de disfunção executiva. Promoveram ambiente terapêutico o mais estável possível, além de avaliar e considerar as particularidades sensoriais e preferências dos participantes.

A supervisão especializada também é apontada como essencial para que os conhecimentos e habilidades adquiridos nos treinamentos sejam aplicados na prática, garantindo para a pessoa autista o acesso total aos benefícios do trabalho psicoterapêutico.

Importância da regulação emocional para intervenções no autismo

Exploramos brevemente sobre a complexidade das experiências de mulheres autistas, sobre a desregulação emocional e o impacto significativo que isso tem em sua saúde mental e na vida como um todo.

Precisamos garantir que as intervenções sejam personalizadas para atender às necessidades específicas dos autistas, principalmente das mulheres autistas. Ao fazer isso, podemos esperar um futuro em que todas as pessoas no espectro do autismo recebam o apoio adequado para melhorar sua saúde mental, permitindo-lhes viver vidas plenas e gratificantes.

Compartilhei um breve recorte da minha vivência pessoal para ilustrar alguns dos desafios enfrentados por muitas pessoas no TEA. Essa peleja para entender relações e gerenciar emoções tem um impacto imenso na minha vida e na minha autoestima. No entanto, hoje sabendo disso, tenho trabalhado ativamente em minha terapia e compartilhado minha jornada de aprendizado com clientes autistas, famílias e profissionais que atendo.

Ter finalmente o apoio terapêutico adequado para compreender e lidar com minhas vivências e sensações intensas como uma mulher autista tem sido muito positivo. Hoje, espero instigar um pouquinho a comunidade terapêutica a refletir.

Reyes, Pickard e Reaven (2019) observaram alguns tratamentos que abordam as habilidades de regulação emocional. Os resultados dessas intervenções são, segundo eles, encorajadores para indivíduos no TEA, ressaltando a importância de ter a regulação emocional como foco de suporte terapêutico no autismo.

É fundamental que continuemos a expandir nosso entendimento sobre o autismo, em todos os níveis de necessidade de suporte, e a desenvolver estratégias terapêuticas eficazes. Isso envolve olhar para as diferenças de gênero e enfatizar a necessidade de mais estudos que se concentrem também em oferecer apoio para desenvolver habilidades de autogestão emocional.

Referências

BEMMER, E. R. et al. Modified CBT for social anxiety and social functioning in young adults with autism spectrum disorder. *Molecular Autism*, v. 12, n. 1, p. 1-15, 2021.

BEMMOUNA, D. et al. Feasibility, acceptability and preliminary efficacy of dialectical behavior therapy for autistic adults without intellectual disability: a mixed methods study. *Journal of Autism and Developmental Disorders*, p. 1-18, 2021.

CAI, R. Y. et al. Emotion regulation in autism spectrum disorder: Where we are and where we need to go. *Autism Research*, v. 11, n. 7, p. 962-978, 2018.

CONNER, C. M. et al. A comparative study of suicidality and its association with emotion regulation impairment in large ASD and US census-matched samples. *Journal of autism and developmental disorders*, v. 50, p. 3545-3560, 2020.

CONNER, C. M. et al. Improving emotion regulation ability in autism: The Emotional Awareness and Skills Enhancement (EASE) program. *Autism*, v. 23, n. 5, p. 1273-1287, 2019.

GOULD, E. R.; TARBOX, J.; COYNE, L. Evaluating the effects of acceptance and commitment training on the overt behavior of parents of children with autism. *Journal of Contextual Behavioral Science*, v. 6, n. 3, p. 366-373, 2017.

HEDLEY, D. et al. Understanding depression and thoughts of self-harm in autism: A potential mechanism involving loneliness. *Research in Autism Spectrum Disorders*, v. 46, p. 1-7, 2018.

HIRVIKOSKI, T. et al. Premature mortality in autism spectrum disorder. *The British Journal of Psychiatry*, v. 208, n. 3, p. 232-238, 2016.

HULL, L. et al. "Putting on my best normal": Social camouflaging in adults with autism spectrum conditions. *Journal of autism and developmental disorders*, v. 47, p. 2519-2534, 2017.

KURODA, M. et al. Preliminary efficacy of cognitive-behavioral therapy on emotion regulation in adults with autism spectrum disorder: A pilot randomized waitlist-controlled study. *Plos one*, v. 17, n. 11, 2022, p. e0277398.

MAYES, S. D. et al. Suicide ideation and attempts in children with autism. *Research in Autism Spectrum Disorders*, v. 7, n. 1, p. 109-119.

REYES, N. M.; PICKARD, K.; REAVEN, J. Emotion regulation: A treatment target for autism spectrum disorder. *Bulletin of the Menninger Clinic*, 2019, v. 83, n. 3, p. 205-234.

WANG, X. et al. Cognitive behavioral therapy for autism spectrum disorders: A systematic review. *Pediatrics*, v. 147, n. 5, 2021.

WEINER, L. et al. Emotion dysregulation is heightened in autistic females: A comparison with autistic males and borderline personality disorder. *Women's Health*, v. 19, 2023. p. 17455057231174763.

44

ESTRATÉGIAS DA TERAPIA COGNITIVO-COMPORTAMENTAL PARA O ENSINO DE HABILIDADES SOCIAIS

A terapia cognitivo-comportamental é uma abordagem valiosa no ensino de indivíduos com TEA, especialmente aqueles com nível 1 de suporte. Sua estrutura ativa e diretiva, juntamente com a aplicação de técnicas comprovadas, faz dela uma intervenção poderosa para melhorar a qualidade de vida e o bem-estar emocional de pessoas com TEA, bem como o desenvolvimento de habilidades sociais.

FÁBIO COELHO

Fábio Coelho

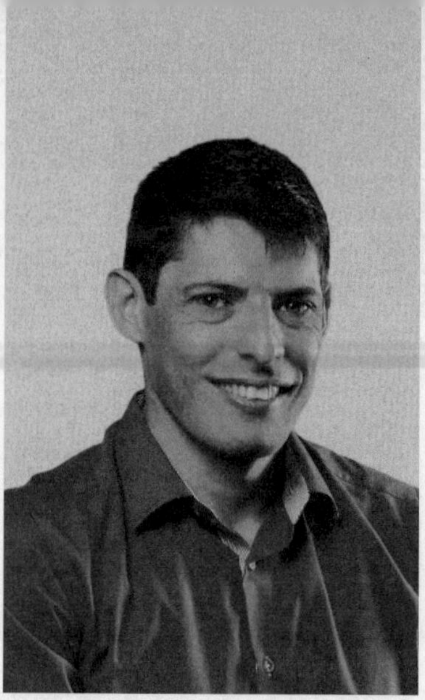

Psicólogo, mestre e doutorando em Tecnologias Digitais na Educação pela Unicarioca (2023). Especialista em Transtornos do Espectro Autista pela Universidade de Araraquara (2018). Possui especialização em Neuropsicologia (Unyleya, 2020), Análise do Comportamento Aplicada Para Autismo e Deficiência Intelectual (Centro Universitário Celso Lisboa, 2021). Tem larga experiência em autismo e intervenção ABA, temas nos quais já participou de diferentes congressos nacionais e internacionais e ministrou cursos presenciais e à distância. Também tem experiência em avaliação diagnóstica infantil, habilidades sociais e estilos parentais. É sócio-diretor e professor da Academia do Autismo, sócio-diretor, supervisor clínico do Centro Mosaico (Rio de Janeiro), coordenador da pós-graduação em Terapia Analítico-comportamental Infantil do CBI of Miami/Celso Lisboa e professor da pós-graduação em Transtorno do Espectro Autista (FOCUS).Também é ***International Behavior Analyst*** (IBA)/ supervisor internacional em ABA certificado pelo International Behavior Analysis Organization (IBAO). O IBAO (https://www.theibao.com/) é uma das principais reguladoras da análise do comportamento do mundo e tem como missão garantir práticas éticas, proteger os consumidores e manter padrões adequados no campo da ABA.Sobretudo, Fábio é pai do Guilherme e do Fernando, ambos diagnosticados no espectro autista, e marido de Mayara.

Contatos
www.academiadoautismo.com.br
contato@academiadoautismo.com.br
Redes sociais: @academiadoautismo
YouTube: academiadoautismo
22 98842 8540

A terapia cognitivo-comportamental (TCC) é uma área profissional com robustas evidências como intervenção na área do TEA, especialmente como psicoterapia para autistas com nível um de suporte (FARRELL et al., 2016; LOADES, 2015; McGILLIVRAY; EVERT, 2014).

Em 2020, o National Professional Developmental Center (NPDC) publicou uma Revisão Sistemática com o propósito de descrever uma série de práticas focais que têm evidências claras dos seus efeitos positivos em crianças e jovens com TEA. Para se considerar uma prática baseada em evidência é necessário que tenha sido estabelecida por meio de pesquisa empírica publicada em periódicos científicos revisados por pares, desde que sejam estudos randomizados, quase experimentais, de sujeito único ou uma combinação desses métodos realizados por grupos de pesquisadores diferentes. O relatório resultou em uma lista de 28 práticas baseadas em evidência para o TEA, entre elas, a terapia cognitivo-comportamental.

Ademais, a TCC possui evidências para diversos transtornos que têm alta correlação com o TEA, podendo estar presentes como comorbidades – quando uma condição predispõe a presença de outra condição. Em sua revisão sobre a efetividade da TCC para transtornos do humor e ansiedade, Leite e Dewes (2011) encontraram dados de evidências da TCC para transtorno do humor bipolar, transtorno depressivo, transtorno de ansiedade generalizada, transtorno de estresse pós-traumático, transtorno de pânico, fobia específica, fobia social e transtorno obsessivo-compulsivo. Transtornos de humor e ansiedade apresentam uma prevalência significativa na população autista, necessitando de intervenções efetivas que auxiliem no tratamento. Em mulheres diagnosticadas com transtorno do espectro autista, a TCC pode auxiliar, principalmente, no autoconhecimento e aceitação, na flexibilização cognitiva e no ensino de habilidades sociais.

Mas o que seria a TCC? Pode-se partir do princípio de que o comportamento, pensamentos e sentimentos das pessoas é produto da sua interação histórica e complexa com o ambiente. Seguindo esse raciocínio, neste artigo, vamos deixar de lado discussões teóricas muitas vezes acaloradas e compreender a TCC como uma grande área de atuação, que aborda desde concepções mais comportamentais, e seus diferentes tipos de behaviorismos, até visões mais cognitivistas.

> A TCC é UM caminho. Certamente não é o único. Tem uma filosofia questionável, mas uma história que a justifica. Tem uma linguagem compreensível e uma efetividade comprovada. Fui treinado profissionalmente nesta perspectiva. Além de tudo, me satisfaz e reforça meus comportamentos clínicos. Sinto eco em meu diálogo com colegas cognitivos e comportamentais, psiquiatras e até psicanalíticos. Por que não seria eu um terapeuta cognitivo-comportamental? (RANGÉ, 2001).

O que as TCCs têm em comum é serem uma abordagem ativa, diretiva e estruturada, fundamentada nos modelos cognitivo e comportamental e caracterizada pela aplicação de uma variedade de procedimentos, visando aperfeiçoar discriminações e corrigir concepções equivocadas, modificar/aceitar estados emocionais e mudar/aceitar comportamentos julgados inadequados. Pode-se dizer que estamos na terceira onda das TCCs – ou terapias contextuais – que surgiram nos anos 1990 com uma abordagem empírica e foco principal na sensibilidade ao contexto e às funções dos fenômenos psicológicos. Dentre as nomenclaturas que surgiram nessa fase, como modelos de intervenção, temos a terapia do esquema (TE), a terapia de aceitação e compromisso (ACT), a terapia comportamental dialética (DBT), a terapia focada na compaixão (TFC) e a terapia cognitiva processual (TCP).

A terapia do Esquema de Young, por exemplo, tem o foco em um nível de cognição mais profundo, chamado de Esquema Inicial Desadaptativo (EID). Segundo o autor, as pessoas podem desenvolver certos padrões de pensamentos desadaptativos que se cristalizam e que estão associados a uma série de transtornos. Os Esquemas Iniciais Desadaptativos são padrões emocionais e cognitivos que interferem na interação social da pessoa e moldam sua personalidade. Os esquemas disfuncionais levam à consolidação de comportamentos prejudiciais.

Independentemente do modelo de aplicação, uma intervenção TCC sempre inicia com a construção de uma sólida relação terapêutica com a cliente. Atributos como empatia, interesse genuíno, aceitação incondicional, segurança, confiança e autenticidade devem fazer parte do repertório de todo terapeuta cognitivo-comportamental.

O segundo passo na TCC é a avaliação individualizada. É por meio dela que o terapeuta irá conhecer a pessoa à sua frente, suas queixas, personalidade, crenças, e conceitualizar o caso, com as metas e estratégias. É importante neste momento uma participação ativa da cliente, que poderá trazer suas próprias prioridades, metas e queixas, contribuindo para uma concordância nos pontos de melhorias e objetivos da terapia. O objetivo principal na avaliação cognitivo-comportamental é examinar como e por que uma pessoa tem um comportamento, compreendendo que essas respostas são determinadas por situações específicas e pelas interpretações que faz delas, fruto das suas contingências históricas. Os principais instrumentos e técnicas validadas no Brasil para avaliação cognitivo-comportamental, segundo Oliveira, Silva e Szupszynski (2011) são: questionário multimodal, automonitoramento, escalas Beck, Inventário de Habilidades Sociais e Inventário de Esquemas de Young.

Identificar os padrões de pensamentos e intervir em parceria com o cliente para promover mais autoconhecimento, aceitação e compromisso com a qualidade de vida são objetivos da TCC. Na área do transtorno do espectro autista, a TCC pode também ser muito eficiente para o desenvolvimento de um repertório social mais habilidoso e flexível. Caballo, um grande autor da área das habilidades sociais, elaborou um inventário de habilidades sociais com duas etapas, uma cognitiva e a outra comportamental. Segundo Caballo (2014), as quatro etapas da TCC para desenvolvimento de habilidades sociais são:

- O desenvolvimento de um sistema de crenças que mantenha um grande respeito pelos próprios direitos e pelos direitos dos demais.
- A distinção entre comportamentos assertivos, não assertivos e agressivos.
- A reestruturação cognitiva da forma de pensar em situações concretas.
- O ensaio comportamental de respostas assertivas em situações determinadas.

O desenvolvimento de um sistema de crenças que mantenha um grande respeito pelos próprios direitos e pelos direitos dos demais pode passar por questões gerais e culturais, como a psicoeducação sobre direitos básicos ou situações específicas trazidas pelo cliente.

Alguns direitos humanos básicos podem ser importantes para ser trabalhados. Sobre o assunto, o professor Caballo (2014) elaborou uma lista com 26 direitos humanos básicos, baseada em suas pesquisas com ansiedade e fobia social. São exemplos dessa lista:

- O direito a ser tratado com respeito e dignidade.
- O direito a recusar pedidos sem ter de se sentir culpado ou egoísta.
- O direito a mudar de opinião.
- O direito a fazer menos do que humanamente é capaz de fazer.
- O direito a ser independente.
- O direito a decidir o que fazer com seu próprio corpo, tempo e propriedade.
- O direito a obter aquilo pelo que paga.
- O direito a escolher não se comportar de maneira assertiva ou socialmente hábil.
- O direito a ser escutado e a ser levado a sério.
- O direito a estar só, quando assim o escolher.
- O direito a fazer qualquer coisa, desde que não viole os direitos de outra pessoa (CABALLO, 2014).

Intervir com uma lista de direitos humanos básicos, e compreender se o cliente concorda com eles é importante, pois nossas estruturas sociais perpetuam mitos e preconceitos, que avaliam pessoas de maneira hierarquizada, como melhores ou piores, e desconstruir essas crenças pode ser fundamental para elevar a autoestima e a autoconfiança.

Alguns mitos e preconceitos que infelizmente ainda estão presentes na sociedade e que podem ser revisados na terapia para uma nova visão acerca da igualdade entre as pessoas e respeito à diversidade humana:

- Adultos são melhores que crianças.
- Patrões são melhores que empregados.
- Neurotípicos são melhores que autistas.
- Homens são melhores que mulheres.
- Brancos são melhores que pretos.
- Médicos são melhores que enfermeiros.
- Professores são melhores que alunos.

Outro passo importante é a distinção entre comportamentos assertivos, não assertivos (passivos) e agressivos Estes são estilos de comunicação que podem causar benefícios e prejuízos para todos envolvidos na interação.

Em seu clássico trabalho, Albert e Emons (1978) explicam que, no comportamento passivo, a pessoa geralmente demonstra alguma insegurança, se comportando para agradar as pessoas do entorno e, para isto, pode renunciar a seus próprios direitos, vontades e opiniões. A passividade pode gerar sentimentos de insatisfação e infelicidade.

O comportamento agressivo, segundo os autores, é caracterizado por ofensas, postura intimidadora e desafiadora, e enorme dificuldade em aceitar opiniões contrárias. Com o tempo, pessoas com esse repertório comunicativo podem passar a ser evitadas por outros, que buscam se esquivar do ambiente aversivo.

Tanto a passividade quanto a agressividade dificultam as relações sociais. Já o comportamento assertivo é o mais indicado e caracteriza-se por segurança ao agir e se expressar e postura autêntica ao emitir suas opiniões e seus direitos com respeito, empatia e valorização das relações positivas.

Situação	Helen é uma universitária brilhante e excelente estudante, amada pelos professores e colegas. Ela mora em uma república com seis moças, dividindo seu quarto com duas. Todas as moças namoram regularmente. Uma noite, enquanto as colegas de quarto de Helen se preparavam para encontrar os namorados (Helen planeja uma noite tranquila elaborando um trabalho escolar), Maria diz que vai sair com um cara muito legal e espera dar uma boa impressão. Ela pergunta a Helen se pode usar um colar novo e caro que Helen acabou de ganhar de seu irmão, que presta serviço militar na Marinha. Helen e seu irmão são muito amigos e o colar significa muito para ela.
Resposta passiva	Ela 'engole a seco' seu medo de o colar ser perdido ou danificado, e seu sentimento de que seu significado especial o tornava muito importante para ser emprestado e diz: "Claro". Ela se desvaloriza, reforça Maria por fazer um pedido excessivo e se preocupa por toda a noite (o que traz pouca contribuição para o trabalho escolar).

Resposta agressiva	Helen mostra indignação pelo pedido da amiga, diz-lhe "absolutamente 'não' e começa a censurá-la severamente por atrever-se a fazer uma pergunta 'tão cretina'. Ela humilha Maria e faz papel ridículo. Mais tarde, se sente incomodada e com sentimento de culpa, o que interfere no seu estudo. Maria se sente ferida e esses sentimentos manifestam-se mais tarde, estragando o seu encontro, pois não consegue se divertir, o que intriga e desencoraja o rapaz. Daí em diante, o relacionamento de Helen com Maria passa a ser bastante tenso.
Resposta assertiva	Ela fala do significado do colar e, gentil, mas firmemente, diz que aquele pedido não pode ser atendido, pois a joia é muito pessoal. Mais tarde, ela se sente bem por ter sido sincera consigo mesma e Maria, reconhecendo a validade da resposta de Helen, faz grande sucesso com o rapaz, sendo ela também mais honesta e franca com ele.

Fonte: Albert e Emons (1978).

A reestruturação cognitiva da forma de pensar em situações cotidianas é o coração da TCC. Por meio de técnicas e estratégias que levantam a reflexão e o autoconhecimento, o terapeuta busca promover habilidades psicológicas por meio de respostas privadas (pensamentos) mais saudáveis.

Entre as técnicas, a descoberta guiada é a mais frequentemente usada para identificar pensamentos pessimistas/catastróficos:

Por exemplo:

Cliente: "Minha amiga está se mudando de país. Estou me sentindo péssima com isso."

Terapeuta: "Como você se viu logo após ter recebido esta notícia?"

Cliente: "Que não sou boa em fazer amigos."

Terapeuta: "Que mais passou na sua cabeça nesse momento?

Cliente: "Nunca mais vou ter uma amiga como ela." (WRIGHT et al., 2019).

Já para flexibilização das regras e ensino de repertório cognitivo, o questionamento socrático é uma estratégia clássica da TCC. Consiste em fazer perguntas ao cliente como objetivo de ajudá-lo a reconhecer seus pensamentos e a ligação dessas respostas com a sua história de vida para, a partir disso, modificá-los.

Outra técnica utilizada nessa fase da terapia, de acordo com Wright et al. (2019) é o exame de evidência, no qual o terapeuta e a cliente podem realizar uma lista de evidências a favor e contra a validade de pensamentos, como no exemplo a seguir, no qual uma situação de vida está evocando pensamentos e sentimentos de sofrimento a uma cliente.

Pensamento: "Vou perder meu emprego."

Evidências a favor: "Recebi uma advertência."

"Não atingimos a meta."

Evidências contra: "Estou lá há mais de dez anos e sempre fui elogiada."

"Ninguém me falou nada sobre perder emprego."

"Empresa não tem histórico de demissões sem uma boa razão." (WRHIGT et al., 2019).

Por fim, os ensaios comportamentais (*role play*) de respostas assertivas em situações determinadas servem como dramatizações/representações de maneiras apropriadas e efetivas de enfrentar situações da vida real que são problemáticas para o cliente.

Pode ser necessário o uso de técnicas para redução da ansiedade e favorecimento do enfrentamento gradativo, por exemplo, respiração diafragmática, relaxamento e dessensibilização sistemática.

Para os leitores que desejam se aprofundar e aprender a TCC, uma das principais condições de sucesso da terapia cognitivo-comportamental (TCC) está na íntima relação entre ciência e prática e na efetividade demonstrada em diferentes tratamentos. Segundo Wright et al. (2019), o melhor modo de aprender a TCC é combinar leituras e sessões didáticas, com vídeos, simulações e observações de sessões reais.

Referências

ALBERTI, R. E.; EMMONS, M. L. *Comportamento assertivo*: Um guia de autoexpressão. Belo Horizonte: Editora Interlivros, 1978.

CABALLO, V. E. *Manual de avaliação e treinamento das habilidades sociais.* 1. ed. 4 reimpr. São Paulo: Santos, 2012. 408 p.

CAZASSA, M. J.; OLIVEIRA, M. da S. Terapia focada em esquemas: conceituação e pesquisas. *Rev. Psiquiatr. Clín.*, São Paulo, v. 35, n. 5, p. 187-195, 2008.

FARRELL, L. J.; JAMES, S. C.; MADDOX, B. B.; GRIFFITHS, D.; WHITE, S. (2016). Treatment of comorbid obsessive-compulsive disorder in youth with ASD: The case of max. In: E. A. Storch & A. B. Lewin (Orgs), *Clinical handbook of obsessive-compulsive and related disorders* (pp. 337355). New York: Springer.

LEITE E DEWES. Efetividade da terapia cognitivocomportamental para os transtornos do humor e da ansiedade. In: OLIVEIRA, M. da S.; ANDRETTA, L. (orgs.) *Manual prático de terapia cognitivo-comportamental.* São Paulo: Casa do Psicólogo, 2011.

LOADES, M. E. (2015). Evidence-based practice in the face of complexity and comorbidity: A case study of an adolescent with asperger's syndrome, anxiety, depression, and chronic pain. *Journal of Child and Adolescent Psychiatric Nursing, 28*(2),73-83.

McGILLIVRAY, J. A.; EVERT, H. T. (2014). Group cognitive behavioural therapy program shows potential in reducing symptoms of depression and stress among young people with ASD. *Journal of Autism and Developmental Disorders, 44*(8), 2041-2051.

OLIVEIRA, M. S.; SILVA, J. G.; SZUPSZYNSKI, K. P. (2011). Avaliação cognitivo-comportamental. In: ANDRETTA, L.; OLIVEIRA M. da S. *Manual prático de terapia cognitivo-comportamental* (pp. 30-38). São Paulo.

RANGÉ, B. P. Por que eu sou terapeuta cognitivo-comportamental. In: BANACO, R. A. *Sobre comportamento e cognição – aspectos teóricos, metodológicos e de formação em análise do comportamento e terapia cognitivista.* Santo André, SP: ESETec Editores Associados, 2001.

STEINBRENNER, J. R. et al. *Evidence-Based Practices for Children, Youth, and Young Adults with Autism.* FPG Child Development Institute, 2020.

WRIGHT, Jesse H. et al. *Aprendendo a terapia cognitivo-comportamental: um guia ilustrado.* 2 Porto Alegre: Artmed, 2019, 232 p.

45

O IMPACTO HORMONAL NO PROCESSO DE INTERVENÇÃO DE ADOLESCENTES DIAGNOSTICADAS COM TRANSTORNO DO ESPECTRO AUTISTA

Atualmente, já se sabe que a menstruação tem um impacto significativo na qualidade de vida das adolescentes e mulheres, podendo ser desde um simples inconveniente a um problema de saúde maior. Durante a menstruação, até 80% das mulheres apresentam manifestações físicas e de 20% a 40%, psicológicas. Neste capítulo, irei abordar os impactos das alterações hormonais advindas da menstruação nos padrões comportamentais e nos processos de aprendizagem de adolescentes diagnosticadas com transtorno do espectro autista.

VALÉRIA RODRIGUES

Valéria Rodrigues

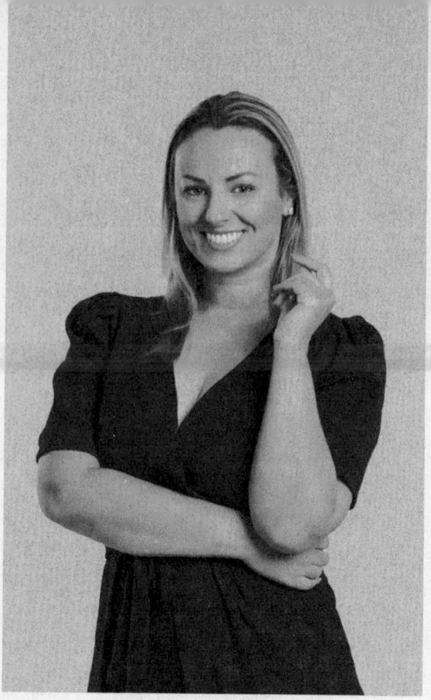

Graduada em Psicologia; neuropsicóloga, com formação em terapia cognitivo-comportamental da criança. Pós-graduada em autismo; especialista em análise do comportamento aplicada – ABA. Coordenou curso de especialização em Neuropsicologia Clínica e foi docente dos cursos de pós-graduação em Autismo, Neuropsicopedagogia e Neuropsicologia.

Contatos
www.valeriarodrigues.com
psico.valeriarodrigues@gmail.com

A adolescência pode ser caracterizada como uma fase de crise no desenvolvimento humano, no qual o sujeito perde o corpo infantil e dá lugar ao corpo adulto a partir de um longo processo de desenvolvimento das características adultas. Portanto, a adolescência e a puberdade são reconhecidas como fases de transição entre a infância e a adolescência, onde mudanças físicas, comportamentais e psicológicas marcam esta fase. Essas modificações, além de mudanças físicas, são resultantes da ativação de hormônios em geral. Evidencia-se nesta fase, o rápido crescimento, mudanças na quantidade e distribuição de gordura corporal, evolução dos sistemas respiratório, circulatório, das gônadas e a manifestação das características sexuais secundárias (UNASUS, 2014).

A Organização Mundial de Saúde (OMS) compreende a faixa etária para a adolescência como o período entre 10 e 19 anos de idade (BRASIL, 2018), enquanto o Estatuto da Criança e do Adolescente – ECA, de acordo com a Lei 8.069/1990, de julho de 1990, estabelece para adolescente os maiores de 12 anos de idade e menores de 18 anos completos (BRASIL, 1990). Contudo, sendo a adolescência uma fase tão complexa para alguns, o impacto nesta fase do desenvolvimento pode ser muito maior para indivíduos com transtorno do espectro autista, uma vez que, dentro do próprio diagnóstico, outras dificuldades e/ou inabilidades estão presentes, podendo ser desde habilidades comunicativas, de compreensão, sensorial, aspectos sociais, entre outros.

Para compreender os impactos que esta fase pode trazer em adolescentes com transtorno do espectro autista, faz-se necessário compreender o transtorno de maneira geral, sendo este definido, então, como um transtorno que pode ocasionar um déficit considerável quanto ao desenvolvimento do indivíduo, no que diz respeito a comunicação, interação social e comportamental, podendo trazer impactos tanto para o indivíduo, quanto para os seus familiares (MINATEL; MATSUKURA, 2014). Sendo assim, a própria condição ou limitações presentes no autismo já trazem diversos desafios para o indivíduo, e isso se acentua ainda mais quando avaliamos o nível de suporte que a adolescente apresenta, ou seja, os impactos podem ser maiores ou menores conforme o nível de comprometimento e inabilidades da adolescente. Paralelo a tais dificuldades apresentadas por conta do diagnóstico de transtorno do espectro autista, na fase da adolescência ocorrem muitas alterações físicas, psíquicas e sociais; é conhecida como a etapa das transformações e principalmente da passagem da infância para a vida adulta. Com essas mudanças surgem também algumas dificuldades, como os ciclos menstruais para as adolescentes.

Quando pensamos neste cenário em adolescentes com diagnóstico de autismo, esta etapa natural do desenvolvimento pode se transformar em algo assustador. Apesar de sabermos que as alterações hormonais vindas da menstruação podem ter grande impacto na vida cotidiana das adolescentes, ainda há poucas pesquisas e publicações acerca dos impactos presentes na puberdade feminina no que tange mudanças comportamentais e processos de aprendizagem, o que influencia diretamente no processo de desenvolvimento do indivíduo. Além disso, a fase da puberdade já pode ser naturalmente difícil de lidar, e muito mais no caso de adolescentes diagnosticadas com transtorno do espectro autista, tendo em vista, principalmente, a falta de compreensão por parte dessas adolescentes, o que dificulta ainda mais, não só para elas, mas também para os próprios genitores e terapeutas envolvidos com o processo terapêutico, que muitas vezes são os principais responsáveis por orientar a família a lidar com as adolescentes que estão nesta fase do desenvolvimento. Na adolescência, o corpo passa por um conjunto de mudanças que nem sempre são de fácil compreensão para a adolescente, como qualquer outra condição de atraso global do desenvolvimento, e sua compreensão torna-se algo extremamente complexo.

Paralelo a isso, é importante mencionar que o período menstrual apresenta sinais e sintomas variados, que podem mudar de uma adolescente para outra, variando na quantidade, intensidade e frequência, podendo ser classificados como leves, que não vão interferir no convívio social e na rotina diária da mulher (SILVA et al., 2006); moderados da qual surge uma indisposição, mas que também não vai interferir no dia a dia; e há os graves, que são aqueles que prejudicam de maneira negativa as atividades de vida diária e relacionamentos pessoais (MAIA et al., 2014). De acordo com Silva et al. (2006), o quadro clínico da tensão pré-menstrual, em sua maioria, é composto por irritabilidade, cansaço, dores de cabeça, dores nos seios, alterações de humor, desejo por alimentos específicos, tendência a provocar brigas, crises de choros, indecisão (RODRIGUES et al., 2006), entre muitos outros, interferindo na boa qualidade de vida e empenho profissional feminino (BOTTEGA et al., 2010), além de que, a cada ciclo menstrual, os sintomas podem variar, não sendo sempre os mesmos para a mulher (MURAMATSU et al., 2001).

Porém, muitos profissionais e/ou familiares ignoram por completo os impactos que este período pode trazer durante os processos de intervenção, ou seja, nos processos de terapia no que se refere à estimulação de novas habilidades.

Para exemplificar ainda mais o quão impactante esse período pode ser, irei trazer aqui o acompanhamento contínuo e intenso a uma paciente de 13 anos, diagnosticada com transtorno do espectro autista com nível de suporte 3 e demais comorbidades, tais como deficiência intelectual associada, não verbal, com histórico de comportamentos heterolesivos, definidos como comportamentos excedentes ou inadequados, sendo estes caracterizados por bater a cabeça e corpo contra superfícies. Vale ressaltar que, devido à gravidade dos comportamentos apresentados, a família não possui mais convívio social, uma vez que esse comportamento se instalou há aproximadamente dois anos.

É possível observar o acompanhamento gráfico de dois meses, durante o processo de intervenção, ou seja, durante o processo de terapia intensiva, tendo 30 horas semanais de acompanhamento terapêutico utilizando técnicas de manejo comportamental. Este capítulo não tem a finalidade de descrever por completo o estudo de caso, mas, sim, apresentar graficamente mudanças comportamentais presentes neste período.

A seguir, é possível observar que as maiores incidências dos comportamentos excedentes se deram na semana que antecede a menstruação e, especificamente, nos dias do ciclo menstrual. É importante mencionar que durante todo o processo representado no gráfico a seguir, técnicas de manejo comportamental foram utilizadas, o que reforça ainda mais que as questões hormonais apresentam grande impacto no dia a dia destas adolescentes.

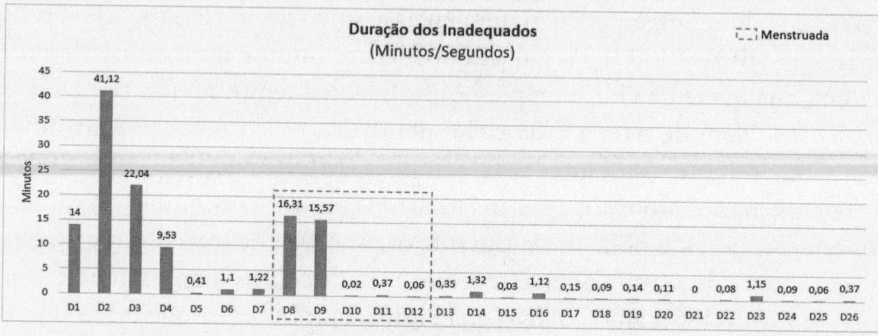

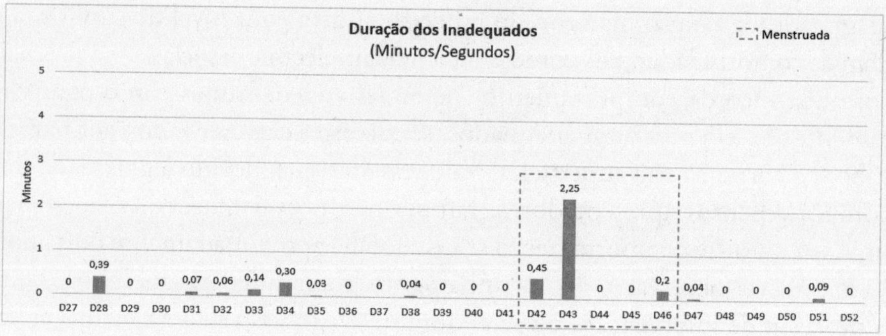

Os gráficos em questão trazem o tempo de duração dos comportamentos excedentes emitidos pela adolescente. No primeiro ciclo, a semana que antecedeu o período menstrual foi marcada por picos dos comportamentos excedentes; já no ciclo posterior, após iniciar com as estratégias de manejo, o pico ocorreu apenas no segundo dia de menstruação e, mesmo assim, com duração menor se comparado ao ciclo anterior. Vale ressaltar que os impactos hormonais ainda ocorrem, o que faz com que as técnicas preventivas de manejo necessitem ser inseridas com maior força nos períodos menstruais, o que faz que, ainda assim, impacte no processo de aprendizagem, pois foi destinado maior tempo e recursos para ação preventiva de manejo e não com foco na estimulação. Complemento, ainda, que, além dos impactos hormonais, como a adolescente em questão não era verbal, ou seja, não conseguia expressar o que sente de maneira verbal, os comportamentos excedentes podem ter se instalados até mesmo por conta de dores advindas de cólicas menstruais; sendo assim, a inabilidade de fala prejudica ainda mais na rotina diária com essas adolescentes. Especificamente no caso relatado, a mudança de rotina devido ao período menstrual também impactou na emissão dos comportamentos inadequados, uma vez que a adolescente constantemente faz uso da piscina, e, nesse período, fica sem ter acesso a ela.

Contudo, além dos dados presentes na literatura, é evidenciado que não podemos ignorar os impactos que a alteração hormonal traz durante o processo comportamental de intervenção, que naturalmente impacta no processo de aprendizagem, sendo esta uma condição extremamente relevante para os profissionais e familiares de adolescentes com transtorno do espectro autista, pois as estratégias terapêuticas precisam ser definidas e alinhadas com base nas características de cada indivíduo. Outro fator relevante é o nível de comprometimento da adolescente, uma vez que adolescentes com nível 1 de suporte podem ter impactos diferentes das adolescentes com nível 2 de suporte. Portanto, assim como o autismo se refere a um espectro, ou seja, as inabilidades e características podem variar de acordo com o indivíduo, o mesmo se dá no impacto hormonal e na forma de lidar com o período menstrual e alterações hormonais.

O caso descrito envolveu uma série de estratégias individuais e personalizadas, conforme a rotina e realidade da família, bem como as técnicas escolhidas levaram em consideração as inabilidades e potencialidades da adolescente. Apresento a seguir algumas sugestões para lidar com esse período tão desafiador:

- Trabalhar com habilidades com menor custo de resposta: durante o ensino de habilidades é normal exigirmos um desempenho que a adolescente pode não estar preparada para desempenhar, fazendo que não consiga realizar a atividade proposta. Paralelo a isso, podemos realizar uma atividade que aparentemente não exija tanto custo de resposta, mas que, durante o período menstrual, devido à indisposição e irritabilidade, pode custar mais energia para a adolescente realizar. Neste caso, mesmo que a atividade já venha sendo feita por ela, pode se tornar algo com alto custo de resposta. Portanto, o custo de resposta diz respeito ao nível de dificuldade que a adolescente apresenta para responder determinada atividade. O alto custo de resposta pode fomentar comportamentos inadequados, resultantes de frustrações, por isso uma boa estratégia é intercalar atividades que tenham alto custo de resposta com atividades mais fáceis para a adolescente, até mesmo fazer mais pausas programadas, para que a adolescente intercale zona de aprendizagem com zona de conforto.
- Enriquecimento do ambiente: consiste em oferecer um ambiente rico em experiências e estímulos sensoriais, motores, cognitivos, afetivos e relacionais com o objetivo de potencializar o desenvolvimento em todas as áreas. O enriquecimento do ambiente também diz respeito a ocupar a adolescente com objetos ou itens de seu agrado, tornando o ambiente e a tarefa mais motivadores, pois, na maioria das vezes, o tédio pode desencadear

comportamentos inadequados e, no período menstrual, pode apresentar também uma menor tolerância ao tempo ocioso ou desinteressante.

- Utilizar itens reforçadores de alta magnitude: reforço é tudo aquilo que aumenta a probabilidade de o comportamento ocorrer novamente, portanto, utilize reforçadores que a adolescente realmente queira, que demonstre grande interesse, ou seja, pesquise quais são os itens de interesse da adolescente, e, entre eles, avalie qual o que possui maior peso reforçador.
- Seja um reforço condicionado: este tipo de reforço se torna efetivo em virtude de sua relação com outro reforçador, então, procure se parear a atividades e itens reforçadores, ou seja, você não deve ser associado apenas como alguém que entrega um item reforçador à adolescente, mas sim, alguém que, além de possibilitar o acesso da adolescente ao reforço, também a possibilita vivenciar momentos e outras atividades prazerosas.
- Aumento do tempo em zona de conforto: momento em que a adolescente fica tranquila, não há perturbação, nem interrupções das atividades, ou seja, não está sob demanda, está fazendo atividades de sua escolha, sem interferência ou redirecionamento de alguém.
- Manejo preventivo de comportamento: é muito importante realizar análise funcional constantemente, para que, ao sinal de qualquer pequena alteração comportamental de maneira negativa, fique clara a sua função e o manejo possa ser realizado de maneira prematura, a fim de evitar a intensificação de tais comportamentos.

Contudo, ainda é possível perceber poucas pesquisas que abordem os impactos hormonais em adolescentes com autismo durante o processo de intervenção, porém, é extremamente relevante para aperfeiçoar o olhar para esta problemática. Além disso, a família e os terapeutas devem ficar atentos a novas estratégias e comportamentos, pois novos desafios podem surgir com o despertar da sexualidade, que pode ocorrer após a menstruação. No caso relatado, nos momentos em que a adolescente apresentava comportamentos excedentes, o foco se tornava o manejo de tal comportamento, reduzindo o tempo de estimulação, o que ilustra queda no rendimento da adolescente e, consequentemente, menor evolução e desenvolvimento.

Referências

BOTTEGA, F. H.; FONTANA, R. T. A dor como quinto sinal vital: utilização da escala de avaliação por enfermeiros de um hospital geral. *Texto & Contexto Enfermagem*, v. 19, n. 2, p. 283-290, 2010.

BRASIL. *Proteger e cuidar da saúde de adolescentes na atenção básica*. Ministério da Saúde, Secretaria de Atenção à Saúde, Departamento de Ações Programáticas e Estratégicas. 2. ed. Brasília, 2018.

MAIA, M. da S.; AGUIAR, M. I. F. de; CHAVES, E. S.; Rolim, I. L. T. P. (2014). Qualidade de vida de mulheres com tensão pré-menstrual a partir da escala WHOQOL-BREF. *Ciência, Cuidado e Saúde*, 13, 236-244.

MINATEL, M.; MATSUKURA, T. *Famílias de crianças e adolescentes com autismo*: cotidiano e realidade de cuidados em diferentes etapas do desenvolvimento. *Revistas USP*, São Paulo, p. 126-134, maio 2014.

MURAMATSU, Clarice H. et al. Consequências da síndrome da tensão pré-menstrual na vida da mulher. *Revista da Escola de Enfermagem da USP*, v. 35, n. 3, p. 205-213, 2001.

RODRIGUES, I. C.; DE OLIVEIRA, E. *Prevalência e convivência de mulheres com síndrome pré-menstrual*. 2006.

SILVA, C. M. L. da et al. Estudo populacional de síndrome pré-menstrual. *Revista de Saúde Pública*, v. 40, p. 47-56, 2006.

UFMA/UNASUS. *Saúde do adolescente e a saúde da família*: *o papel do médico nas ações de atenção integral à saúde do adolescente*. São Luiz, MA: [s.n.], 2014. 27 p.

46

MENOPAUSA E CLIMATÉRIO

NESSE PERÍODO, OS TRAÇOS AUTÍSTICOS PODEM FICAR MAIS EVIDENTES

O presente capítulo tem como objetivo elevar a compreensão sobre como as mulheres autistas vivenciam a fase de transição entre o período reprodutivo e a pós-menopausa. Dessa forma, esperamos contribuir tanto para que elas se sintam mais seguras e saudáveis quanto para que recebam o melhor suporte profissional ao longo do climatério.

DJALMA BAMBIRRA PEREIRA
LYGIA PEREIRA

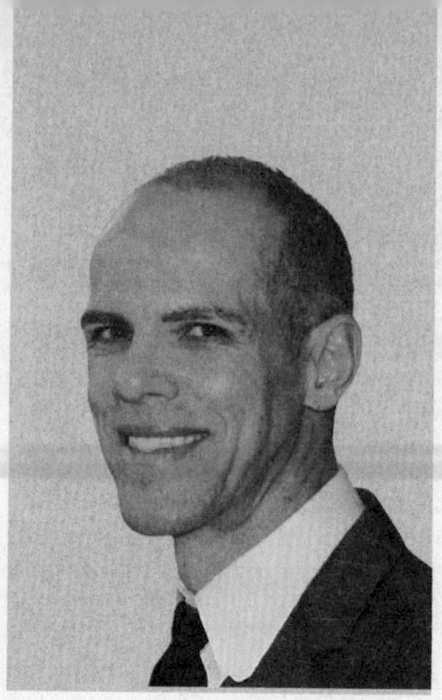

Djalma Bambirra Pereira

Graduado em Medicina pela UFMG. Especializado em Ginecologia e Obstetrícia pelo Hospital Mater Dei. Associado à SOGIMIG e FEBRASGO. Dedica-se a estudar otimização metabólica e endocrinologia feminina.

Contatos
clinicabambirra.com.br
djalmabambirra@gmail.com

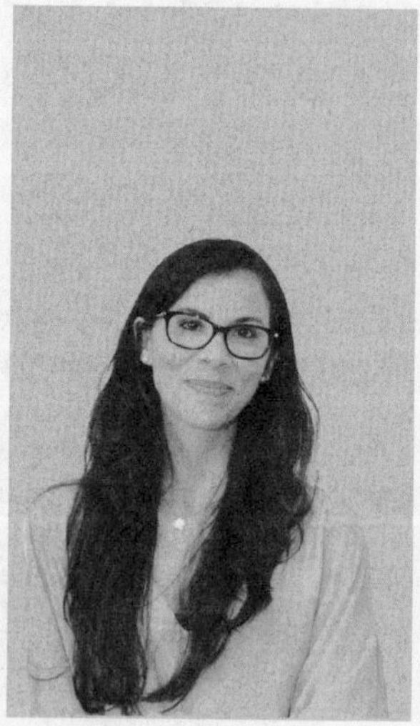

Lygia Pereira

Psicopedagoga na Clínica Bambirra. Pós-graduada em Psicopedagogia pela FUMEC. Graduada em Fisioterapia pela UFJF e UNI-BH. Certificada como aplicadora dos instrumentos internacionais ADOS-2 e ADI-R. Formação em Logoterapia, Psicopatologia, Terapia Comportamental Dialética e Terapia Cognitivo-Comportamental. Participação no Grupo de Estudos em Psicologia (GEPSI). Treinamento com a Dra. Carmem Beatriz Neufeld (LAPICC-USP) sobre Terapia Cognitivo-Comportamental em Grupo, no Espaço Integrar. Treinamento ***Women and Girls on the Autism Spectrum*** pela ***National Autistic Society.*** Participação em Seminários sobre autismo em meninas e mulheres com os professores Anthony Attwood e Michelle Garnett. Idealizadora da Comunidade Espectro Feminino.

Contatos
lygiapereira.com.br
espectrofeminino@gmail.com
Instagram: @lygiapereira.psi
YouTube: @lygia.pereira

"Quando falo sobre aquela época, digo: 'Meu autismo quebrou'. Antes disso, meu autismo estava funcionando muito bem para mim, proporcionando-me boas habilidades profissionais."
MOSELEY

De acordo com a Organização Mundial de Saúde (2022), a regularidade e a duração dos ciclos menstruais variam ao longo da vida reprodutiva da mulher, mas a idade em que ocorre a menopausa (última menstruação) será geralmente entre 45 e 55 anos, quando não há intervenção clínica nem uma causa fisiológica ou patológica.

Resumidamente, a menopausa é o resultado de uma queda abrupta na produção de estradiol pelos ovários e consequente aumento da liberação hipofisária do hormônio folículo-estimulante (FSH) e luteinizante (LH), como tentativa de estimular as gônadas.

Vale destacar que muitos anos antes da menopausa já se observa uma queda significativa na produção de progesterona e testosterona. A deficiência de progesterona pode produzir um estado de dominância estrogênica e induzir a formação de miomas, endometriose, pólipos endometriais, cistos de mamas e ovários, alterações na qualidade do sono, ansiedade, cólicas e tensão pré-menstrual. Quanto à testosterona, de maneira geral, as mulheres aos 40 anos de idade produzem a metade do que produziam aos 20 anos (DAVIS, 2015). Ao contrário do que muitos pensam, a função da testosterona não se limita apenas à libido e à sexualidade, mas é fundamental para ter motivação e energia, além de boa função neurológica, cardiovascular e osteomuscular. Poucos sabem, mas a mulher na fase reprodutiva produz 10 vezes mais testosterona do que estradiol!

Durante a juventude, é alta a prevalência de dismenorreia (dor uterina no período menstrual), dificuldades no autocuidado, maior reatividade a estímulos sensoriais e outros sintomas físicos e emocionais (CUMMINS, 2020). Os sintomas na perimenopausa e após a menopausa variam substancialmente de mulher para mulher, sendo que cerca de 20% delas fazem uma transição quase assintomática. Por outro lado, uma parcela equivalente pode apresentar sintomas bastante graves e debilitantes, a ponto de afetar as atividades diárias e a qualidade de vida por vários anos (OMS, 2022).

Em mulheres neurotípicas, portanto, o climatério é bem estudado e sabe-se que a maior busca por auxílio médico deve-se às queixas de fogachos, irritabilidade, desatenção e falhas de memória, enquanto as autistas costumam se queixar de maior manifestação de traços autísticos e sintomas compatíveis com os critérios diagnósticos de depressão (GROENMAN, 2022).

> Não sou uma pessoa deprimida, mas claramente os sinais eram de que algo não estava no nível certo. Eu não estava funcionando de jeito nenhum (KARAVIDAS, 2022).

Na pós-menopausa, as taxas de morbidade se elevam ainda mais, já que a falta crônica de estradiol pode prejudicar o metabolismo, a cognição e a constituição óssea, tornando a mulher mais propensa a doenças cardiovasculares, cansaço, ganho de peso, dificuldade de raciocínio e fraturas (LIU, 2024). Imaginamos que tais problemas sejam potencializados nas autistas pela tendência a uma vida sedentária, com pouca exposição à luz solar e, não raramente, com ingestão inadequada de nutrientes.

> Estar na pós-menopausa é óooootimo! Exceto por não conseguir atingir 25% do que produzia antes devido à constante exaustão e problemas de concentração (MOSELEY, 2020, p. 1429).

Contudo, ainda existem poucas investigações científicas a respeito da transição para a meia-idade em mulheres autistas. No artigo *"When my autism broke"* (Quando o meu autismo quebrou – tradução livre), a dra. Rachel Moseley (2020), psicóloga e pesquisadora britânica, conduziu, com a sua equipe, uma discussão on-line em um grupo focal com sete mulheres autistas, na qual reuniu uma série de relatos sobre experiências vividas por mulheres autistas que já haviam passado pela menopausa.

Foi relatado que as dificuldades relacionadas com o autismo (incluindo a sensibilidade sensorial, a socialização com outras pessoas e as necessidades de comunicação) pioraram durante a menopausa, muitas vezes de maneira tão dramática que algumas participantes sugeriram que achavam impossível continuar a mascarar as suas batalhas. As participantes também relataram ter crises extremas, ansiedade, depressão e sentimentos suicidas (MOSELEY, 2020, p. 1423).

A partir da análise temática das conversas com o grupo de mulheres autistas, surgiram três desafios principais: a falta de conhecimento profissional sobre essa fase da vida das autistas; a dificuldade para encontrar suporte; e a repentina queda das máscaras sociais somada à súbita ineficiência de comportamentos antes funcionais. Daí o título do trabalho, "Quando o meu autismo quebrou (ou enguiçou)", porque algumas das mulheres autistas descreveram a perimenopausa como uma fase de quebra dos padrões adaptativos arduamente cultivados.

> Quando acontece a M [menopausa], tudo fica demais... Eu me pergunto se a baixa expectativa de vida das mulheres autistas está ligada à menopausa, porque tudo isso nos sobrecarrega muito (MOSELEY, 2020, p. 1429).

Com o objetivo de se conformar aos padrões sociais, trabalhar e manter sua saúde mental em dia, é natural que as autistas cultivem habilidades. Entretanto, a menopausa pode vir com demandas acima das previstas, capazes de desestabilizar muitas das estratégias compensatórias construídas ao longo da vida. A queda brusca de hormônios pode fugir ao controle das autistas, levando-as a ficar extremamente confusas e vulneráveis pela perda da previsibilidade.

Diagnóstico e suporte mais do que tardio

Como a menopausa pode amplificar os sinais de autismo, o diagnóstico talvez seja aventado apenas nessa época, por volta dos cinquenta anos, já que a motivação social e os padrões repetitivos de comportamento tendem a ficar mais evidentes (KARAVIDAS, 2022).

> Meus colapsos foram do tipo que as pessoas chamariam de caso perdido... Às vezes, ficava só de calcinha durante uma crise no trabalho (MOSELEY, 2020, p. 1428).

O problema é que as pesquisas sobre o autismo se concentram na infância e ainda não abrangem as diferentes faixas etárias com suas demandas específicas. Sem incluir essa amostra da população em estudos, comportamentos autísticos exibidos por pessoas adultas ou idosas podem ser interpretados como outras condições – como transtornos de personalidade ou de humor. (MOSELEY, 20221)

> Agressividade, automutilação, todas essas coisas negativas que as pessoas associam ao autismo. Bater a cabeça. Sentar-se no canto e ficar balançando. (MOSELEY, 2020, p. 1428).

Quando questionadas sobre que tipo de suporte os profissionais ofereceram, diversas autistas dizem que eles tinham *"zero ideia e zero interesse"* (MOSELEY, 2020, p. 1427). Além disso, por falta da função interoceptiva e pelas dificuldades de comunicação próprias do espectro, as autistas podem ser menos assertivas durante suas consultas, muitas vezes, sem sequer saber reconhecer e nomear suas queixas.

> "Na primeira menstruação que faltou, eu imaginei: Ah, estou grávida!" (KARAVIDAS, 2022, p.1148)

Aliás, se a autista tem dificuldade para identificar e expressar o que sente (alexitimia), os profissionais podem inferir que ela esteja assintomática e feliz, mesmo quando chega ao consultório arrastando os pés, ofegante e com olheiras até o queixo.

> "Suspeito que os clínicos gerais etc. pensaram que os sintomas não fossem tão fortes porque eu não estava desabando e chorando ou dando qualquer detalhe emocional" (MOSELEY, 2021, p. 1149).

Com frequência, ouvimos jovens autistas dizerem sonhar com um futuro tranquilo quando a menopausa chegar e, finalmente, puderem se ver livres das dores, náuseas e angústia mensais. Mas, infelizmente, nem sempre é assim. Já que muitos médicos se sentem inseguros para prescrever terapia hormonal, o desconforto do climatério pode ser interpretado como algo normal, com o qual cada mulher precisa lidar sem reclamar. A desatualização impede muitos médicos de corrigir os desequilíbrios hormonais, apesar de a literatura apontar claros benefícios às mulheres durante o climatério (SHIFREN, 2019). Inclusive, as próprias pacientes, se não receberem orientação adequada, podem sentir que preferem não usar recursos farmacológicos.

> Eu sempre fui uma daquelas pessoas que dizia "Não, não vou tomar hormônio, é tudo um processo natural..." e agora estou sentada aqui e pensando... há meses não durmo durante a noite. (KARAVIDAS, 2022, p. 1149).

A menopausa é um fenômeno natural, mas nem por isso deve deixar de ser tratada. Ocorre que, em praticamente toda espécie animal, o final da fase reprodutiva coincide com o final da vida porque sem os hormônios sexuais há um acentuado declínio da vitalidade e o animal fica mais lento e vulnerável.

Em 1900, a expectativa de vida feminina era de 50 anos. Hoje, graças a recursos sanitários, aos antibióticos e às vacinas, elas ultrapassam facilmente os 75 anos de idade. Dessa forma, atualmente, a mulher passa cerca de um terço da sua existência na pós-menopausa. Porém, sem as correções hormonais, observa-se progressivo declínio funcional e dificuldade de usufruir uma longevidade saudável.

Pela nossa prática clínica, a pós-menopausa, longe de ser experimentada como fase de perdas e sofrimento, tende a ser vivenciada realmente como libertação, visto que orientamos todas as pessoas quanto a medidas simples e facilmente aplicáveis sobre um estilo de vida saudável, além de oferecermos suporte ginecológico personalizado. Assim, com a prescrição de hormônios isomoleculares, tanto mulheres neurotípicas quanto autistas costumam relatar maior disposição e capacidade de fazer o que gostam. Na verdade, a maturidade costuma trazer consigo o benefício da autoaceitação e respeito aos próprios limites. Isso significa que, se a autonomia mental puder ser sustentada pela eficiência celular, a mulher terá a chance de exercer e apreciar a sua identidade espectral.

> "Minha saúde melhorou à medida que envelheci, em parte devido à medicação correta e, mais recentemente, devido a uma rotina bastante intensa de ginástica. Estou mais em forma do que nunca e espero manter isso com o passar dos anos" (HENDRICKX, 2015, p. 143).

Cessada a montanha-russa hormonal responsável pela fertilidade – mas também pelos incômodos sintomas pré-menstruais –, no climatério, o médico pode suplementar os mesmos hormônios, porém, em doses baixas e estáveis, com o objetivo apenas de promover a saúde física e psíquica. Resumindo, de fato, as mulheres em terapia hormonal podem "funcionar" melhor do que na juventude.

Os relatos de autistas menopausadas sugerem que algumas mulheres experimentam uma ampla deterioração da funcionalidade se não receberem o acesso a recursos médicos e psicológicos, já que, somadas às possíveis queixas características do período, existem dificuldades adicionais do autismo (KARAVIDAS, 2022). No entanto, mesmo sem conseguir expressar todos os seus sentimentos, mulheres autistas de todas as idades mencionam o seu medo e insegurança quando precisam se consultar com um profissional da saúde. Tristemente, muitas dizem se sentir invalidadas ou ignoradas. Quando questionadas sobre o que poderia melhorar, a resposta é bem objetiva:

> "Gostaria de aprender o que fazer e ser ouvida, sem sentir que estou incomodando" (AITKEN, 2024).

Portanto, visto que a menopausa pode ser uma fase de transição e imprevistos desafiadores para as autistas, é fundamental que os profissionais especializados em saúde feminina estejam preparados para estudar as pesquisas mais recentes sobre o autismo na maturidade e tenham um interesse genuíno por observar o ser humano que está à sua frente.

Referências

AITKEN, R. et al. *How do autistic adults experience aging? A qualitative interview study*. 2024.

CUMMINS, C. et al. Supporting minimally verbal autistic girls with intellectual disabilities through puberty: Perspectives of parents and educators. *Journal of autism and developmental disorders*, v. 50, p. 2439-2448, 2020.

DAVIS, S. R.; WAHLIN-JACOBSEN, Sarah. Testosterone in women – the clinical significance. *The lancet Diabetes & endocrinology*, v. 3, n. 12, p. 980-992, 2015.

GROENMAN, A. P. et al. Menstruation and menopause in autistic adults: Periods of importance?. *Autism*, v. 26, n. 6, p. 1563-1572, 2022.

HENDRICKX, S. *Women and girls with autism spectrum disorder: Understanding life experiences from early childhood to old age*. Jessica Kingsley Publishers, 2015.

KARAVIDAS, M.; et al. "It's not just in my head, and it's not just irrelevant": autistic negotiations of menopausal transitions. *Journal of Autism and Developmental Disorders*, v. 52, n. 3, p. 1143-1155, 2022.

LIU, S. et al. Effect of traditional Chinese fitness exercises on bone mineral density in postmenopausal women: a network meta-analysis of randomized controlled trials. *Frontiers in Endocrinology*, v. 15, p. 1323595, 2024.

MOSELEY, R. L. et al. 'When my autism broke': A qualitative study spotlighting autistic voices on menopause. *Autism*, v. 24, n. 6, p. 1423-1437, 2020.

MOSELEY, R. L. et al. "Autism research is 'all about the blokes and the kids': Autistic women breaking the silence on menopause." *British Journal of Health Psychology* 26, n. 3 (2021): 709-726.

OMS. *Menopause.* Disponível em: <https://www.who.int/news-room/fact-sheets/detail/menopause>. Acesso em: 17 abr. de 2024.

SHIFREN, J. L. et al. Menopausal hormone therapy. *Jama*, v. 321, n. 24, p. 2458-2459, 2019.